脾胃病传承与临证辑要

吕冠华　范　颖　主　编

北方联合出版传媒（集团）股份有限公司
辽宁科学技术出版社

图书在版编目（CIP）数据

脾胃病传承与临证辑要 / 吕冠华，范颖主编. —沈阳：辽宁科学技术出版社，2024. 9
ISBN 978-7-5591-3588-9

Ⅰ. ①脾… Ⅱ. ①吕… ②范… Ⅲ. ①脾胃病—中医临床—经验—中国—现代 Ⅳ. ① R256.3

中国国家版本馆 CIP 数据核字（2024）第 100232 号

出版发行：辽宁科学技术出版社
（地址：沈阳市和平区十一纬路25号 邮编：110003）
印 刷 者：沈阳丰泽彩色包装印刷有限公司
经 销 者：各地新华书店
幅面尺寸：185 mm × 260 mm
印　　张：19
字　　数：300千字
出版时间：2024 年 9 月第 1 版
印刷时间：2024 年 9 月第 1 次印刷
责任编辑：寿亚荷　赫　昊
封面设计：刘冰宇
版式设计：顾　娜
责任校对：赵淑新　刘　庶

书　　号：ISBN 978-7-5591-3588-9
定　　价：98.00元

联系电话：024—23284363
http：//www.lnkj.com.cn

主　审　劳绍贤　王长洪　白长川

主　编　吕冠华　范　颖

副主编　贾金玲　张红梅

编　委（以姓氏拼音为序）

曹　晨　丛金凤　高文艳　国绍莉　胡　玲　李海泉

李　珂　李明坤　刘金萍　刘子嘉　柳越冬　唐艳云

王佳慧　解　赢　张　丹　张　敏　赵金婷　赵　鑫

主编简介

■吕冠华

医学博士，中西医结合临床博士后，博士研究生导师。辽宁中医药大学附属第二医院脾胃肝胆科主任，主任中医师，第二临床学院中医内科教研室主任，第四批全国中医临床优秀人才，辽宁省青年名中医。社会兼职：辽宁省中医药学会中医经典与临床专业委员会主任委员，辽宁省医养结合研究会肝病防治专业委员会主任委员，中国中医药研究创新促进会胃肠分会副会长。从事中医内科临床与科研工作20余年，擅长应用经方或体质调理治疗内科常见病及消化系统疑难杂症。培养博士、硕士研究生60余人。曾主持或参与国家和省部级课题7项，主编及参编著作5部，撰写和指导研究生撰写临床与科研学术文章70余篇。

■范　颖

医学博士，博士后，博士研究生导师，博士后合作导师。辽宁省教学名师、辽宁省名中医，沈阳市领军人才，沈阳市优秀研究生导师，沈阳市“师德建设”先进个人，沈阳市“三育人”先进个人，沈阳市优秀科技工作者。社会兼职：中华中医药学会方剂学分会副主任委员，国家药典委员会委员，国家自然科学基金项目评审专家，中国博士后科学基金项目评审专家。主要从事方剂配伍规律研究、中药小复方优化筛选与应用研究、中医脾胃病研究，培养博士、硕士研究生30余名。曾先后主持2项国家自然科学基金课题以及省部级课题10项，授权发明专利3项。发表学术论文百余篇，主编学术著作5部。

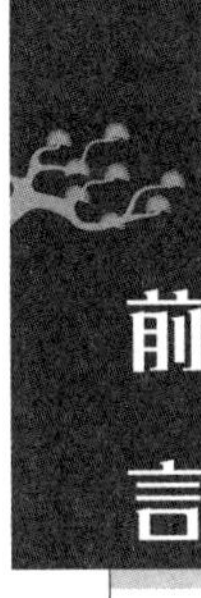

前言

中医理论博大精深，学习中医需要传承。脾胃病为临床常见病与多发病，从古至今，各医家对本系统疾病的认识与治疗各有特色。学习这些名医名家的学术思想与临床经验，对提升临床医生对脾胃病的诊治能力，从而提高临床疗效具有积极意义。

作者从事中医脾胃病的临床实践与教学研究20余年，在学习研究与工作过程中，师从或共事于多位中医脾胃病大家。攻读博士学位时，师从广州中医药大学劳绍贤教授，劳教授是首届国医大师邓铁涛教授的嫡传大弟子，是我国中医脾虚证、脾胃湿热证和中医药防治胃癌癌前病变现代研究的开创者之一，临床擅长岭南脾胃湿热病证和胃癌癌前病变、胃肠息肉等疑难疾病的中医诊治。

博士后研究生师从中国人民解放军北部战区总医院王长洪教授，王教授毕业于中国人民解放军第一军医大学，由“西学中”转而从事中医临床。其学术思想多为中西医结合理论，在中医消化方面继承了董建华院士的通降理论、胃热学说、气机理论的研究成果，在中医理论和治法上也有创新。

第四批全国中医临床优秀人才项目学习时师从大连市中医院白长川教授。白教授出身基层，天资聪慧，学习刻苦，熟谙四大经典，私淑各家学说。善用经方治疗疑难杂病及各种发热性疾病，提出“因滞而病”的当代脾胃病证治规律，精于从张仲景脾胃学说论治各科慢性疾病。

工作期间负责辽宁中医药大学范颖教授“辽宁省名中医工作室”建设，范颖教授长期从事方剂学的教学与科研工作，临床上涉及脾胃病较多，注重脾胃理论的学习与脾胃病传统名方的辨析与应用，能准确地把握古代方剂遣方用药的基本思路，尤其是在药对的应用方面具有独到的体会，应用中医治疗消化系统方面积累了丰富的临床经验。

《脾胃病传承与临证辑要》汇集了5位从事脾胃病临床与教学的名中医及其学生弟子总结的学术思想与临床经验，由于学习工作经历不同，所在医院性质不同，各自形成的治疗脾胃病学术思想各有特色，学术经验各有专长。本书注重临床实用性，在理论上深入浅出，具有积极的临床指导意义和实际应用价值，不同临床经验与学术思想相互参照可从不同角度了解脾胃病的中医治疗特色。

目录

第1部分　劳绍贤教授经验传承……1

劳绍贤教授“祛湿以运脾，清热以防变”脾胃湿热学术思想撷萃……5
诊治胃痛的点滴经验与体会……8
劳绍贤教授治疗脾胃疾病临证用药经验撷萃……12
劳绍贤诊治慢性萎缩性胃炎经验……16
劳绍贤教授“病证症结合”治疗胃黏膜异型增生的临证思维与经验拾萃……19
劳绍贤教授诊治溃疡性结肠炎经验介绍……24
劳绍贤教授治疗复发性口腔溃疡经验简介……27
劳绍贤诊治便秘经验……30

第2部分　王长洪教授经验传承……37

王长洪教授脾胃学术思想撷要……40
王长洪教授辨治慢性萎缩性胃炎经验……45
王长洪教授治疗消化性溃疡经验……49
王长洪教授应用通降法治疗功能性消化不良经验……54
王长洪教授治疗慢性泄泻用药规律研究……58
王长洪教授应用疏肝健脾温肾法治疗腹泻型肠易激综合征临床经验……62
王长洪教授治疗溃疡性结肠炎的学术思想探析……66
王长洪教授治疗溃疡性结肠炎的临床经验……69
王长洪教授运用清法治疗溃疡性结肠炎经验……74
王长洪教授诊治缓解期溃疡性结肠炎经验总结……78
王长洪教授治疗难治性溃疡性结肠炎经验……82
王长洪教授分期论治妊娠合并溃疡性结肠炎疗效分析……87

第3部分　白长川教授经验传承……93

白长川教授论“滞”伤脾胃……97
白长川教授脾胃新论学术思想探析……104

白长川教授妙用消化系统引经方浅析……109
白长川教授论“治胃勿伤脾”……113
中医辨证论治霉菌性食管炎……116
湿秘的辨证及直肠前突的治疗经验……120
白长川教授治疗肠易激综合征的经验……123
白长川教授谈溃疡性结肠炎中西医结合辨治……126
白长川教授从“滞”论治大肠癌手术联合化疗后便秘经验……133
急下存阴救阳明，结者散之疗腑实……139

第 4 部分　范颖教授经验传承……145

范颖教授调治脾胃病的方法与经验……149
脾胃病的遣药组方特点……153
中医治疗脾胃病之名方辨析……158
调理脾胃名方枳术丸漫谈……162
范颖教授治疗脾胃病药对撷萃……168
从肝论治脾胃病谈古方今用……172
范颖教授运用调畅气机法治疗脾胃病之我见……177
范颖教授辨治呃逆的临床经验与体会……182
范颖教授治疗泄泻病的临床经验剖析……187
范颖教授治疗便秘的临床经验剖析……192

第 5 部分　吕冠华教授经验传承……197

从五脏气机升降辨治胃食管反流……201
吕冠华教授应用经方辨治胃食管反流病的经验……204
吕冠华教授应用经方治疗寒热错杂型胃脘痛的经验……211
吕冠华教授从湿热论治幽门螺杆菌相关性胃炎经验……218
吕冠华教授基于“胆胃同治”探讨胆汁反流性胃炎辨治思路……226
吕冠华教授应用通降理论辨治呕吐的临证经验探析……231
吕冠华教授运用仲景经方治疗呕吐病案 6 则……240
吕冠华教授基于“六维辨证”探讨功能性消化不良经方辨治思路……244
吕冠华教授应用半夏泻心汤治疗功能性胃肠病经验撷箐……254
竹叶石膏汤治疗消化病病案 3 则……258
从脾肾论治习惯性便秘的思路与方法……261

吕冠华教授应用仲景方治疗便秘临床经验总结……266
风药在泄泻治疗中的应用……270
吕冠华教授应用温阳法治疗慢性腹泻的经验总结……274
温阳法辨治溃疡性结肠炎探讨……281
吕冠华教授应用健脾凉血法治疗放射性直肠炎经验……286

第1部分

劳绍贤教授经验传承

劳绍贤教授介绍

劳绍贤教授，男，湖南长沙人，1937 年 6 月出生。广州中医药大学教授、主任医师、博士研究生导师，长沙“劳九芝堂”中医世家第十代传人。1956 年就读于广州中医学院（现广州中医药大学），是该校首届毕业生。1962 年毕业后即在广州中医学院附属医院内科从事临床工作，多年来一直坚持在临床第一线，是我国中医脾虚证、脾胃湿热证和中医药防治胃癌癌前病变现代研究的开创者之一。曾受教于岭南著名医家刘赤选、邓鹤芝、陶葆荪、邓铁涛、钟耀奎等教授，并于 1962 年在广东省委书记区梦觉同志的亲自主持下拜邓铁涛为师，是首届国医大师邓铁涛教授的嫡传大弟子。1992 年起享受国务院政府特殊津贴；1993 年获“广东省名中医”称号；1997 年获“八五”期间广东省“优秀中医药科技工作者”称号；2004 年获广东省“南粤优秀教师”称号；2008 年起担任第四批“全国老中医药专家学术经验继承工作指导老师”，并于 2013 年被国家中医药管理局评为“优秀指导老师”。2011 年国家中医药管理局批准组建“劳绍贤全国名老中医传承工作室”。2018 年获中华中医药学会脾胃病分会“中医脾胃病学科建设与学术发展突出贡献专家”称号；2019 年获中国中西医结合学会消化系统疾病专业委员会“重大贡献奖”。

劳教授长期从事脾胃病证研究，参与著名中医脾胃专家王建华教授主持的国家科委“七五”攻关项目“脾虚证证候发生机制的研究”，在国内最先参与拟定中医行业脾虚证的临床诊断标准，并与王建华教授通力合作，发现脾虚患者酸刺激后唾液淀粉酶活性下降，成果得到同行的认可，1993 年卫生部颁布的《中药新药临床研究指导原则》将该指标列入脾虚证诊断标准辅助参考指标，是为数不多得到政府部门认可的证候研究指标。作为第二完成人参与的“脾虚证辨证论治的系列研究”获 2000 年国家科技进步奖“二等奖”，是迄今为止国内脾胃病证候研究获得的最高水平标志性成果之一；2007 年参与“中医脾 – 线粒体相关理论的临床与实验研究”，获广东省科学技术进步奖一等奖。作为全国组长单位负责人，主持了国家科委“八五”攻关项目“中医药防治胃癌前期病变的临床与实验研究”。劳教授还主持了国家自然科学基金“脾胃湿热证与水通道蛋白表达及胃肠微生态关系的研究”，并主要参与了 3 项国家自然科学基金和 1 项“十一五”支撑计划项目分支课题——“关于慢性胃病脾胃湿热病证以及胃癌癌前病变由良性到恶性演变的研究”。

劳教授从事临床、教学、科研工作半个多世纪，融古贯今，积累了丰富的经验。提出中医临床需从证、病、症三者结合，辨证为本、辨病为枢、治症为标；治脾胃病需调理五脏，疗五脏疾同样需调理脾胃；处方用药从不拘于一法等学术观点。擅治内科疾病，临下每效如桴鼓。对消化系统疾病的治疗有着极高的造诣，多层次地总结了消化性溃疡、慢性胃炎、慢性结肠炎、胃癌癌前病变等胃肠疾病的诊疗规律，研制了“和胃片”“胃热清”“肠炎灵”“胃炎消”等特色中成药。几十年来，始终以中医药理论为指导，把握科学发展脉搏，在脾胃病证研究领域取得了丰硕成果。

劳教授于 1987 年起任硕士研究生导师，1995 年起任博士研究生导师，至今已培养了 24 名硕士研究生和 25 名博士研究生。临床擅长岭南脾胃湿热病证和胃癌癌前病变、胃肠息肉等疑难疾病的中医诊治。在工作中坚持临床、科研、教学相结合，将科研成果转化为产品造福于社会。中药新药“胃痞消颗粒”“胃热清胶囊”的研究成果转让给相关中药厂，均获得国家新药证书；“肠炎安片”作为广州中医药大学第一附属医院院内制剂也获得较好的社会效益和经济效益。劳教授积极投身于社会活动，曾兼任三届卫生部和国家广东省药监局药品评审委员，中国中西医结合学会消化系统疾病专业委员会常务委员、顾问、终身荣誉委员，中华中医药学会脾胃病分会常务委员、顾问，广东省中医药学会首届消化病专业委员会名誉主任委员以及第二届中医药学会中药临床药理学会委员，并担任《中药药理与临床》《中药新药临床与药理》《广州中医药大学学报》《中国中西医结合脾胃杂志》编委。

劳教授是医生，是教师，也是科学研究者。“老骥伏枥，志在千里”，劳教授如今已年逾八旬，仍为振兴和发展中医事业、培养中医人才而奋斗在临床第一线，是我等后辈学习的榜样！

劳绍贤教授“祛湿以运脾，清热以防变”脾胃湿热学术思想撷萃

国家中医药管理局第四批全国名老中医学术继承“优秀指导老师”劳绍贤教授在充分学习和总结古人有关脾胃湿热相关理论与学术思想的基础上，针对脾胃湿热病证的病因病机与临床治疗，结合现代气候、饮食结构、生活节奏的变化和临床疾病谱的改变以及现代科学技术的不断发展，并基于岭南地区湿热病证的高发，提出内外合因，脾胃失调、湿热蕴生，久之湿受热煎成痰生瘀，致气郁血瘀、热毒与湿（痰）互结生瘤（增生、息肉、肿瘤）以及治当祛湿以运脾、清热以防变的学术观点如下。

1　内外合因，天人相应

临床上脾胃湿热证的发生乃“内外合因，天人相应”所致，故其发病之因存在着内、外之不同。内因方面，一为饮食不节，即所谓“饮食自倍，肠胃乃伤”致脾失健运、湿浊内生，从而湿蕴化热；二为情志失调，乃因现代社会快节奏的生活以及复杂的社会关系致生理、心理劳累，气机郁滞，木郁乘土，脾运不健、水湿不化致湿蕴化热而为。外因则主要缘于外感湿热之邪，尤其临海之地域长夏季节，气候炎热，空气湿度偏高；现代社会生活环境、饮食结构、体质因素发生变化，饮食偏于厚味、心理压力偏大以及全球气温逐渐升高，加之岭南地区气候本身炎热、潮湿，人多“湿热质”，故临床脾胃湿热证较为常见。针对《湿热病篇》“湿热之邪从表伤者十之一二，由口鼻入者，十之八九”之说，结合现代医学相关研究，劳教授提出自口鼻而入的外感湿热之邪除气候、地理因素外，还应该包括病原感染如幽门螺旋杆菌（Hp）感染以及口服某些药物所引起的新病因。依据如下：胃部疾病 Hp 感染的治疗，部分患者按“三联”方案口服抗 Hp 感染治疗后易出现纳差、恶心、苔黄腻等脾胃湿热常见症状和体征，并据此进行相关的中医药防治，结果不仅能减轻西药不良反应，也可一定程度提高单用西药治疗的效果。以上是劳教授基于临床

实际，结合现代医学研究对脾胃湿热证病因病机进一步的认知。

2 脾胃失调，湿热蕴生

临床脾胃湿热证的形成除感受外来湿热之邪和饮食不节之外，尚与身体素质密切相关；基于“邪之所凑，其气必虚”的中医经典理论，劳教授认为，脾胃虚弱是临床罹患脾胃湿热证的前提，而外感湿热病邪或饮食不节则为脾胃湿热证发病的诱因，且感受外邪的季节性可能也并非绝对，所以，脾胃湿热证应该是由外感湿热之邪或饮食不节所诱发的以脏腑功能失调为主的一类病证，其主要发病机制应以脾胃功能失调为主。在此观点基础上，劳教授指出，脾胃湿热证的发病既可因夏暑之季气候炎热、多雨潮湿，致脾胃受损运化不利，暑湿之邪郁积于体内不得宣化而成；也可因长期饮食不节，嗜食辛辣醇酒厚味损伤胃肠，致宿食所化之热与中焦停聚之湿相合而成。此外，若用脑过度，或过度安逸，或他脏病变累及于脾，或长期服用对脾胃有损伤的药物也可使脾胃运化失常，湿聚蕴热，一旦再受外界不良刺激则可诱发脾胃湿热病证的发生。

3 分解湿热，重在祛湿

由于脾胃湿热证发病系脾失健运、湿浊内生蕴而化热所致，治疗上劳教授主张分解湿热，临床常以祛湿和清热药合用，且特别推崇叶天士“热自湿中而出，当以湿为本治”“热从湿中而起，湿不去则热不除也”的观点，从而在清热化湿中尤重祛湿。因湿性黏腻停滞，易滞留体内胶着不化，使病势缠绵不解；同时也因热处湿中、湿蕴热中，湿热交混遂成蒙蔽，斯时不开则热无由达，而湿开则热易透之缘故。临床若为湿浊内盛而苔不燥，当先开泄其湿而后清热，切不可妄自过投寒凉之品以闭其湿，且祛湿常将芳香、苦温、淡渗三法综合运用。芳香化湿常用藿香、白豆蔻、石菖蒲；苦温燥湿以法半夏、厚朴为宜；淡渗利湿则用猪苓、薏苡仁、茵陈蒿，且茵陈蒿既可祛湿又能清热。值得一提的是，临床中劳教授虽重视治湿，却并不忽视清热。如患者表现为口干口苦、大便干，舌苔偏黄呈热重于湿时，又常选用蒲公英、黄芩、栀子、白花蛇舌草等清热之品以加强除湿清热之力；若热伤津液而口干，则用芦根清热生津兼以利湿。

4 祛湿运脾，湿滞易化

基于脾胃为“气机升降之枢纽”“脾喜燥恶湿宜升则健，胃喜润恶燥宜降则和”“湿土之气，同类相召，故湿热之邪，始虽外受，终归脾胃”，以及“湿易阻遏气机，郁闷清阳”之经典理论，对于脾胃湿热证的治疗，劳教授提出临床当以调理脾胃为中心，通达气机为要的观点。由于湿热之邪易阻滞中焦，过用温燥之品易于伤阴，过用苦寒之品则易遏邪，故主张辛开温化而常用厚朴、法半夏、陈皮、白豆蔻（后下）、木香（后下）、乌药等芳香畅中之品。若湿热之邪阻碍上焦见胸闷不适则又常用藿香、杏仁、石菖蒲、紫苏梗、瓜蒌壳以宣化肺气，因肺主一身之气而取其上焦气化则脾湿也自化之意。基于“治湿不利小便，非其治也”，又常佐淡渗之品如茯苓、猪苓、薏苡仁、淡竹叶，从小便“开沟渠以泄之”而增加除湿之功，且同时兼具健脾而不伤正气之意。若因湿热之邪阻滞肠道导致腑气不通则常常合用槟榔、茵陈（后下），并加大台乌药、木香、枳壳或枳实的用量以通中、下焦之气兼调大肠传导功能之乱。总之，劳教授在临床中强调调理气机以助祛湿，认为以辛苦温之品既苦温燥湿以温运脾阳使湿邪得运，又辛开理气通过肺与三焦之气化使湿浊之邪能从下焦之膀胱下渗，从而有利于病情的恢复。

5 瘀毒互结，清热防变

在临床辨治过程中，劳教授既强调脾胃湿热能致“气滞血瘀而生热、瘀毒互结而生变”的病机特点，又十分重视“病”在辨治过程中的重要枢纽作用，从而创新性地提出“证为本、症为标、病为枢”的中西医结合辨证学术观点。他认为临证之时需谨守病机，只要根据患者症状、体征辨为脾胃湿热证者则可用藿朴夏苓汤，合草果、黄芩等加减，并不完全拘泥于某方某药，而应在辨证基础上结合具体疾病与相应病理改变以具体指导临床用药。如慢性胃炎、消化性溃疡和慢性萎缩性胃炎伴肠上皮化生和（或）异型增生等胃癌癌前病变之胃部疾患，常用救必应、蒲公英、赤芍、郁金、丹参等清热化瘀之品；慢性肠炎、慢性阑尾炎、脐腹疼痛和肠息肉等肠道疾患则常用火炭母、漏芦、白花蛇舌草、猫爪草、牡丹皮、赤芍、桃仁等清热活血散结之品。无论胃病还是肠道疾患，加用清热解毒散结之品其意均在于防变，而且选用的药物都有一定的现代中药药理研究基础与临床应用背景，做到处方精练、疗效确切。病证结合辨证的同时，劳教授还特别强调根据某些具体典型症状选择用药；如疼痛明显时选加延胡索、两面针、甘松、七叶莲以理气止痛；嗳气反酸明显者则选用柿蒂、海螵蛸（鱼古）等能降逆和胃止呕且保护胃黏膜；溃疡活动性出血或胃黏膜糜烂致出血者又可选加白及、三七粉（冲服）、紫珠草等收敛止血之品，临床常常能提高疗效。针对所提出“气滞血瘀而生热、瘀毒互结而生变”的学术观点，劳教授还带领团队研究人员成功研发出了治疗湿热胃痛的“胃热清冲剂”以及能有效防治慢性萎缩性胃炎、胃癌癌前病变的“胃痞消颗粒”，且均获得了国家中药新药证书。

（劳绍贤，胡　玲）

诊治胃痛的点滴经验与体会

胃痛是消化系统疾病常见的症状，是中医内科学中的一个病名，又称胃脘痛。肚脐以上剑突以下发生的疼痛为主要症状，常伴有泛酸、嗳气、纳呆、腹胀等表现。胃痛多见于西医消化系统疾病中的急性胃炎、慢性胃炎、消化性溃疡、胃癌及胃大部分切除后吻合口炎、残胃炎、吻合口溃疡等病。胃脘痛要与肝、胆、胰、心等脏器疾病发生的疼痛相鉴别。另外，两胁肋骨膜炎症引起的疼痛，也常被误诊为胃痛。

胃痛是临床常见的病证，可以反复发作，时缓时急，迁延日久，诊治不易。患者体质不同，发病机制各异，又因饮食不慎，情志因素，气候转变，外邪夹杂多变，故临证应谨守病机，病症结合，中西医合参，灵活变通，标本兼顾，才能收获满意疗效。

胃痛的发病是因气机不畅、郁滞不行以及气滞血瘀而发生疼痛，即所谓“不通则痛”。从中医脏腑辨证分析，胃痛多涉及脾、胃、肝 3 个脏腑。脾主运化，胃主受纳，肝主疏泄，三者关系密切。脾病运化失健，胃必受损，受纳无权，脾不升则胃不降；反之，胃失和降，波及脾运，升降失常，水反为湿，谷反为滞。肝气调达则气机通畅，利于脾胃之升降，运化之职。若肝气横逆则气机受阻，通道闭塞，中焦郁滞不畅，脾胃运纳失健。因气滞又可导致血瘀，病久入络。胃痛虽病情复杂，各家所列证候多种多样，但千变之中不外为 4 个基本证候：肝胃不和（肝胃气滞），脾胃湿热，脾胃虚弱，脾阴不足（气阴两虚）。单从胃痛一病，中医传统的辨别是：寒为暴痛；气滞为胀痛，走窜无定时；瘀有定处；虚者喜按；热病多急。但临证时应四诊合参，最为重要。

四诊之中，舌诊在胃痛的辨证诊断中十分重要，往往是辨证诊断中的重要依据，常被列为中医辨证标准中的主症，或列为必备的条件。下面就常见的舌象诊断概述如下：

舌质淡红苔净为正常。若有症状或稍有白薄苔，多为肝胃不和；舌边红苔黄口苦口干，为胃热或肝郁化火；舌红苔黄腻为脾胃湿热，有一分腻苔就有一分湿；舌质淡，白腻厚苔而润者为寒湿；舌质淡为虚，脾虚舌体淡胖有齿印。舌质淡胖，有腐苔者，为脾虚有湿；若有黄苔，或见口干，为脾虚胃热；舌质淡胖苔白润，口淡或口泛清水为脾胃虚寒；舌淡胖嫩红少苔或舌有细小裂纹，或有剥苔为脾阴虚；舌淡黯红或淡黯，或舌下静脉粗大色黯为血瘀。

胃痛的主要治法是运脾和胃，升降相需，理气活血，清热散结。

现将笔者常用的方药介绍如下，供大家参考：

1　疏肝和胃方（四逆散加味）

功效：疏肝和胃，清热降逆。

处方：柴胡 10g，赤芍 10～12g，枳壳 10～12g，木香（后下）10g，紫苏梗 15g，陈皮 10g，延胡索 15g，郁金 15g，柿蒂 15～30g，蒲公英 30g，甘草 6g。

加减。腹胀：加大腹皮 15～20g；便秘：将枳壳、赤芍加大剂量至 15～20g；便溏：加救必应 30g；胃痛较甚者：加救必应 30g 或三桠苦 30g；胁肋痛者：加瓜蒌皮 15g、红花 10g；灼热烧心者：加山栀子 10g；失眠者：加丹参 20g、珍珠母（煅）30g；无嗳气泛酸者：去柿蒂（根据嗳气的程度选择柿蒂的剂量）。

按语：肝胃不和证亦有称之“肝胃郁热证”“肝郁气滞证”。辨证要点是舌质淡红苔净，胃痛走窜不定，或痛引两胁，脉弦。常伴有腹胀，嗳气吞酸，大便不畅等升降失职、气滞中焦的症状。

肝气郁滞治疗重在疏肝解郁，选用柴胡之外，还有素馨花、玫瑰花、合欢花、甘松、香附等。素馨花疏肝止痛之功强于柴胡，专用于胸脘胁肋疼痛。甘松具有疏肝理气、止痛开胃作用。精神忧郁，胃脘胀满疼痛，食欲不振者可以选用。甘松还有调节心律不齐的作用，胃痛合并心律不齐者使用甘松为佳。

灼热烧心为胃痛者常见。有因胃酸过多，也有的是炎症的表现，而与胃酸无关。中医认为是郁热所致，加用山栀子常见良效。

救必应、三桠苦两味是地方中草药，有明显止痛的效果。三桠苦是“三九胃泰”的主药，有清热止痛之效。单味救必应煎水内服可以治疗胃痛、腹泻。实验证明，救必应黄酮对豚鼠离体回肠有松弛作用，能拮抗乙酰胆碱引起的肠痉挛。理气止痛药的药性多为苦辛温。而救必应、三桠苦属苦寒之品，所以临床运用于热证疼痛较好。

2　清浊安中汤

功效：清热祛湿，理气活血。

处方：藿香 10g，川厚朴 10～15g，法半夏 10～15g，茯苓 15～30g，木香 10g（后下），紫苏梗 15g，陈皮 10g，延胡索 10g，郁金 15g，黄芩 15g。

加减。舌苔厚腻者：去藿香加石菖蒲 15g，豆蔻仁 10g（后下）；上腹胀满：加枳壳 10～15g，大腹皮 10～15g；胃痛较甚者：加救必应 30g，或再加野木瓜 30g（七叶莲）；恶心者：加生姜 3 片；大便不畅者：加台乌药 10～15g；便秘者：去茯苓加地榆 15～20g，槐花 15g 或绵茵陈 30g（后下）；口干者：加芦根 15g。

按语：体质偏于痰湿，或膏粱厚味嗜酒成习者，尤江南地处湿热环境，脾胃湿热为胃痛者的常见证候。此类患者数量有时约占专科门诊量的1/2。其诊断要点是舌苔黄腻，从黄腻厚薄的不同程度判断湿之轻重，有一分腻苔便有一分湿。清浊安中汤适用于属脾胃湿热证之胃痛者。以藿香、石菖蒲、白豆蔻、佩兰之类芳香化湿，川厚朴、法半夏、苍术苦温燥湿，茯苓、薏苡仁、泽泻、扁豆、猪苓甘淡渗湿。根据湿之轻重调整各药的配伍与剂量，根据热之轻重选用黄芩、黄连之类苦寒清热燥湿之品。方中用木香能通理三焦，尤善行脾胃气滞，兼可健脾消食，治肝失疏泄之湿郁气滞。与紫苏梗、陈皮合用，对脾胃气滞腹满胸闷不舒者为宜。

湿热阻中，升降失职也可出现便秘，可用地榆、槐花清热祛湿而通便，也可用清热化湿利胆之绵茵陈，绵茵陈后下，也可以达到缓泻通便之作用。

恶心反胃者加生姜，与方中法半夏配伍，成小半夏汤，温中健胃，降逆止呕，生姜中含姜酮，是生姜的主要药理作用成分之一，姜酮具有抗溃疡、镇痛解热等药理作用。

3　香砂六君子汤加减

功效：健脾和胃，理气宽中。

处方：党参30g，白术15g，茯苓15g，陈皮10g，法半夏10g，木香10g（后下），砂仁10g（后下），紫苏梗15g，延胡索15g，郁金15g，甘草6g。

加减。腹胀者：加枳壳15g，大腹皮15g；痛甚者：加七叶莲30g，两面针15g；肠鸣者：加干姜5～10g，麦芽30g；胃寒：加高良姜10～15g，干姜10g；肝郁者：加甘松、香附、合欢皮、素馨花之类；胃热者：去砂仁、法半夏，加蒲公英、救必应。

按语：脾虚证的诊断要点是舌质淡或有齿印，其次是口淡，便溏，多兼胃失和降，出现隐痛之外常伴有痞满、纳呆、反酸等症状。

脾虚证常兼有肝气郁滞，即所谓脾虚肝郁证。广州中医药大学脾胃研究所早期“七五”攻关课题研究中，对636例胃痛患者进行了辨证分析，其中脾虚证占19.97%，脾虚胃热占12.42%，脾虚肝郁占44.97%。从胃镜下观察分析，消化性溃疡处于溃疡活动期，肝胃不和、脾虚肝郁者为多。脾虚证者也是多兼有胃热，在健脾理气方药的基础上加用清热药，疗效大有提高。

肠鸣者加用少许干姜，是取《伤寒论》生姜泻心汤之方义，干姜能温中化水气，减肠间水阻气机的作用。麦芽能消食化积，和中回乳，张元素认为麦芽补脾虚，宽肠下气，腹鸣者用之。

嗳气为胃气上逆之表现，柿蒂有降逆的作用，但用量太轻效果不明显，现代药理研究柿蒂还有抗心律失常和镇静作用。

中气下陷者之胃痛常表现为坠痛，或餐后胀痛，常为消瘦无力型身材者。X线钡餐检查有不同程度的胃下垂。原则上是标本兼治，用补中益气汤加减，有时兼杂证突出，亦可以先治标后治本，先清脾胃湿热，疏肝解郁，活血化瘀，用其他方剂加减，待症状减轻后，再用补中益气汤治其本。

4 消痞方

功效：益气养阴，理气和胃，清热散结。

处方：党参（或太子参）30g，怀山药30g，黄精15～20g，石斛15g，佛手10～12g，郁金15g，延胡索15g，赤芍10～15g，枳壳10～15g，甘草6g。

加减。灼热烧心：加山栀子；痞满：加薄荷10～15g（后下）；腹胀：加大腹皮15～20g；肠上皮化生、不典型增生：加莪术15～20g，半枝莲30g；神疲乏力：加五爪龙30g，仙鹤草30g。

按语：脾阴虚实为脾气虚证的基础上有阴虚不足之病理，多为久病所致，也有体质因素。临床表现为胃脘隐隐作痛、喜按，或痞满、纳呆、口干少饮、大便溏，或大便干、体倦乏力，舌质淡嫩少苔，脉细，不一定见五心烦热等肝肾阴虚之症状。该证候常见于慢性萎缩性胃炎或胃大部分切除术后残胃炎。用药不离健脾益气养阴，忌温燥之峻补，也忌过于滋腻补阴之品。

胃黏膜病理活检提示不典型增生或胃癌术后者，上方可加清热散结活血化瘀之品，如莪术、白花蛇舌草、救必应、肿节风、姜黄之类。肿节风（九节茶）味苦甘平，有清热解毒、凉血消斑、通络止痛之作用，可用于多种炎性溃疡，如阑尾炎、急性胃肠炎、菌痢、脓肿等，又可用于紫癜、烧伤、风湿痹痛、跌打损伤等，笔者曾用于治疗乙型病毒性肝炎也是有效的。目前又用于多种肿瘤，用于胰腺癌、直肠癌最好，其次是肝癌、胃癌、食管癌、白血病、霍奇金淋巴瘤等，用量可加至60g。

以上是笔者常用的几个处方和药物的加减，临证时是可以随病证之变化互相参照变通的，最后再补充几点体会供大家参考：

（1）中医诊治胃痛有其特色，亦有其优势，能被广大患者所接受。作为现代中医应以中医为本，但在有条件时能做到中西医结合，更有利于临床疗效的提高。如已确诊为消化性溃疡，可适当配合制酸类的西药如耐信等；Hp阳性需要根治者可以配合使用杀菌治疗；反流性胃炎、反流性食管炎可以配合使用胃动力药。从另一角度来说，脾胃虚寒证候者使用杀菌西药时，可以在中药处方中加重温中健胃的药味以应对抗生素所致的胃肠道副作用。

（2）中成药都有明确的功效与适应证，应根据患者的病证而选择，不要滥用。加用中成药不宜过多，选用最重要的1～2种为宜，尽量做到验、便、廉，有利于患者能坚持完成疗程，达到预期效果。

（3）消化性溃疡以及胃镜下见胃窦部黏膜水肿，皱襞形成，或胃黏膜下垂，虽未有血瘀的证候，但可加用田七、丹参等活血化瘀药，对病情的改善是有益的。睡眠、精神状态都影响胃痛的病情，常用丹参、珍珠母、合欢皮、石菖蒲、远志等安神之品和适当的心理辅导，也有利于胃痛的治疗。

（劳绍贤）

劳绍贤教授治疗脾胃疾病临证用药经验撷萃

劳教授学验俱丰，衷中参西，临证时以证为本、病为枢、症为标，病证结合，遣方用药时参考现代中药药理研究成果，运用中医药治疗脾胃系疾病，疗效显著。

1 重视舌诊，凭舌用药

劳教授在诊断疾病时重视舌诊，舌象是诊断的重中之重，通过舌象来辨患者疾病之“根本”，即确定证型，依据证型遣方用药。舌为脾之外候，苔乃胃气所生，因此望舌可以了解脏腑气血的盛衰、病邪侵犯的深浅。当舌象表现为舌色淡红或偏红，有不同程度的黄腻苔，即辨为脾胃湿热证，以自拟方清浊安中汤予之，方中主药为藿香、佩兰、川厚朴、法半夏等；若舌苔很厚甚至偏腻，则去藿香加石菖蒲、白蔻仁以芳香化湿；当患者舌象表现为舌质淡红苔净或薄白，又有腹部不适，连及两胁，辨证为气滞胃肠，则用自拟方疏肝和胃方即四逆散加陈皮、木香、紫苏梗等调节气机，气畅则病自消；当患者舌色较淡或兼微胖，则为脾胃气虚证，选用香砂六君子汤健脾祛湿；若苔厚者提示湿阻中焦，先予中药祛湿，待舌苔变薄后再用香砂六君子汤加减善后；若舌淡红质嫩或嫩红，舌前部少苔甚至剥苔，考虑气阴两虚或兼瘀热互结，则去香砂六君子汤中的白术、砂仁等温燥之品，加石斛以气阴双补，加赤芍、郁金以清瘀热。综上所述，劳教授在临床诊治中擅长凭舌象定型用药，方药则依据舌象灵活化裁，此为劳教授辨证之特色。在多年观察舌象的基础上，劳教授将慢性脾胃病总结为脾胃湿热、气滞胃肠、脾胃气虚、气阴两虚 4 个基本证型，临证时随证选用处方，用药随症加减，值得后辈研习运用。

2 运用药对，擅长配伍

诸多临床名家都擅长运用药对，药对的使用对提高临床疗效起着重要的作用。劳教授临证近六十载，善用药对治疗脾胃疾病，其用药有鲜明的岭南特色，且疗效显著。救必应与两面针、素馨花与甘松、仙鹤草与五爪龙、莪术与半枝莲、漏芦与莲房、青黛与晚蚕砂、姜黄与薏苡仁、紫珠草与地稔根，是劳教授的常用药对。救必应配两面针及素馨花配甘松是劳教授治疗胃肠病用于止痛的两组常用药对。救必应清热解毒、利湿止痛，两面针行气止痛、活血化瘀、祛风通络，劳教授将救必应配两面针使用，治疗脾胃湿热证之疼痛。救必应止痛之力稍轻，主要治疗胃部疼痛；而两面针作用较强，主要治疗肠道疼痛，两者配伍更增止痛之力。若疼痛属肝胃不和者，劳教授则用素馨花配甘松，素馨花疏肝止痛之力强于柴胡，且无柴胡劫肝阴之嫌；甘松具有疏肝理气、止痛开胃之效，性温而温中，有“理中”之意，但温而不燥，两药合用共奏疏肝和胃、温中止痛之功。仙鹤草又名脱力草，有提神抗疲劳之作用，劳教授认为不宜用党参、黄芪时，可选用仙鹤草。因此经常应用仙鹤草与五爪龙配伍，治疗白细胞计数减少、慢性疲劳综合征及岭南夏季之体倦症，效果甚佳。莪术配半枝莲是劳教授治疗胃黏膜肠上皮化生、异型增生的经典药对。现代药理研究认为，莪术提取物能够直接抑制肿瘤细胞增殖，并诱导肿瘤细胞凋亡，同时还具有调节机体免疫力的作用；半枝莲的有效成分半枝莲黄酮和半枝莲多糖等均能抑制胃癌细胞增殖，并能抑制肿瘤血管生成，具有多重抗肿瘤作用。劳教授认为，此二药可谓抗癌之“引经药”，可以诱导药物药效直达病灶靶点，能增强防癌抗癌之功力。漏芦与莲房均有抗癌之功，临床运用鲜少，劳教授常以两药相伍，治疗胃肠道多发腺瘤样息肉，临床效果良好。青黛与晚蚕砂是劳教授治疗溃疡性结肠炎的“圣药”。青黛性寒，晚蚕砂性温，用此二药包煎取汁用以灌肠，用法独特，一寒一温，既清热解毒，又燥湿化浊，泻而不寒，温而不燥，治疗溃疡性结肠炎必配伍用之，有事半功倍之效。劳教授常将姜黄配薏苡仁用于治疗脾虚湿阻瘀滞所致的胃肠道炎性增生性息肉病变。姜黄破血行气、通经止痛；薏苡仁清利湿热、健脾胃，两者相伍，祛邪而不伤正，效果较好。紫珠草与地稔根都有活血止血、清热解毒之功。研究发现，紫珠草、地稔根中含有黄酮类物质，可明显缩短凝血、出血时间，劳教授结合药理作用将两药合用，治疗消化道出血证属血热妄行者，效宏力专。

3 融古贯今，自拟良方

劳教授在临床中善于融古贯今，借鉴经方与时方，辨证与辨病相结合，自拟良方，收到很好的效果。劳教授自拟消痞方、清浊安中汤、疏肝和胃方、溃结灵方、溃结灌肠方（灌肠外用）等治疗脾胃系疾病取得了显著的疗效。

消痞方用于治疗慢性萎缩性胃炎、胃溃疡、胃癌的癌前病变等病证属气阴两虚兼瘀热互结者，组方：五爪龙 30g，太子参 30g，石斛 15g，赤芍 10g，郁金 15g，莪术 15g，半枝莲 30g，三七粉 3g（冲服），白花蛇舌草 30g，蒲公英 30g，佛手 10g，甘草 6g。清浊安中汤用于慢性胃病属脾胃湿热证者，组方：藿香 10g，川厚朴 10～15g，法半夏 10～15g，茯苓 15～30g，广木香 10g（后下），紫苏梗 15g，陈皮 10g，延胡索 15g，郁金 15g，蒲公英 30g。疏肝和胃方用于慢性浅表性胃炎、反流性食管炎、胃溃疡、十二指肠球部溃疡等病证属肝胃不和者，组方：柴胡 10g，赤芍 12g，枳壳 12g，广木香 10g（后下），紫苏梗 12g，陈皮 10g，柿蒂 30g，台乌药 10～15g，延胡索 15g，郁金 15g，蒲公英 30g，甘草 6g。此三方是劳教授治疗慢性脾胃疾病经典方，临床根据症状加减运用。劳教授治疗溃疡性结肠炎也有其独到之处，自拟溃结灵方结合溃结灌肠方治疗溃疡性结肠炎、慢性结肠炎、直肠、乙状结肠黏膜糜烂属湿热瘀毒证者，可使患者泄、痢症状缓解甚至痊愈。溃结灵方组方：藿香 10g，川厚朴 10g，法半夏 10g，茯苓 30g，救必应 30g，败酱草 30g，地榆炭 30g，水蛭 5g，三七粉 3g（冲服）。溃结灌肠方：败酱草 30g，救必应 30g，白及 15g，青黛 5g，毛冬青 30g，晚蚕砂 30g，地榆 30g，甘草 10g。劳教授认为在岭南脾胃病以湿热为主，故治疗主张分解湿热，重在治湿；同时调理脾胃，通达气机，气化则湿亦化。从遣方用药上分析，清热祛湿是其主要治疗思路，符合岭南人群的体质特点。以上均是劳教授临床自拟经验方，专病专用，临床效果显著。

4 结合药理，推陈出新

劳教授在遣方用药时常参考现代药理研究成果，不断推陈出新，体现了中西医结合的内涵。如地榆功效是凉血止血、解毒敛疮，药理研究提示地榆具有止血、止泻和抗溃疡等作用。劳教授根据临床经验结合现有研究成果，认为地榆用量较小可止泻，但用量达到 15～20g 可治疗便秘，甲地榆治疗便秘既可兼顾脾胃，又不伤正气，较大黄更佳。临床上运用地榆治疗便秘，收效明显。劳教授还认为绵茵陈不久煮有缓泻通便作用，因此应用绵茵陈时，可后下治疗便秘。生姜是呕家之圣药，药理研究证实生姜中含有姜酮，是姜的主要药理活性成分之一，姜酮具有抗消化性溃疡、镇痛、解热等药理作用，因此劳教授常用生姜治疗消化性溃疡伴恶心者，脾胃湿热者亦可使用，用量 10～15g，可明显改善症状。水蛭的功效是破血通经、逐瘀消癥，现代药理研究证实水蛭具有抗凝血的作用；白花蛇舌草清热解毒消痈，研究发现白花蛇舌草的有效成分白花蛇舌草总黄酮在体内具有抑癌的作用。劳教授常用水蛭、白花蛇舌草治疗胃癌、食管癌以及胃癌的癌前病变等，临床疗效确切。劳教授运用药理研究成果治疗疑难病，拓展了中药的适应证，值得临床借鉴。

5 典型病例

黄某，男，63 岁，2016 年 12 月 2 日初诊。主诉：腹泻 1 个月余。大便日行三四次，质烂，有黏液脓血，伴见左下腹疼痛，泻后痛减，口干口苦，纳可，睡眠一般，舌淡红，苔黄，脉弦滑。外院肠镜检查示：溃疡性结肠炎（乙状结肠），镜下见乙状结肠黏膜充血水肿糜烂，易出血。病理示：黏膜慢性炎症（急性活动期）。西医诊断：溃疡性结肠炎。中医诊断：久痢。辨证：肠道湿热、气血凝滞。治法：清热祛湿、理气行血。方用溃结灵方加减，药用：救必应 30g，败酱草 30g，仙鹤草 30g，漏芦 15g，大叶紫珠 30g，青黛 5g，甘草 6g，陈皮 10g，地榆炭 30g，苦参 15g，法半夏 15g，佩兰 15g，白术 15g。共 7 剂，日 1 剂，水煎服。配合溃结灌肠方：救必应 30g，败酱草 30g，毛冬青 30g，白及 15g，蚕砂 30g（包煎），青黛 5g（包煎），地榆 30g，甘草 12g，儿茶 2g。水煎剂，保留灌肠，每日 1 次。

12 月 9 日二诊，患者述大便日行二三次，仍见黏液脓血，平素易疲倦乏力，纳眠可。舌淡红，苔薄黄，边有齿痕。中药处方为前方去大叶紫珠、青黛、佩兰，改用药对石菖蒲 15g 配豆蔻 15g，加黄芪 30g。共 14 剂，每日 1 剂，水煎服，同时配合以上灌肠方，保留灌肠，每日 1 次。

12 月 23 日三诊，患者述大便日行一二次，便质较前好转，可见黏液，无脓血。另述夜尿频繁，夜间小便三四次，量少，纳眠可。舌淡红，苔薄黄，边有齿痕。守二诊方，去地榆炭、苦参，加淫羊藿 15g。共 7 剂，日 1 剂，水煎服，同时配合以上灌肠方。患者病情较前好转，灌肠改为隔日 1 次。

12 月 30 日四诊，患者述无腹痛，大便日行一二次，成形，纳眠可，舌淡红，苔薄黄，脉弦。中药守上方继续服用 7 剂，建议患者门诊定期就诊，随症加减。1 年后随访，患者未见复发。复查肠镜示：乙状结肠慢性炎症，乙状结肠未见水肿、充血及糜烂。

按语：劳教授认为溃疡性结肠炎基本病机为脾虚湿盛，岭南地区由于其地域环境影响，湿热证为本病基本证候。脾虚则运化失职，湿邪内生，日久郁而化热，故致湿热蕴结于肠，气机阻滞，气血运行不畅，“不通则痛”。治疗上当以健脾祛湿为主，兼以清热凉血。本病病情迁延，易反复发作，临床应首辨虚实缓急，病程治疗中应始终注意顾护胃气；同时配合中医特色灌肠疗法，可使病情内外兼施，疾病乃愈。

6 结语

以上介绍的是劳教授在长期临床实践中总结的宝贵经验和精华，劳教授重视舌诊，凭舌辨证，分型用药，临证以证为本、病为枢、症为标，病证症结合；衷中参西，对于疾病都有特定的基础方和用药配伍。对于证，基础方针对明确的证型，随证选用；对于不同的症状，用药随症加减并且都有独特的中药发挥。由于岭南地处潮湿，伴随生活节奏加快、工作方式改变，脾胃疾病患者逐渐增多。劳教授毕生致力于脾胃病证的研究，临证中将脾胃疾病总结为脾胃湿热、气滞胃肠、脾胃气虚、气阴两虚四大基本证型，治疗中尤重清热祛湿，湿去则热孤，劳教授谓此为治本之法；药对良方随证用之，此为治标之要。劳教授临证用药经验丰富，深入研究其临证用药规律，对于提高脾胃疾病的临床疗效具有深远的意义。

（刘晓曼，劳绍贤）

劳绍贤诊治慢性萎缩性胃炎经验

劳绍贤教授是国内知名的脾胃病专家，在中医内科脾胃病方面经验丰富，成果突出。临床善用舌诊辨证治疗慢性胃炎相关的各种中医证候，并结合脉象、病人主诉以及胃镜等各种检查，全方位地对病情做出判断并处方用药，临床取得了十分令人满意的效果。

慢性胃炎是一种较常见的胃黏膜慢性炎症，病因比较复杂。我国一般将慢性胃炎分成非萎缩性胃炎、萎缩性胃炎和特殊类型胃炎三大类。慢性萎缩性胃炎伴随腺体萎缩还常常伴随肠化生甚至上皮内瘤变，如不早期干预存在癌变风险。多年来，有医家认为萎缩性胃炎多为虚证，治疗多以补气或养阴之品，或因其“萎缩”二字，不过“见萎即补”的临床效果并未达到预期。劳教授根据多年的经验，制定了凭舌定证型、循证做加减、审方调寒热的步骤加以处方，既保证了辨证论治的灵活性，又保证了整个治疗过程的完整性，避免了先入为主的弊端，多年来使众多患者的病情得到有效控制。

1　凭舌定证型

舌象是劳教授诊断的重中之重，一般通过舌象来辨患者病之“根本”，即确定证型。经过多年的观察和总结，常将萎缩性胃炎分为湿热、气滞和脾虚 3 个证型，对应的基本处方一般是清浊安中汤、疏肝和胃汤以及香砂六君子汤。

患者的舌色淡红或偏红而舌苔较正常厚或覆盖面积较大，提示胃炎属湿热证候，一般选用自拟的清浊安中汤为基础方，方中主药为藿香、佩兰、川厚朴、法半夏、陈皮等药物，若舌苔很厚甚至偏腻，往往用石菖蒲、白豆蔻代替藿香、佩兰，以增强芳香化湿之功。

患者舌苔净或舌苔薄白而又存在症状多诊断为气滞肠胃，方用舒肝和胃汤，功效同方名，主要为四逆散加陈皮、木香、紫苏梗等以调节气机，使气顺则证消。

患者舌色较淡或兼微胖，多提示其脾气较虚，选用香砂六君子汤健脾祛湿。如患者兼有厚苔，应先用清浊安中汤祛湿，待舌苔正常再选用香砂六君子汤加减方善后。如果患者出现舌质嫩红且苔少甚至剥苔，这时应考虑患者属于气阴两虚，常去掉香砂六君子汤里的白术、砂仁等，并选用气阴双补的石斛来兼顾患者阴分，气阴两虚是慢性萎缩性胃炎较常见的证型。

舌脉作为中医临证诊病的法宝，多相辅相成，而劳教授偏重舌诊。究其原因，一方面是因为胃气上泛于舌为苔，故舌苔的变化可以较好地反映胃病的证候，劳教授也有“存一分舌苔便有一分邪气”的理论；另一方面，患者前来就诊时或情绪紧张，或脚步急促，脉象多有波动，先舌后脉可以让患者静息片刻，再诊其脉则相对稳妥。

另外，岭南气候炎热潮湿，临床中所见的患者多湿与热并见，所以在证型里并未提及寒湿，但清浊安中汤方剂本身并无太大寒热偏性，药味多是芳香化湿行气之品，故寒湿证也可使用。劳教授在临床中也有患者属寒湿并见，舌色多偏淡、苔偏滑，他常在清浊安中汤的基础上加高良姜、干姜等温热之品，也能取得令人满意的效果。

2　循证做加减

慢性萎缩性胃炎患者有一定的个体差异，如胃痛、痞满、嗳气等患者主诉的症状有不同程度的差别，还有一些现代医学的检查结果，像肠化生和上皮内瘤变等个体的不同，劳教授一般会根据这些信息在基础上做相应的加减。胃痛多加延胡索、郁金、救必应等理气止痛；痞满多加枳实、大腹皮以下气除胀；嗳气多加柿蒂以顺气止嗳；胃灼热多加栀子以清热和胃。慢性萎缩性胃炎胃镜检查常提示有肠化生和上皮内瘤变，他会根据病情发展加姜黄、肿节风、薏苡仁、白花蛇舌草等现代药理研究中的抑癌中药来预防疾病继续发展，这也是“治未病”思想中“既病防变”的体现。另外，还会根据患者的主诉以及自己对患者的望闻问切再做一些加减，使整个处方兼顾患者的更多方面。如患者兼有肢体疼痛，再加一味丝瓜络祛湿通络；若体倦乏力加仙鹤草、五爪龙提升正气而不碍治邪。

3　审方调寒热

根据前两步辨证辨病大体开具处方后，劳教授会通审全方看一下处方的寒热和患者的体质是否契合，若患者胃本有热，理气之品如方中法半夏、紫苏梗性亦温燥，恐有助邪之嫌，这时会再加一味性味寒凉的中药，如果患者大便偏稀，则加黄芩清热兼能利湿；如果大便正常或偏干结，则加蒲公英清热兼以护胃；如果患者常伴腹痛，就加救必应助理气药止痛；若患者平日胃寒，常嘱患者药煮好 10 分钟之前加生姜 3 片，兼肠鸣者就在处方中再加干姜。如此一来，通过简单的加减就实现了阴阳平治，达到脾运胃和之目的。

4　典型病案

潘某某，女，35 岁，2016 年 9 月 20 日初诊：主诉胃脘痛时发时止已 7 ~ 8 个月，近 2d 胀痛尤甚，嗳气连连。症见胃脘痛不拘于时，嗳气未伴反酸，纳可，便调，咽后壁见淋巴滤泡，舌红苔白，脉弦数。中医辨证属气机郁滞，治以行气止痛、疏肝和胃。处方以疏肝和胃方加味：柴胡 10g，赤芍 15g，麸炒枳实 15g，蒸陈皮 10g，法半夏 10g，木香 10g（后下），紫苏梗 15g，救必应 30g，大腹皮 15g，郁金 15g，醋延胡索 15g，猫爪草 30g，生甘草 6g。7 剂水煎服，每日 1 剂，嘱患者下次就诊前做胃镜检查。

9 月 27 日二诊：服药 7 剂后矢气增多，嗳气、胀痛明显减轻。胃镜结果示慢性萎缩性胃炎，Hp（+++），舌红苔白，脉弦数。气滞去半，以前方对证，故稍作加减。去柴胡、猫爪草，专功调理中焦气机。

10 月 4 日三诊：又服 7 剂胃痛已愈，嗳气稍减，胃胀亦不明显但仍觉嘈杂不适，舌红苔白，脉弦数。气滞已不明显，但见舌苔稍厚当祛湿化浊，改用清浊安中汤加减 7 剂收尾：广藿香 10g，佩兰 10g，川厚朴 15g，法半夏 15g，蒸陈皮 10g，木香 10g（后下），紫苏梗 15g，醋延胡索 15g，郁金 15g，柿蒂 15g，生甘草 6g，服法如前。因患者年纪尚浅已有萎缩现象，胃之疾病又极易反复，故叮嘱患者少吃刺激、产气以及难消化食物，调整情绪，规律饮食。

按语：患者舌根苔微厚说明中焦确有湿浊，但患者气滞表现明显，劳教授用疏肝和胃方先理气消胀止痛，待患者服药 7 剂并胃镜检查明确后，症状控制良好且未见肠化生和上皮内瘤变等，故效不更方又巩固 7 天；三诊患者气滞已经控制，胃部不适乃中焦湿浊未消，此时方才用清浊安中汤清化湿浊。初诊舒肝和胃汤方为四逆散化裁，四逆散中用赤芍是其独到经验，以赤芍兼能祛瘀且芍药苷含量较白芍更高，配合柴胡疏肝解郁；陈皮、法半夏燥湿理脾；木香、紫苏梗、郁金、延胡索行气止痛，其中，延胡索还有抑制胃酸的作用；枳实、大腹皮下气除胀；救必应和猫爪草为其经验用药，救必应止痛效果显著，而猫爪草对咽后壁淋巴滤泡以及肠系膜淋巴炎有奇效。二诊效不更方，去猫爪草意在进一步精简药方，功专调理中焦气滞，去柴胡，因柴胡连续使用或有伤阴之嫌；三诊清浊安中汤中广藿香、佩兰芳香化湿；柿蒂是治疗嗳气的常用药，症状明显时一般用到 30g，患者症状已不显著故仅用 15g。

5 结语

“病证结合，融西贯中”是劳教授的临床宗旨。他认为在临床思维中，病为枢、证为本、症为标，所以在其处方中，对于疾病有特定的基础方和用药，如慢性萎缩性胃炎有以上的基础方，癌病又有对应的姜黄、白花蛇舌草和肿节风等中药；对于证，基础方中有按证型的分类，辨证准确，随证选用，才能保证整个治疗过程“根本”上的正确性；而针对每个症状都有特定的中药发挥作用，患者就诊目标为“症”，所以急则治其标，如在治疗胃灼热时选用栀子，认为栀子是治疗胃灼热之要药，此时并不拘泥于栀子之寒，而是通过去性取用，收到疗效后再做调整。

（李　振，劳绍贤）

劳绍贤教授“病证症结合”治疗胃黏膜异型增生的临证思维与经验拾萃

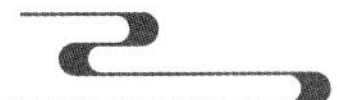

胃癌发病率位列我国肿瘤发病的第 3 位，全球癌症的第 5 位。据 Correa 假说，胃癌沿着“正常胃黏膜→慢性非萎缩性胃炎→慢性萎缩性胃炎→胃黏膜肠上皮化生→胃黏膜异型增生→胃腺癌”方向发展。其中，不完全型肠化生具有癌变倾向，而异型增生是直接的胃癌前病变，是胃癌防治研究最为活跃的领域。20 世纪 60—70 年代日本首次发现不典型上皮化生为胃癌先兆；1975 年德国首次用异型增生描述胃癌前病变；1978 年 WHO 批准统一使用异型增生，并明确诊断标准；2019 年 WHO 新版分类建议在胃肠道采用异型增生，分为低级别和高级别异型增生两级。

胃黏膜高级别异型增生建议首选内镜黏膜切除术治疗，而对于低级别异型增生，多个学会临床指南建议患者在 1 年内进行内镜取组织活检随访，当低级别异型增生出现病理变化时行内镜下治疗。但有学者研究认为经内镜切除治疗后，低级别异型增生仍会进展，即便术后抗幽门螺杆菌治疗，也不能降低低级别异型增生进展率。同时，医疗资源及地区发展、群众认知等因素决定，内镜技术目前未能作为足够、有效的诊疗方法。实践证明，中医药通过辨证论治的组方治疗，能有效改善胃癌前病变患者的临床症状，并一定程度逆转其病理改变，从而阻断胃“炎 – 癌”转化。

劳教授历经 30 余年，围绕“脾胃虚弱、气滞血瘀、热毒内蕴于胃脘”核心病机，在健脾养阴基础上立足“清热以防变，祛瘀以通络”核心治法开展胃癌前病变的临床与基础研究，其团队研发的胃炎消片具有较好的逆转胃癌癌前病变的作用。劳教授临证以证为本、病为枢、症为标，病证结合，遣方用药撷古采今，运用中医药治疗胃癌前病变，疗效显著。现将劳教授治疗胃黏膜异型增生的经验简述如下，并附病案 2 则，以飨同道。

1 病因病机

祖国医学并无“异型增生”“胃癌癌前病变”之称，按其主要临床症状可归为“胃痞”“胃脘痛”等范畴，病位在胃，与脾、肝相关。劳教授认为“脾胃虚弱、气滞血瘀、热毒内蕴于胃脘”为异型增生发生的主要病机，证候特点为本虚标实，本虚以气阴两虚为主；标实以气滞、血瘀、热毒为多。

脾胃居中州，乃气机升降之枢纽，肝主疏泄，调达全身气机；肝疏泄有度则脾胃升降有序、运化正常，脏腑经络四肢百骸得以充养而气血调和。“内伤脾胃，百病由生”，若外邪犯胃、饮食不节、情志不遂、劳逸不调等因素损伤脾胃，致胃失通降、脾失升清，则中焦气机壅滞，填满痞塞，不通则痛。胃气壅滞，气机不畅，气血运行受阻，日久胃络失养、胃黏膜失荣，气滞血瘀，因虚致瘀，易生瘀血或变生湿热毒邪，瘀毒暗耗，气消阴亏，日久脾胃气阴俱损。故临床所见本病患者多为脾胃气阴两虚，兼有气滞、血瘀、湿热毒邪蕴胃之本虚标实证，因实致虚、因虚夹邪为其主要病机转化规律。

2 诊治思维

劳教授认为，胃癌癌前病变临床症状复杂，兼夹证较多，若辨之过细，恐不利于药物的筛选和推广，从病理角度而言，除肠上皮化生类型、异型增生程度的差异外，其基本病理改变一致。据此，劳教授强调针对具体病理改变施以专药的重要性，并结合多年的研究及临证经验拟定“抗增生方”治疗胃黏膜异型增生能取得较好疗效。劳教授根据患者异型增生的病变程度调整“抗增生方”用药，再根据患者证型特点施之特定基础方，最后针对患者“就诊目标”或兼夹症状随症加减缓其急。疗程一般为 3 个月以上，疗效评价以组织病理学为主，辅以胃镜检查、临床表现、生活质量等进行综合评价。实际运用中，劳教授根据患者用药时长、用药反应、刻下症状，三者结合，给予患者胃镜复检时间建议，避免频繁活检增加被动损伤和患者的经济负担，一般为 3 个月或半年。

2.1 病为枢：“清热以防变，祛瘀以通络”

胃癌癌前病变常呈正邪交错、虚实夹杂之候，本虚以气阴两虚为主，标实则以瘀毒交阻为患。劳教授认为，湿热与瘀滞结合易生热毒致癌变，导致出现胃黏膜异型增生病理改变，治疗本病应在健脾养阴的基础上，施加清热祛湿解毒之品和活血化瘀之药，达“清热以防变，祛瘀以通络”之目的。轻度异型增生为早期阶段，以热毒为盛，兼夹瘀滞，取白花蛇舌草、半枝莲、肿节风、姜黄四药相合；中、重度异型增生为进展阶段，以瘀毒为要，兼有湿热，在早期四药基础上，施加全蝎、水蛭等活血破血之品以重药去沉疴。

白花蛇舌草、半枝莲、肿节风功擅清热解毒祛湿；姜黄破血行气，主血瘀气滞诸证。四药合用，味苦燥湿，寒温并用，相辅相成，取“阳明之复，治以辛温，佐以苦甘，以苦泄之，以苦下之”之意。白花蛇舌草、半枝莲为广谱抗肿瘤药物，二者相须为用的作用机制集中在对肿瘤细胞周期的影响、提高免疫应答及抗氧化作用；姜黄、肿节风是抗消化道肿瘤中药，姜黄目前的研究以姜黄素诱导胃癌细胞凋亡及其相关通路研究较为深入，体内外研究表明肿节风通过调节细胞周期和诱导细胞凋亡起抗胃癌作用，配合化疗药物联用能增效减毒。劳教授从病机、药性、药理角度以及结合多年用药经验，综合考虑，选用此4味中药组成抗异型增生基础方，临床长期使用证明，其能减缓甚至逆转胃癌癌前病变。

全蝎擅长通络止痛、攻毒散结，尤适用于本病之胃痛者；水蛭破血消癥，张锡纯认为其使瘀血消于无形。研究表明，凝血功能紊乱与肿瘤发生发展密切相关，水蛭因其抗凝血作用被劳教授选用于治疗重度异型增生。

2.2　证为本：辨证准确，随证选方

劳教授毕生致力于脾胃病证的研究，临证中大致将脾胃疾病总结为脾胃湿热、脾胃气滞、脾胃气虚、气阴两虚4大基本证型，分别施以清浊安中汤、四逆散、香砂六君子汤或陈夏六君子汤、消痞方加减。本病初期以实为主，多见脾胃湿热、脾胃气滞证，疾病进展期或治疗后期以虚为多，常见脾胃气虚、气阴两虚证。劳教授重视舌诊，认为“有一分舌苔，便有一分湿热”，此时不可急于补益，以免痞塞更甚；要重视四时气候变化，于秋冬交替时节，胃病发作前，适当补益提高正气；要重视脾胃为气机升降之枢纽，常以香苏散理气和中，更改香附为木香，免其香燥伤胃，兼得木香行气消胀、利胆助消化之效。张元素认为木香能“散滞气调诸气，和胃气，泄肺气”。劳教授强调辨证准确，随证选方，才能保证整个治疗过程“根本”上的正确性。

2.3　症为标：随证加减缓其急

劳教授临证多载，形成了自己独特的用药风格，在辨治基础上善于运用药对治疗各种病症，通过药对间的相须、相使、相佐配伍，可使药方简练且达事半功倍之效。胃癌癌前病变患者常伴有非特异性消化不良的症状，如胃痛常用野木瓜、三丫苦、救必应、延胡索、姜黄、郁金等；如胀满常用大腹皮配枳壳，兼有便秘者改槟榔配枳实；嗳气、反酸多用柿蒂，顽固者加瓦楞子；胃灼热用生栀子；恶心欲呕常用藿香、砂仁、生姜；纳呆常用佛手换陈皮，加鸡内金、山楂；口苦兼便干者予蒲公英，兼便烂者予黄芩；胃不和则寝不安，如睡眠质量差多梦予珍珠母、丹参；舌苔厚腻久退不下者予鸡矢藤配苍术。

3　病案举隅

◆ 病案1：

患者某，女，66岁，2019年10月23日初诊。主诉：胃胀数年。患者胃脘部胀满多年，于2019年10月8日南方医科大学珠江医院胃镜检查结合（胃窦黏膜*1）病理结果提示：①慢性萎缩性胃炎伴糜烂、轻度肠化、中–重度不典型增生，HP（–）。②胃底多发息肉（APC灼除）。患者坚持中医治疗，遂于笔者所在医院门诊就诊。现症见：胃胀，偶有嗳气，胃纳可，大便日1次，舌淡红苔腻，脉细弦。西医诊断：慢性萎缩性胃炎伴糜烂、轻度肠化、中–重度不典型增生。中医诊断：胃痞（脾胃湿热证）。以清热解毒，

理气消胀为治。方用清浊安中汤合抗增生方加减：藿香 10g，法半夏 15g，木香 10g（后下），紫苏梗 15g，陈皮 10g，大腹皮 15g，柿蒂 10g，肿节风 30g，白花蛇舌草 30g，姜黄 15g，半枝莲 30g。共 7 剂，日 1 剂，水煎服。

二诊：患者述服药后胃胀改善，嗳气少，少许隐痛，发作短暂，胃纳可，大便日 1 次，质软，夜寐流涎，舌红苔腻，脉细。嗳气少，守原方去柿蒂；胃隐痛，姜黄加至 20g，并增加全蝎 5g 以祛瘀通络止痛。共 7 剂。

三诊：患者述服药后胃胀基本消失，嗳气少，偶有隐痛，二便调。守原方，去全蝎，加烫水蛭 5g。共 14 剂。仍偶有隐痛，劳教授改全蝎为烫水蛭，以增强破血逐瘀通络之功。

四诊：患者述胃胀、隐痛、嗳气消失，胃纳可，二便调，多梦，舌淡红，苔腻，脉细。效不更方，守前方续服 28 剂。嘱患者服药满半年疗程即可复查胃镜。患者服用此方病情稳定，无不适，遂自行抓药续服至满半年疗程，于 2020 年 4 月 13 日中山大学附属第一医院行胃镜检查和（胃窦黏膜 *3）病理活检提示：慢性疣状胃炎伴轻度肠化，无不典型增生。

五诊：患者述现有反酸、胃胀，无胃痛，纳可，大便日 1～2 次，咽部不适，舌淡苔薄，脉细弦。以健脾和胃，理气消胀为治，方予陈夏六君子加减：党参 30g，白术 15g，陈皮 10g，法半夏 10g，木香 10g（后下），紫苏梗 15g，甘草 6g，救必应 30g，柿蒂 10g，肿节风 30g，半枝莲 30g，枳实 15g，大腹皮 15g。共 14 剂。

按语：患者胃胀多年，气滞中阻，久病入络，变生湿热毒邪，见腻苔，辨为脾胃湿热证，舌质尚可，先予清热解毒、理气消胀大法以和胃，处方采用清浊安中汤合抗增生方加减，方中姜黄、肿节风亦能预防息肉生成，偶有嗳气予柿蒂 10g。柿蒂为降气止呃之要药，与木香配伍，治疗脘腹胀满、嗳气频作颇佳。二诊时胃胀改善，嗳气少遂去柿蒂，少许隐痛予姜黄加量并加全蝎通络止痛。三诊时胃胀基本消失，偶有胃痛，全蝎改为烫水蛭 5g 以破血逐瘀通络。四诊时，患者已无特殊不适，仍为腻苔，嘱其原方续服。五诊时病理已逆转，此时为治疗后期，邪去正亦虚，见舌淡，辨为脾虚证，予陈夏六君子加减，保留抗增生方中肿节风、半枝莲以巩固疗效，且肿节风兼能治疗咽部疾患。

◆ 病案 2:

患者某，男，63 岁，2019 年 10 月 23 日初诊。主诉：胃脘嘈杂 3 年。患者胃脘嘈杂多年，2016 年胃镜提示慢性浅表性胃炎、食管炎，间断治疗效果不佳。近日胃脘不适加重，于 2019 年 9 月 27 日中国人民解放军南部战区总医院行胃镜及（胃窦 *1）病理活检提示：轻度慢性萎缩性胃炎伴糜烂、轻度肠化生及轻度异型增生，为求进一步治疗前来就诊。现症见：胃脘嘈杂，嗳气少，胃纳可，大便日 1 次，质烂，眠不佳，早醒。舌淡嫩，苔剥脱，舌根苔腻，脉细。西医诊断：慢性萎缩性胃炎伴糜烂，轻度肠化生及轻度异型增生。中医诊断：胃痞（气阴两虚证）。以健脾养阴，清热解毒，理气活血为治法。方用消痞方合抗增生方加减：党参 30g，石斛 10g，陈皮 10g，法半夏 15g，木香 10g（后下），紫苏梗 15g，姜黄 15g，肿节风 30g，白花蛇舌草 30g，半枝莲 30g，甘草 6。共 14 剂，日 1 剂，水煎服。

二诊：患者述服药后症状改善，无胃胀、嗳气，偶有胃痛，纳可，大便日 1 次，偏烂。舌淡嫩，舌根苔腻，脉细。守原方，加救必应 30g 对症治疗胃痛，兼能实大便。共 14 剂。

三诊：药后症状消失，无不适，前方续服 14 剂。

四诊：患者无不适，舌淡红苔腻，阴伤之象不显，前方去石斛，续服 14 剂。

五诊：患者胃无不适，眠欠佳，舌淡红苔稍腻，原方法半夏减至 10g，加丹参 20g 以养血安神。共 14 剂。

患者服此方诸症消，无不适，遂自行抓药续服，于 2020 年 5 月 15 日中国人民解放军南部战区总医院复查胃镜及（胃窦 *1）病理示：慢性非萎缩性胃炎伴轻度肠上皮化生。2020 年 10 月 30 日再次复查提示：慢性非萎缩性胃炎伴糜烂。

按语：患者病情反复，迁延数年，伤及气阴，见嘈杂、舌嫩、剥脱苔等症状，予消痞方加抗增生方加减。方中党参补中益气，石斛养胃生津，二者合用，补气养阴，效果优于太子参。且石斛养阴而不碍湿，对气阴不足而兼有脾胃湿热者，即舌嫩见剥苔和腻苔者，尤为适宜。二诊时患者偶有胃痛，大便偏烂，加救必应 30g。救必应为岭南特色草药，具有泻火解毒、清热燥湿、行气止痛等功效，因其有实大便作用，劳教授用于胃痛兼有大便烂者。四诊时患者已无阴伤之象，用原方去石斛续服。五诊时眠欠佳，苔稍腻，可减法半夏至 10g，加丹参 20g。丹参既清热凉血、除烦安神，又养血安神定志，可用于血不养心之失眠，现代药理提示其能保护胃黏膜、抗胃溃疡，因此劳教授常用于治疗胃病之睡眠不佳者，如不寐者，可加珍珠母平肝潜阳，二者合用，对胃病之睡眠不佳有明显改善作用，并有益于胃病的康复。

4　结语

劳教授诊治胃黏膜异型增生，以“抗增生方”治其病，以多条验方辨证选用，以经验用药针对不同症状发挥作用，充分体现了劳教授以“证为本、病为枢、症为标”的现代中医临证思维，可为中医药治疗胃癌癌前病变提供一种新的视角。

（杨泽虹，劳绍贤）

劳绍贤教授诊治溃疡性结肠炎经验介绍

1 脾虚为本，湿热血瘀为标

溃疡性结肠炎是一种病因及发病机制均不明确的慢性非特异性炎症性肠病，病变主要位于直肠、结肠黏膜及黏膜下层，呈连续性非节段性分布，且以溃疡为主，直肠和远端结肠受累多见，也可向近端扩展，甚至遍及整个结肠。临床以腹痛、腹泻、黏液脓血便和里急后重为主要症状，部分患者有发热、贫血、体重减轻等全身表现，严重影响患者身体健康和生活质量。本病属中医学腹痛、痢疾、泄泻、肠风、脏毒、大瘕泄等范畴。

劳教授根据溃疡性结肠炎的发病及临床特点，认为本病在脾失健运的基础上感受湿热之邪；或外感寒湿，郁而化热；或由饮食不节，恣食肥甘油腻，辛辣厚味，酿生湿热。热势急迫，且湿为阴邪，易阻滞气机，故见便溏而不爽。湿热内蕴肠腑，气滞血瘀，脂膜血络受损，血败肉腐为疡，大便见有脓血，或纯为血便。临床上也有初为肝气郁结，横逆犯胃，肝胃不和者所致。肝与脾生理上关系密切，相互制约，共同完成水谷的纳化过程，《素问·宝命全形论》曰："土得木而达。"情志不畅，肝失疏泄，气机阻滞于内，横逆犯脾，导致脾失健运，运化功能失调，湿浊内生，则可见腹痛、肠鸣、里急后重；肝郁脾虚，无力推动血行而致血瘀，日久化热，损伤脂膜血络，则见黏液脓血便。至溃疡性结肠炎恢复期，正气亏损，脾肾亏虚，而致气血生化乏源，水谷清浊不分，下注大肠，或久病气血两伤，气虚血少，血行无力，故湿浊内生，瘀血内停，血败肉腐，内溃成疡，则可见神疲乏力，大便溏薄，甚至水样便。

劳教授提出，溃疡乃血瘀化热所致，湿热是溃疡性结肠炎发病的重要病理因素，同时血瘀也是其重要病理因素之一。清代王清任谓："泻肚日久，百方不效，是总提瘀血过多。"本病以湿热血瘀为发病之标，病理性质可寒热夹杂，肝、脾、肾可同时兼病。

2 病证结合，辨证施治

劳教授提出需病证结合，辨证施治。溃疡性结肠炎临床分期可分为活动期、缓解期，临证当结合临床分期辨证施治。劳教授认为溃疡性结肠炎活动期以湿热血瘀为主要病机，治疗上当以祛邪为主，治宜清热化湿，活血凉血，固肠止泻。

湿热系脾失健运，湿浊内生，蕴而化热，湿热相合而成，临床上常以祛湿、清热药组方。劳教授在清热化湿过程中，注重分解湿热，尤重于祛湿，湿去热孤则易消解。湿性黏腻停滞，易滞留体内，胶着不化，使病势缠绵不解；而热处湿中，湿蕴热中，湿热胶结，遂成蒙蔽。此即叶天士“热自湿中而出，当以湿为本治”“热从湿中而起，湿不去则热不除也”之论。常选用藿朴夏苓汤加减，祛湿结合芳香化湿、苦温燥湿、淡渗利湿三法，以藿香、厚朴、法半夏、白豆蔻芳香化浊，燥湿理气；猪苓、茯苓淡渗利湿。加用救必应清热解毒，利湿止痛，固肠止泻；败酱草消痈排脓，祛瘀止痛；地榆炭凉血止血。黏液多者可加用漏芦清热解毒，消肿排脓；或苦参清热燥湿。水泻，便次多者，可用石榴皮涩肠止血。同时，劳教授尤重血瘀之证，认为活动期溃疡乃血瘀化热所致，多可加水蛭、三七以增活血祛瘀之效。有溃疡性结肠炎活动期表现为溃疡不重，舌苔不厚，或治疗后湿热邪祛，溃疡处于修复缓解期者，当属肝脾不调，治疗时应减少祛湿及过于寒凉清热之品，劳教授多以痛泻要方加减，方用白术燥湿健脾，赤芍凉血泻肝，陈皮理气醒脾，防风散肝舒脾。四药相配，可以补脾土而泻肝木，调气机以止痛泻。同时配合使用活血凉血，固肠止泻之品。

溃疡性结肠炎缓解期有舌淡苔不厚，大便每天 1～2 次、无脓血者，劳教授认为当属正气亏损，脾虚失运，治应以健脾益气为法，多用白术黄芪汤加减，以起到益气健脾之效。

白术黄芪汤见于刘完素《素问病机气宜保命集·泻痢论》：“白术黄芪汤：服前药（指大黄汤和芍药汤），痢虽已除，犹宜此药和之。白术一两，黄芪七钱，甘草三钱。”原方中白术用量大于黄芪，而现代药理表明黄芪有提高免疫功能的作用，如李茹柳等用组成白术黄芪汤的 3 味药即白术、黄芪和甘草的单药提取物，以 4∶3∶3 比例混合组方，发现单药提取物组方对小鼠溃疡性结肠炎具有较好的治疗作用，在所观察的剂量条件下效果可能优于原方，且毒性未增加，故可重用黄芪。

3 配合灌肠，增强疗效

劳教授强调在口服中药的同时，可配合使用溃疡性结肠炎灌肠方，保留灌肠，以起到清热祛湿、涩肠止血之效。常用救必应、败酱草清热解毒，利湿止泻，消痈排脓；白及、青黛、地榆清热解毒，凉血止血；毛冬青清热活血通脉；晚蚕砂燥湿化浊，活血止痛；甘草解毒，缓痛。溃疡血便多者加儿茶以收湿生肌敛疮。早期或急性期患者可每天灌肠，病情缓解后可改为隔天灌肠。

以中药保留灌肠，可使药液与肠黏膜病灶直接接触，减少肝脏的首过效应，提高药物的利用度，病灶部分药物浓度较高，促进其修复，取效快捷。药理研究证实，活血化瘀药不仅能直接改善微循环，促进炎症的吸收和组织的修复，还能通过影响免疫系统等方面达到增强抗炎和调节免疫功能的作用，疗效较明显。

总之，病证结合，辨证为主，治症为标，辨病为枢，是劳教授临证思维的核心。溃疡性结肠炎起病有缓有急，病情轻重不一，常表现为活动期与缓解期的交替，有的则处于慢性持续期。因此，对本病的治疗，既要辨病又要辨证。治疗总体以扶正祛邪、标本兼顾为原则，同时应注意分清虚实、寒热、标本、缓急。一般溃疡性结肠炎活动期，病以标实为主，多为湿热蕴结，瘀血内阻，治宜重祛邪，以清热化湿，活血凉血，固肠止泻为主；慢性持续期或缓解期，多为肝脾不调或脾气亏虚，治宜抑肝扶脾，或益气健脾、固肠止泻。同时勿忘配合保留灌肠。

4　病案举例

欧某，男，43 岁，2007 年 9 月 28 日初诊。主诉：反复黏液脓血便 2 年。症见：大便每天 2～4 次，偶有血，或带红色黏液，伴肛门坠胀感，舌红苔黄腻，脉细。2007 年 5 月 31 日肠镜示：溃疡性结肠炎（乙状结肠与直肠炎为主）。证属湿热蕴结，用藿朴夏苓汤加减：藿香、川厚朴、法半夏各 10g，茯苓、败酱草、救必应、地榆炭各 30g，漏芦、槐花各 15g，水蛭 5g。水煎服，每天 1 剂。败酱草、救必应、地榆炭、晚蚕砂、毛冬青各 30g，白及 15g，青黛 5g，甘草 10g。保留灌肠，隔天 1 剂。患者坚持治疗，自觉症状好转。至 2008 年 5 月 7 日复诊，患者大便每天 2～3 次，无黏液，少许里急后重，舌淡红、苔白，脉缓。复查肠镜示：直肠炎症。上方去地榆炭、漏芦、槐花、水蛭，加用黄芪 30g，白术、苦参各 15g，三七末（冲服）3g。继续服用 1 个月，症状消失。

（邢海伦，劳绍贤）

劳绍贤教授治疗复发性口腔溃疡经验简介

劳绍贤教授深究各家之说，遣方用药撷古采今，以灵巧取胜，尤其对辨治复发性口腔溃疡（Recurrent Oral Ulcer，ROU）匠心独具。

1　心脾伏火为主因，湿热兼夹不可忽视

复发性口腔溃疡属于中医学“口疮”范畴。其病因常为过食肥甘辛辣、煎炒炙煿、嗜酒等，损伤脾胃，内蕴化热；或思虑过度、郁怒忧伤化火，致脏腑功能失调而发病。早在《素问·气交变大论》就有：“岁金不及，炎火乃行……民病口疮是也”的论述，其后历代均有论述。《诸病源候论·唇口病诸候》载：“足太阴脾经也，脾气通于口，脏腑热盛，热乘心脾，气冲于口舌，故令口舌生疮也。”《圣济总录》谓：“口疮者，由心脾有热，气冲上焦，熏发口舌，故作疮也。”《景岳全书》云：“口疮连年不愈者，此虚火也。”《丹溪心法·口齿》曰：“口疮服凉药不愈者，因中焦土虚，且不能食，相火冲上无制。”均提示心脾积热和下焦虚火与口疮的发生关系密切。针对ROU，劳教授在总结前人经验的基础上提出：人之口破皆由于火，火气内发，上为口糜。认为ROU病虽在口，但发病与火热之邪上炎以及心脾肾三脏的功能失调密切相关。临证治疗应紧紧抓住“火”字，分清虚实，以清泻伏火或滋阴清热之法为要。

劳教授在强调“火邪”致病的同时，还非常重视湿热在ROU发病中的作用。他认为，ROU之所以反复发作与病属湿热或有湿热之证兼夹有关。脾胃为后天之本，主运化水湿。《湿热病篇》有：“湿土之气，同气相召，始虽外受，终归脾胃”之观点，提示无论外湿还是内湿，均与脾胃密切相关。由于湿性黏滞，易阻滞气机，若郁而化热，湿热相合，临床往往表现为口腔溃疡局部红肿热痛、渗出糜烂、缠绵难愈等胶着难解湿热之证的病理特征，这与ROU临床反复发作的发病特点相符。因此，劳教授提出，临床辨治ROU，不能

仅以实火、虚火来概括其病机特点；脾胃受损，运化失调，水湿不化，湿热内蕴，熏蒸口舌也是ROU反复发作的病机关键。

2 清泻伏火为主法，养阴、芳化随证而立

临床上泻黄散是治疗ROU常用之方，此方源自《小儿药证直诀》，又名泻脾散，由石膏、栀子、藿香、防风、甘草组成，最善泻脾胃之伏火，主治口疮口臭、脾热弄舌等。劳教授喜用该方治疗ROU心脾积热之实火证，并针对其不同的兼症灵活化裁。如兼胃火热盛，口渴甚者以泻黄散合白虎汤化裁，其中生石膏宜用大剂量，可用至30g或以上；若实火兼失眠者以泻黄散加酸枣仁；兼便秘者以泻黄散加生地黄、玄参、火麻仁、大腹皮；疼痛剧烈者酌加赤芍或少量细辛以止痛，临床往往均能取得较好的疗效。至于针对阴虚火旺之虚火口疮，劳教授则喜用玉女煎或二至丸加生地黄、玄参等养阴之品滋阴清热，临床同样可以取得一定的疗效。

如前所述，由于环境、气候、饮食习惯以及患者体质状态等原因，ROU的发病往往也呈湿热之证或有湿热证的兼夹，临床表现为口腔溃疡常反复发作，缠绵难愈。因此，劳教授治法上除注重以泻黄散为主清泻脾胃伏火外，还特别推崇吴鞠通“徒清热则湿不退，徒祛湿则热愈炽”治疗湿热的观点，提出治疗湿热口疮，临床应既要注重局部，也要立足于中焦运化整体调节，确立以清热芳化、调理脾胃及通畅气机为要的治疗大法，并以泻黄散与藿朴夏苓汤加减进治。方以生石膏、栀子清泻脾胃积热为君；藿香芳香悦脾、理气和中，振复脾胃之气机，并助防风以疏散脾中之伏火为臣；厚朴、法半夏理气燥湿、宽中和胃；黄柏清热燥湿泻阴火；茯苓健脾渗湿为佐；甘草调和诸药，使泻脾而无伤脾之虑而为使。全方立足脾胃，着眼湿热，泻脾胃之伏火，使气机得以条畅而湿热之证渐消。临床用之治疗ROU脾胃湿热证，常能较快改善症状，加速愈合，减少复发。

尽管ROU的中医药治疗近期疗效较好，却很难根治，远期疗效还不够理想。基于此种情况，劳教授认为，除针对湿热之证需要更加彻底地治疗之外，药后的调理保养对于防止本病复发也至关重要。由于ROU的发病与饮食不节、体质状态、精神因素及生活起居等诸多因素密切相关，因此，患者平时应坚持适当的锻炼，以提高自身免疫功能及抗病能力；饮食以清淡为主，多食水果，忌食辛辣腥咸之品；尽量避免忧郁烦躁的情绪和过度劳累，养成良好的起居习惯，从而从根本上减少ROU的复发。

3 病案举例

何某，男，34岁，2008年1月5日初诊。主诉：口腔溃疡反复发作5年。5年来口腔溃疡几乎1～2个月必发作1次，甚则1个月内即可复发。曾服消炎类、维生素类药治疗，效果不明显。也曾服清热泻火类中药，症状可缓解，但仍反复发作。诊见：口腔下唇、颊部及舌尖共4处溃疡，如绿豆大小，局部红肿热痛并伴少量渗出，口黏苦而臭，大便黏滞不爽，舌红、苔黄厚腻，脉弦滑。中医诊为口疮，属脾胃伏火夹湿热。治以泻黄散与藿朴夏苓汤加减，处方：生石膏（先煎）30g，知母、藿香、茯苓各15g，白及12g，栀

子、黄柏、防风、厚朴、法半夏各 10g，甘草 6g。全方共奏燥湿清热、芳化醒脾，收敛生肌之功。共 7 剂，每日 1 剂，水煎服。并嘱患者饮食宜清淡、忌辛辣腥咸，避免过于劳累。复诊：溃疡疼痛有所减轻，面积缩小，黄腻苔较前稍有改善，但仍口苦而黏，大便黏滞不爽，脉弦滑。仍遵上方，去知母、白及以妨碍湿热之清除，加佩兰、赤芍各 15g 以增强利湿止痛之功，再服 7 剂。三诊：口腔溃疡已基本愈合，疼痛消失，仍时有晨起口苦、大便欠爽，舌淡红、苔微黄腻，脉弦微滑。此乃脾胃伏火渐除，湿热稽留尚未全退之象。继以上方再去生石膏、防风、栀子，加薏苡仁、白茅根各 30g，枳壳 15g。续服 2 周，健脾理气、除湿清热以调理巩固疗效，并嘱其一定要注意饮食及生活起居。后经随访，治疗后 4 月、10 月各复发 1 次，继续服药治疗后，至今口腔溃疡未再复发。

（胡　玲，劳绍贤）

劳绍贤诊治便秘经验

便秘是指粪便在肠内滞留过久，排便周期延长，或粪质干结、排便艰难，或便而不畅的病症。我国成人慢性便秘的发病率为4.0% ~ 10.0%，慢性便秘发病率随年龄增长而升高，女性发病率高于男性。便秘按病因分为器质性、功能性和药物引起。在西医治疗方面，器质性便秘主要针对病因治疗，可选用泻药以临时缓解便秘的症状；功能性便秘首选基础治疗即合理膳食、多饮水、运动、建立良好的排便习惯等。目前便秘治疗常用药物有促动力药、促分泌药、益生菌、灌肠药和栓剂5种，其对功能性便秘治疗虽起效快，但长期应用会影响肠道内环境，干扰肠道正常功能。中医药凭借副作用少、药物依赖性小、复发率低等优点在治疗便秘上发挥独特优势。

劳教授为著名脾胃病专家，对脾胃病科常见疾病之便秘诊疗颇有心得，现将劳教授治疗便秘的临床经验介绍如下。

1　便秘病因病机

中医学一般称便秘为“大便难”“后不利”“大便涩滞”等。《伤寒杂病论》描述其为“阳结”“阴结”和“脾约”。

劳教授认为，便秘病位虽在肠，其发病与五脏功能失调密切相关，如《素问·五脏别论》记载：“魄门亦为五脏使，水谷不得久藏。”《诸病源候论·大便难候》亦提到：“大便难者，由五脏不调，阴阳偏有虚实，谓三焦不和则冷热并结故也。”《素问·灵兰秘典论》云：“大肠者，传导之官，变化出焉。”肺与大肠相表里，肺燥、肺热移于大肠，导致大肠传导失司而成便秘；脾主运化，胃主和降，胃肠相连，水谷入口，糟粕传输于大肠，若脾虚失运，可使糟粕内停而致便秘；肝主疏泄，调畅全身气机，与大肠之主降，促进大便的正常排泄，若肝气郁结，则腑气不通，气滞不行，大肠气机不畅而致便秘；肾司二便，肾气不足则大肠传导无力，肾精亏耗则肠道干涩，肾阳不足则命门火衰、阴胜内结，均致传导失常形成便秘。因此，劳教授提出便秘的基本病机为五脏功能失调，大肠传导失常。

从气血津液病机辨证而言，便秘发生的机制围绕气虚、气滞、津伤3大要点。气虚者，大肠传导无力；气滞者，大肠传导失司；津伤者，肠道失润难行。正如《诸病源候论·大便难候》云："大便不通者，由三焦五脏不和，冷热之气不调，热气偏入肠胃，津液竭燥，故令糟粕否结，壅塞不通也。"

2 病证结合，随症加减

劳教授临证以证为本、病为枢、症为标，病证结合，随症加减。用药参考现代中药药理研究成果，灵活运用药对，注重一药多用，形成自己独特的用药风格。张仲景将便秘分为阳明腑实证、阳明兼少阳证、脾约证和阳虚寒凝证；孙思邈分为虚实两类；严用和《济生方》提出"五秘"之风秘、气秘、湿秘、冷秘和热秘。现代各医家对便秘的辨证尚未形成统一的结论，但在便秘发病机制为大肠的传导功能失职的认识上是一致的，临床多采用通下治法。劳教授认为，便秘既是一种独立的疾病，也常作为伴随症状在其他疾病过程中出现，临床应注意鉴别原发病，不可一味通下。其多从急性便秘、慢性便秘和慢性胃病伴便秘三方面遣方用药，并强调在治疗上应抓住气虚、气滞、津伤3个要点，分清主次，权衡用药，方可取得较好的疗效。

2.1 新病、急病

新病急病者，多为阳明腑实证，采用滋阴增液、通腑泄热的治法。常用方为大承气汤或大黄牡丹皮汤。大承气汤出自《伤寒论》治疗"痞、满、燥、实"之阳明腑实证，条文220："二阳并病，太阳证罢，但发潮热，手足漐漐汗出，大便难而谵语者，下之则愈，宜大承气汤。"阳明燥热逼迫津液外越，全身津液耗伤，化源不足，故劳教授提倡采用滋阴增液、通腑泄热的治法。大黄牡丹汤出自《金匮要略》治疗肠痈病脓未成证治，集泻下、清利、破瘀于一方，方中大黄、芒硝涤荡实热，宣通壅滞。

兼有肺炎、支气管炎便秘者，加用葶苈子15g，瓜蒌仁15g，牛蒡子15g。这三味药物针对肺部症状能够祛痰、宣肺、泻肺，同时富含油脂具有润肠作用。肺与大肠相表里，肺为上焦华盖，大肠属下焦，上焦闭则下焦塞。这也是"提壶揭盖"法在治疗便秘中的体现。

2.2 慢病、旧病

慢病、旧病多见于临床各种习惯性便秘、便秘型肠易激综合征等。劳教授常予自拟润肠通便方，重在行气消滞、润肠通便。润肠通便方的组成为：槟榔15～30g，木香10～16g（后下），台乌药15g，郁李仁15～30g，生地黄30g，玄参20g，甘草6g。木香代替四磨饮中沉香，取"验廉"之意。木香功擅行滞消积，现代药理证明木香对胃肠道有兴奋或抑制的双向作用，同时有明显的利胆功效。槟榔主散结破滞行气，张元素在《医学启源》中提到："木香除肺中滞气，若治中下二焦气结滞，及不转运，须用槟榔为使"。临床剂量建议控制在15~30g，因人调量，避免用量过大或敏感者服用后出现便前腹痛。郁李仁润肠通便，李东垣认为郁李仁专攻大肠气滞燥涩不通。生地黄滋养阴血，补肾水不足，治少阴血虚火旺；玄参滋阴降火。玄参、生地黄两药合用有增液汤之意，取其增液润燥之效。

脾虚者，加党参30g，白术30~60g。白术性味苦温而燥，但无伤阴之虞。如《本草正义》云："白术：最富脂膏，故虽苦温能燥，而亦滋津液……万无伤阴之虞。"《珍珠囊》述白术能"除湿益气，和中补阳，消痰逐水，生津止渴。"白术既是量小止泻，又能量大通便，具有双向调节作用。肾虚者，加肉苁蓉30g。肉苁蓉补肾阳，益精血，润肠通便。现代研究提示其有效成分肉苁蓉总苷发挥拟雌激素作用，可调节女性体内雌激素的平衡，尤适用于绝经后妇女大便干结者。此外，肝火旺者，加决明子30g；便血者，加槐花15g，地榆20g；失眠者，加柏子仁15g，首乌藤30g；有燥屎者，加火麻仁30g；阴虚者，加玉竹30g，黄精30g，石斛15g。

2.3 慢性胃病合并便秘

便秘为慢性胃病患者病程中常见的兼夹症状，此时可在胃病辨证基础上加用行气润肠药。脾升胃降，乃气机升降枢纽，脾胃升降失常气机郁滞则出现腹胀便秘症状。此时加入行气润肠类药物，以通为降，大便得行，气行胀减。

属肝脾不调者，四逆散加行气之木香、槟榔，凉血止血之地榆。四逆散是疏肝理脾之代表方剂，方中芍药、甘草两味药组成芍药甘草汤，除缓急止痛之效外，药理研究证实芍药、甘草采用3：1比例有通便效用。方中芍药、枳实两味药又为枳实芍药散组成，劳教授用于治疗肝脾不调、便秘腹痛者，止痛效佳。地榆用以治便秘见于陈士铎的《辨证录·卷九·大便秘结门》中的散火汤，此方主要用于治疗肝郁火盛导致的热结里实。在注解中陈士铎认为地榆可"专解大肠之火"，故可搭配疏肝解郁之品治疗肝火旺导致的便秘。有研究表明地榆抑制炎症反应，对胃炎和溃疡疾病有治疗作用，且其具有凉血止血功效，尤适用于有溃疡出血或便血的便秘患者。

属湿热中阻者，藿朴夏苓汤去茯苓加木香10g，枳实15g，槟榔15~20g，地榆20g。湿热型便秘患者多表现为排便次数增多，排便量少，性状黏腻，伴排不尽感。此方去茯苓，因茯苓在此处功效为利水渗湿。而现代药理研究表明，泽泻、猪苓等利水效果较茯苓更佳，故可使用其他祛湿药物代替。绵茵陈清湿热，不久煮有缓泻通便作用，尤其适合治疗湿热证便秘。劳教授强调，此时虽为湿热证，但要注意避免使用温燥药物如祛湿之草果，清热之黄芩，以免加重便秘症状。

属气阴两虚者，消痞方加木香10g，台乌药10~15g，郁李仁15~20g，火麻仁30g，地榆20g。

3 泻下药应用

在泻下药的应用上，劳教授总结多年临床经验提出，大便数日未解者，服通便药前应先润化燥屎，使排便顺畅，避免硬便不下而腹痛加剧。建议芒硝（玄明粉）的剂量要大于大黄，加强软坚之力，且大黄质佳者用量 5g（后下）即能达到通便泻热的效果，也可服通便药前选用开塞露润化燥屎。

含蒽醌类成分通便药如大黄、番泻叶、首乌、芦荟、决明子等长服可导致结肠黑变病。国内外文献对于结肠黑变病与结肠息肉、腺瘤、恶性肿瘤之间内在联系尚无定论。多项研究表明结肠黑变病患者多合并直结肠增生性息肉和低级别腺瘤。有报告通过研究豚鼠结肠黑变病模型结肠组织中原癌基因相对表达量发现结肠黑变病具有向结肠癌转变的趋势。但另外的研究证明结肠黑变病与直结肠癌的研究指标无统计学意义。有观点认为，结肠黑变病患者息肉或腺瘤检出率偏高可能是由于表面没有色素沉着的结肠息肉在黑变病患者暗视野的肠镜中更容易被发现，且结肠黑变病患者以腹痛、大便性状改变为主要临床症状对肠镜检查会更积极主动。结肠黑变病是否会增加直结肠癌的风险目前尚缺乏直接证据。

劳教授从医数几十载，未见一例结肠黑变病恶化。另一方面，便秘显著增加结直肠息肉的发病率且是结直肠癌发病的危险因素。因此，对于便秘患者使用蒽醌类泻剂时要权衡利弊，掌握用药时间。

4 运动与食疗

劳教授认为饮食生活习惯是改善便秘症状、预防便秘复发的根本，不可过分依赖于服药，常嘱咐患者调整生活方式以巩固疗效、预防复发。

提肛运动和凯格尔运动能够提高排便相关肌肉的兴奋性、协调性，达到促进排便的目的。尤其产后便秘女性患者，多因盆底肌松弛而排便无力，嘱其汤药配合锻炼。多项研究证实腹部按摩对改善便秘症状有效，但对按摩的方式没有统一明确的规定。大多研究和临床医生采用腹部顺时针按摩或顺时针结合逆时针按摩来研究或治疗便秘。劳教授从其老师处得到经验，提出逆时针方向按摩腹部，尤其便秘患者常有硬结粪块于左下腹，按摩时应用力向上推之。

饮食上，便秘患者应多进食富含纤维的水果、蔬菜。劳教授还提倡清晨空腹饮水，水液能在较短时间内达到肠道，改善大便干结症状。同理，便秘患者中药汤剂建议空腹服用。肠燥便秘患者，可用熟芝麻油一勺、蜂蜜一勺，适量温水冲服。亦可选用番泻叶 2 ~ 10g，开水浸泡饮用，停药后腹泻即止。适当补充益生菌制剂，通过调节肠道菌群失衡促进肠道蠕动和胃肠动力恢复从而改善便秘症状。

5 病案举例

5.1 气阴两虚便秘案

施某，女，24 岁，2021 年 1 月 19 日初诊。主诉：便秘 1 年。大便 3d 1 次，便干难解。舌嫩红有裂纹，脉细。临床诊断：便秘。辨证：气阴两虚。治法：行气养阴、润肠通便。方用自拟润肠通便方加减，药用：木香 16g（后下），陈皮 10g，乌药 15g，槟榔 15g，郁李仁 15g，党参片 30g，石斛 15g，玄参 15g，地榆 15g，甘草片 6g。共 7 剂，日 1 剂，水煎服。嘱患者日常频频饮用温水，每日保持至少 1500mL 饮水量，多食用蔬菜等富含纤维的食物。1 月 26 日二诊，患者述大便日 1 次，成形，易解。胃纳可。舌胖，嫩红，有裂纹。守一诊方，地榆、玄参量由 15g 加大至 20g。共 7 剂，日 1 剂，水煎服。2 月 9 日三诊，患者述大便日行 1 次。另述疲乏，胃纳少。舌嫩红剥苔，脉细。二诊方去陈皮，加仙鹤草 30g，五指毛桃 30g，酒萸肉 30g，鸡内金 15g。共 7 剂，日 1 剂，水煎服。此后患者又续服 14 剂中药，药方同前，随证加减一二味药物，疗效良好，未见便秘复发。

按语：此患者为气阴两虚证，舌有裂纹、便干为津伤。结合患者便秘症状，采用自拟润肠通便方，滋阴行气、润肠通便。患者辨证属气阴两虚，加入党参 30g、石斛 15g 补气滋阴，此为劳教授常用药对之一。二诊时患者便秘症状明显改善，效不更方，增加地榆、玄参剂量至 20g 提高润肠、养阴之力。三诊患者大便正常，另增疲乏、胃纳少症状，加入仙鹤草 30g，五指毛桃 30g，酒萸肉 30g，补脾益气缓解疲劳。其中仙鹤草和五指毛桃亦能祛湿，符合岭南多湿邪致病的地理特点，加入鸡内金 15g，消食化积。

5.2 湿热便秘案

刘某，女，51 岁，2021 年 8 月 17 日初诊。症见：大便日行 1 次，排出困难，呈颗粒状。胃纳少，餐后胃胀，嗳气。舌红，苔腻，脉弦细。2021 年 7 月外院行子宫及附件切除术。临床诊断：便秘。辨证：湿热证。治法：清热祛湿、行气润肠。方用自拟润肠通便方加减，药用：石菖蒲 15g，法半夏 15g，姜厚朴 15g，木香（后下）16g，陈皮 10g，乌药 15g，槟榔 15g，郁李仁 15g，酒苁蓉 30g，甘草片 6g。共 7 剂，日 1 剂，水煎服。配合中成药麻仁软胶囊，每次 2 粒，每日 1 次。嘱患者平日多做提肛运动及凯格尔运动，保证每日饮水量和蔬菜膳食纤维摄入量。12 月 9 日二诊，患者述大便每日 1 次，条状，排出顺畅。胃纳少，胃胀减轻，嗳气。另述身痒伴潮热，舌红苔黄腻。诊断为皮炎，以凉血祛风治之。

按语：初诊患者辨为湿热证，湿热胶着，阻滞气机，肠道运化失司导致便秘。选用自拟润肠通便方加减以清热燥湿，行气润肠通便。其中木香、乌药、槟榔行气；石菖蒲、半夏、厚朴、陈皮化湿燥湿理气。患者大便呈颗粒状故用郁李仁、酒苁蓉润肠通便。患者 51 岁处于围绝经期且子宫及附件切除，肉苁蓉同时有补肾阳，益精血，调节体内雌激素平衡的作用。自拟方中生地黄、玄参滋阴润燥，与肉苁蓉作用相似，为维持处方精简去掉此二药。针对患者胃热津亏肠燥病机，中成药麻仁软胶囊与中药共用增加疗效，以备患者无法煎煮中药时服用防止便秘反复。二诊时患者便秘症状明显改善，自述服药后大便排出顺畅，性状由干结颗粒状改善为条状，疗效明显。此时患者身痒为主，故更方治疗身痒。

5.3 慢性胃炎伴湿热便秘案

陈某，男，75 岁，2021 年 8 月 3 日初诊。症见：餐后胃痛、胃胀，伴有嘈杂、反胃。大便 3～4 天 1 次。舌红，苔根部微黄。西医诊断：慢性胃炎。中医诊断：胃脘痛。辨证：湿热证。治法：清热祛湿、理气止痛。方用霍朴夏苓汤加减，药用：法半夏 10g，木香 10g（后下），紫苏梗 15g，槟榔 20g，地榆 20g，合欢皮 15g，蒲公英 30g，醋延胡索 20g，柿蒂 15g，野木瓜 30g，郁李仁 15g，玄参 20g，甘草片 6g。共 14 剂，日 1 剂，水煎服。8 月 17 日二诊，患者述左上腹胀，嗳气，大便两日 1 次。舌淡红苔腻。守前方去合欢皮改用大腹皮 15g。共 14 剂，日 1 剂，水煎服。

按语：初诊患者辨证为中焦湿热，故选用霍朴夏苓汤清热祛湿、理气止痛。证属湿热，故用法半夏以燥湿。木香、苏梗、槟榔三药理气、行气。木香、紫苏梗取香苏饮之意亦有和胃功效。劳教授认为脾胃重在升降运化，胃以降为和，水谷之气得以下行，故治疗胃肠疾病时使用理气药调理脾胃升降，恢复其正常运输，避免湿滞中焦化热。槟榔破滞行气通便。患者胃脘疼痛明显，用醋延胡索、野木瓜止痛。有嗳气症状，加柿蒂以降逆下气。便秘症状用润肠之郁李仁、地榆、玄参。地榆既能抑制炎症，改善胃炎引起的胃脘痛、嗳气等症状，又助于改善便秘。玄参养阴生津降火。蒲公英清热通便，尤其适用于证属湿热且便质偏干的患者。二诊患者排便周期由 3～4d 一行转为 2d 一行，便秘症状有所改善。效不更方，患者舌苔仍腻，在原方基础上去合欢皮，加大腹皮 15g 加强理气利水之力。

劳教授提出门诊患者症状繁多，此时应注重解决患者首要症状，缓解患者不适。以证为本，病案一辨为气阴两虚证，行气养阴以治之，用药如玄参、石斛、党参片；病案二、三辨为湿热证，清热祛湿以治之，用药如蒲公英、法半夏、厚朴。以病为枢，三则病案均见便秘症状，病案一、二便秘为主症中医诊断为便秘病，应润肠通便，用药如木香、陈皮、乌药、槟榔、郁李仁；病案三胃脘痛为主症伴便秘中医诊断为胃脘痛病，应理气止痛，用药如木香、紫苏梗、柿蒂、合欢皮、醋延胡索、野木瓜。病证结合，病案二、三虽属湿热便秘，均用清热祛湿治法，病案二便秘为主症，用自拟润肠通便方加清湿热之石菖蒲、法半夏以清热祛湿、行气润肠；病案三胃脘痛为主症便秘为兼夹症，用霍朴夏苓汤清热祛湿、理气止痛。以症为标，随症加减，病案三针对湿热便秘兼夹症加入地榆、蒲公英、郁李仁、玄参。其中地榆、蒲公英同时有助于改善患者胃脘痛症状。

6 结语

综上，劳教授治疗便秘辨其新旧缓急。新病急病多为阳明腑实热证，用大承气汤、大黄牡丹汤通下。旧病缓病予自拟润肠通便方，根据气虚、气滞、津伤病机偏颇及伴随症状加减。临床便秘患者多为慢性病程，新病、急病者较少。胃肠道疾病兼有便秘症状患者，先辨证确定主方，再加减行气、润肠药物解决便秘症状。中药汤药帮助患者解决当下排便困难症状，恢复正常排便。良好的饮食习惯、腹部按摩、相关肌肉训练等能够提高中药疗效，有效预防便秘复发。

（董建伶，劳绍贤）

第 2 部分

王长洪教授经验传承

王长洪教授介绍

王长洪，男，1944 年 6 月生，辽宁省盖州市人。中国人民解放军北部战区总医院主任医师，博士后合作导师，辽宁省名中医，全军中医药国医名师，中央军委保健委员会会诊专家。毕业于空军军医大学（第四军医大学）医疗系，曾任全军中医药学会副会长，全军中医内科专业委员会主任委员。在中西医结合治疗消化病多有建树，对其他内科疾病也有颇多研究，发表论文 200 余篇，编写专著 6 部，获军队及省部级科技奖 10 余项。他先后承担军队及省部级科研课题 4 项，获军队科技进步二等奖 1 项，辽宁省科技进步二等奖 1 项，军队医疗成果三等奖 8 项。代表性课题有“中西医结合治疗急性胰腺炎”。主编或参编《董建华医学文集》《董建华内科心法》《胃炎》《中西医结合消化病学》等专著 6 部。撰写发表《董建华的学术思想》《10216 例胃病患者消化内镜与舌诊观察》《中西医结合治疗溃疡性结肠炎 126 例临床观察》等学术论文 156 篇。

王长洪是已故中医学家董建华院士临床经验和学术思想的主要继承人之一。历时 20 年系统整理研究了董建华的通降理论、胃热学说、气机理论，撰写相关论文 30 余篇，董建华学术思想和临床经验研究曾获辽宁省科技进步二等奖。他从事中西医结合消化病的临床及科研 30 余年，倡导内镜望诊与中医传统辨证相结合，已亲自内镜检查 1.5 万人次。他进行了大样本的胃镜望诊与中医证型及舌诊关系的研究，提出胃溃疡、糜烂性胃炎以热证多见，而十二指肠溃疡以虚寒多见，黄苔作为胃热辨证的主证。他率先在国内开展清法治疗糜烂性胃炎的临床、胃镜、病理、幽门螺杆菌观察，取得显著疗效。采用温中健脾、清热燥湿、化瘀通络法治疗溃疡性结肠炎数百例，疗效确实，并从肠黏膜屏障、胃肠动力、细菌学、免疫学等多个层面探讨中药的作用机制。近年来，他开展内镜介入与中医药治疗相结合治疗胰胆疾病，如乳头小切口加中药利胆排石治疗胆总管结石，鼻胆管引流加中药清热利胆治疗胆源性急性胰腺炎取得满意疗效，首创了鼻胆管中药注入溶解巨大结石，使中医药治疗消化道急症与现代技术紧密结合。同时采用通降法治疗胃食管反流病，疏肝、健脾、温肾法治疗小肠易激综合征等均形成诊疗规范，诊断及疗效评价更趋客观、准确。

王长洪教授脾胃学术思想撷要

笔者2006—2009年在沈阳军区总医院（现中国人民解放军北部战区总医院）做博士后研究，科研工作之余坚持跟随王长洪教授出诊，获益至深，深感老师医技之精湛，学术思想之深邃。从事临床工作以后多遵循王教授辨证治疗思路和用药习惯，获良效之病例多与王教授平时所教相合，从而对王教授的学术思想有了更深层次的认识，管窥之见，简述如下。

1　学贯中西，中医辨证与现代医疗技术结合

王长洪教授一直致力于中西医结合临床工作，将中医辨证论治与现代科学的诊治技术相结合，博采中西之长，拓宽治疗思路与方法，切实提高临床疗效。王教授致力于将内镜介入与中药治疗相结合，使中西医结合得到进一步发展、融合。如溃疡性结肠炎，王教授根据患者的临床表现及肠镜观察结果，认为其基本病机是脾胃虚弱、热毒内蕴、瘀血阻络。他遵循董建华教授清法治疗胃肠病的理论，采用温中健脾、清热解毒、活血化瘀法则，将健脾、清热、活血融于一方之中，切中病机，同时坚持辨证治疗与内镜观察相结合，以内镜下愈合为最终治愈标准。对于有肠腔狭窄的患者，更是加大活血药物的应用，获得满意的临床疗效。对于有并发息肉的患者，坚持内镜介入切除治疗与中药治疗相结合，对于息肉密集，内科治疗无效的患者，又坚持手术治疗与中药治疗相结合。如曾有一位溃疡性结肠炎的患者，久治不愈，肠镜发现全结肠溃疡伴炎性息肉数百枚，先采用中药口服将溃疡控制，后内镜介入将百余枚息肉切除，再予中药益气健脾、化瘀通络，恢复元气，最后外科手术将息肉密集的肠段切除，终于使他摆脱长达7年之久的顽疾而临床痊愈。如中药治疗胆总管结石，极易造成结石嵌顿，王教授采用乳头小切口加中药利胆排石治疗300余例，成功率高达100%，无1例出现并发症。疣状胃炎中西医药物治疗均很难消退，采用内镜微波凝固加中药清热解毒治疗400余例，治愈率达90%。急性化脓性胆

管炎是消化道急症，过去死亡率高达 50%，中药很难有发挥作用的机会，王教授采用内镜下鼻胆管引流加中药清热解毒利胆成功治愈了 80 余例，无 1 例死亡，解决了中药治疗消化道急症的难题。

2 将胃镜检查作为望诊内容与舌诊合参

把胃镜望诊和中医舌诊相结合起到辨病和辨证的统一，是王教授诊病的一大特色，显著提高了辨证的准确性，治疗的有效性。王教授从医以来，每遇胃肠疾病均坚持内镜观察，认为内镜下黏膜表现最为直接，只有取得胃肠黏膜局部微观的辨证结论，施治才能更准确。

积极倡导把内镜观察纳入中医望诊，他亲自进行消化内镜操作检查 2 万余人次，发现胃溃疡和十二指肠溃疡有不同的舌苔表现，胃溃疡患者常见质红苔黄之舌，并见胃脘灼热、反酸之症，得食痛甚，一派胃热实证，内镜下表现为溃疡周围黏膜隆起，充血水肿，具有红肿热痛的特点，辨证每以热毒内蕴居多，治疗则当清热解毒、理气通降；十二指肠球部溃疡患者常见质淡苔白之舌，并见胃脘隐隐作痛，空腹时重，得食痛缓之症，此为中焦虚寒之象，内镜下表现为溃疡周边黏膜平坦，无明显充血水肿，表面覆白苔，或呈霜样、雪片样溃疡，辨证每以中焦虚寒为主，治疗当以温中健脾。中医辨证治疗又进一步反证了胃病的寒热虚实与舌苔的表现紧密相关。

3 推崇胃热学说，临证注重寒热错杂

王教授十分推崇董建华教授的胃热学说，认为脾胃病的脾胃虚寒病机固然有重要的临床指导价值，但目前的胃病患者，多是饮酒过度，恣食肥甘厚味，舌苔黄腻，胃黏膜红、肿、热、痛，甚至糜烂、出血，这和虚寒证显然不同，郁而化热的证型是显而易见的，如果再进温补香燥之品，势必加重病情，久治不愈。早在《黄帝内经》就指出："诸呕吞酸，暴注下迫，皆属于热。"朱丹溪亦说："若病稍久而成郁，郁则蒸热，热久必生火。"胃的生理特点为多气多血，极易郁闭化热。因此胃脘痛不论久暂，都不能忽视郁热的存在。王教授通过内镜、中医证型、病理、幽门螺杆菌、舌苔细菌学、胃黏膜相关基因蛋白表达等方面的研究，证实热毒内蕴是目前胃病的基本病机。胃热的辨证要点是胃中灼热，大便干结，舌红苔黄，胃镜下黏膜多表现为红黄相间，甚至出血糜烂。此时若用温补，则郁火更炽，单用寒清，亦难收功。因为其热皆因有所滞在胃而成，故应因势利导，通腑泄热。从而提出清法治疗胃病的观点，临证治疗胃溃疡、糜烂性胃炎多以清热解毒为主，获得显著疗效。王教授常用大黄黄连泻心汤治疗此症，通腑泄热，取效甚捷。酒大黄泻火解毒，活血行瘀，消积健胃，降浊止呕，是治疗胃热的上品，并无攻伐败胃之虞。王教授很少将黄连、黄芩同用，主要考虑其味苦，多合用蒲公英、紫花地丁、浙贝母清热而不伤胃阴，增加患者的依从性。若大便不干，胃中灼热，则去酒大黄，加白虎汤直清胃热，白虎汤是热病气分热的代表方剂，鲜有在内伤脾胃病中应用者。王教授用其治疗糜烂性胃炎而见舌红、胃中灼热者，多有效验。

王教授常说脾胃病以寒热错杂最为多见，此时纯用清热，则胃热未除而中寒更甚，一味温补则寒邪未散而胃火愈炽，故临证注意寒热转化。属热证者，通腑泄热，取效甚捷。寒热错杂者，温清并用，如上热下寒者，用辛开苦降法；湿热蕴结者，用化湿清热法；痰热互结者，用化痰清热法等。寒热互用以和其阴阳，苦辛并用以调其升降。临证多以泻心汤、白虎汤、小陷胸汤、左金丸、三仁汤等灵活化裁。

4 善用通降之法，用药轻灵流畅

胃为水谷之腑，六腑者传化物而不藏，以通为用，以降为顺。降则和，不降则滞，反升则逆，通降是胃的生理特点的集中体现。肠胃为市，无物不受，易被邪气侵犯而盘踞其中。邪气犯胃，胃失和降，脾亦从而不运，一旦气机壅滞，则水反为湿，谷反为滞，形成气滞、血瘀、湿阻、食积、痰结、火郁等相因为患。因此胃脘痛不论寒热虚实，内有郁滞是共同的。寒则凝而不通，热则壅而失降，伤阳者滞而不运，伤阴者涩而不行。因此在治疗上王教授特别强调一个“降”字，认为“通降”乃治胃之大法，消其郁滞，并承胃腑下降之性推陈出新，导引食浊瘀滞下行。气滞实证，用理气通降法，药用：代赭石、紫苏梗、香附、陈皮、枳壳、大腹皮、砂仁、香橼皮、佛手等；瘀血胃痛，用化瘀通络法，药用：丹参、砂仁、降香、金铃子、延胡索、当归、莪术、红花等；胃腑实热，用通腑泄热法，药用：酒大黄、黄连、黄芩、蒲公英、紫花地丁、枳壳、瓜蒌、大腹皮等；胆胃不和，用降胃导滞法，药用：紫苏梗、香附、陈皮、莱菔子、大腹皮、连翘、瓜蒌、荷梗、半枝莲等；阴虚胃痛，用滋阴通降法，药用：沙参、麦冬、丹参、白芍、石斛、香橼皮、枳壳、香附、金铃子、百合、乌药等；脾胃虚寒，用辛甘通阳法，药用：黄芪、桂枝、白芍、干姜、甘草、大枣、当归、木香等；中气下陷，用升清降浊法，药用：黄芪、党参、白术、甘草、当归、柴胡、大腹皮、陈皮、枳壳等；寒热错杂，用辛开苦降法，药用：黄芩、黄连、半夏、党参、干姜、吴茱萸、枳壳、砂仁、陈皮等；肝气上逆，用平肝降逆法，药用：旋覆花、代赭石、半夏、生姜、党参、紫苏梗、香附、甘草等；寒邪犯胃，用散寒通阳法，药用：高良姜、香附、吴茱萸、紫苏梗、陈皮、生姜、砂仁、草豆蔻等，凡此种种，虽有温清补泻的不同，都寓有通降的法则。

王教授治疗脾胃病用药主张轻灵流畅，当升者升，当降者降，最忌误补，壅补，漫补。胃腑实者，宜消积导滞，专祛其邪，不可误补；胃气虚者，气机不运，虚而挟滞，宜补虚行滞，不可壅补；虚而补之，补亦有度，主要食养，不可漫补。在治疗上，虽有脾虚，如气滞明显，若一味补之，则气滞更甚；脾虚挟湿，如过用甘腻，反滋痞满。在临床治疗中，中气下陷者，可用补中益气汤中加枳壳、香橼皮、佛手、大腹皮之属，使之升中有降；脾虚气滞者，亦先治标，用香附、紫苏梗、陈皮、香橼皮、佛手、枳壳、大腹皮等行气通降，反收以通为补之效；脾虚湿浊不化者，药用：藿香、佩兰、半夏、薏苡仁、滑石、通草芳化淡渗，湿去则脾运；脾虚食滞者，药用：鸡内金、枳壳、陈皮、莱菔子、制大黄、谷麦芽、胡黄连、吴茱萸等消导化积，食化则纳振。

5 谨守病机，辨病与辨证相结合

王教授认为正确掌握中医对证的认识和西医对病的诊断，病证相结合的诊断，有利于对疾病的全过程和各阶段的认识，处理好整个病程治疗与阶段性治疗的关系。评价疗效除症状疗效外，还采用西医评价方法，其治疗结果更具有说服力。王教授多年来治疗消化系统疑难杂症，总结出了一套行之有效的辨证论治体系，针对基本病机形成了固定的治法方药，临证时根据症状进行微调，取得了显著的临床疗效。

5.1 健脾、清热、通络法辨证治疗萎缩性胃炎

萎缩性胃炎被医学界称之为胃癌前期，很难逆转，并有癌变倾向，很多患者谈之色变。王教授根据自己多年观察，萎缩性胃炎并不可怕，即使有不典型增生和肠化，只要注意生活调养，适当的治疗，恶变的概率极低。他总结前人的经验，并根据自己对该病的理解，摸索出一套行之有效的治疗办法，采用益气健脾、清热解毒、化瘀通络的办法治疗萎缩性胃炎，守法守方，随症加减，定期复查胃镜及病理，30 年来，共观察治疗萎缩性胃炎数千例，迄今无 1 例发生癌变，还有相当一部分患者萎缩性胃炎的病理得到逆转。

5.2 温中健脾、清热祛湿、活血通络法治疗溃疡性结肠炎

溃疡性结肠炎，前人多从温中健脾论治，王教授根据患者的临床表现及肠镜观察结果，认为其基本病机是脾胃虚弱、热毒内蕴、瘀血阻络，首次强调血瘀在发病过程中的重要作用。他遵循董建华清法治疗胃肠病的理论，将健脾、清热、活血融于一方之中，坚持辨证治疗与内镜观察相结合，以内镜下愈合为最终治愈标准。坚持缓解期的固本治疗。近年来治疗溃疡性结肠炎数百例，获得满意疗效，特别是一些难治性重症患者，得到有效的治疗效果。

5.3 疏肝、健脾、温肾法治疗腹泻型肠易激综合征

肠易激综合征（IBS）的病位在肠，关乎肝、脾、肾三脏，其中肝疏泄太过，肾之温煦不及，都与 IBS 发病有关，但脾是关键，“泄泻之本，无不由于脾胃”，这正是王教授治疗肠病的特点，多从脾胃入手。IBS 治疗中以健脾贯穿整个病程。健脾要少用补气药，以免阻碍气机，加重胀痛，要多用运脾药，如白术、苍术等，运脾即补脾，才显灵动。肠易激综合征病程中，时有腹痛不能缓解，这是气滞血瘀所致。王教授认为 IBS 初病多属气滞，久病不愈则有血瘀，治疗上除疏肝调气外，还要注重活血，药用：当归、丹参、川芎、红花等，血行才能达到气血流畅而郁解。IBS 后期，以脾肾阳虚为主，治疗主要在于健脾温肾。但 IBS 证型复杂多样，每个阶段都不是单纯应用一法，常几法联用，王教授治疗久治不愈之 IBS 常常肝脾肾共调，抑肝、健脾、温肾合用才能收到满意疗效。

5.4 通降法治疗胃食管反流病

胃的生理特点集中在一个“降”字，降则生化有源，出入有序；不降则传化无由，壅滞为病。因此治胃以“通降”为大法，胃气下行则效验。根据“邪在胆，逆在胃”的宗旨，以通降胃气治疗胆汁反流性胃炎和反流性食管炎，病机分析，十分熨帖。王教授治疗胃食管反流病多用经方旋覆代赭汤配合理气通降药物，认为该方降逆与补虚同用，标本兼治，十分切合胃食管反流病的病机，反酸合左金丸，痰热合小陷胸肠，气滞重加厚朴、枳壳、香橼、佛手，阴虚加沙参、麦冬，大便秘结加酒大黄、当归、槟榔。

5.5 疏肝解郁、清热化湿、活血通络治疗脂肪肝

随着生活条件的改善，饮食结构的变化，近年来，脂肪肝的发病数日渐增多，王教授根据古代文献记载，结合现代的相关检查，认为脂肪肝的基本病机是肝郁湿阻，提出疏肝解郁、清热化湿、活血通络的治疗原则。药用：柴胡、赤芍、决明子、郁金、茯苓、丹参、泽泻、山楂、薏苡仁，随症加减，近年来治疗脂肪肝数百例，取得满意的临床疗效。不但肝功得以恢复，而且相当多的患者复查超声和 CT 后，发现脂肪肝得以逆转。

（吕冠华）

王长洪教授辨治慢性萎缩性胃炎经验

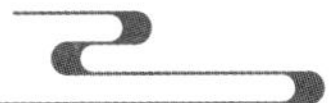

慢性萎缩性胃炎是慢性胃炎的一种类型，呈局限性或广泛性的胃黏膜固有腺体萎缩，常伴有肠上皮化生及炎性反应。临床主要表现为上腹部的疼痛、嗳气、胀满、痞闷等，但无特异性。本病属于中医学“胃痛”“胃痞”“嘈杂”等范畴。由于本病常伴随肠上皮化生与非典型增生等胃黏膜的癌前病变，因此，针对该病的诊治已成为当前医学界研究的重要课题。王长洪教授治疗慢性萎缩性胃炎有独到的见解及临证经验，遣方用药精当，每能药到病除，经过治疗，多数患者的萎缩病变程度减轻甚至得到逆转。现将其临床经验整理如下。

一、详察病机，治病求本

1. 本虚标实、虚实夹杂为病机特点

本虚主要是脾胃气阴两虚，标实为湿、热、瘀、毒互结。王教授在临证时发现，慢性萎缩性胃炎的基本证候以脾气虚弱和胃阴亏虚两型最为多见，而标实多为虚损之后所继发慢性萎缩性胃炎，病程较长，致病因素较多，本病初起之时多因饮食不节，饥饱失调，过食肥甘，嗜食辛辣、过嗜烟酒，胃腑蕴热，或因情志不遂，气郁化火，横逆犯胃，或六淫之湿热毒邪（幽门螺杆菌视为主要的湿热毒邪）直犯胃腑，导致胃气受损，气机不畅，升降失和而出现胃脘疼痛、胀满不适等症。久则因失治、误治，湿热邪毒胶结，损伤脾胃之气阴，脾失健运，气不行血，胃阴亏乏，胃络不荣，络脉瘀阻，胃失所养而成本虚标实、虚实夹杂之证。若湿、热、瘀、毒胶结不除，更伤脾胃之气阴，使虚者更虚，实者更实，交互错杂，形成恶性循环，从而使病情进一步加重。

2. 气机阻滞为发病核心

王教授认为气机阻滞为萎缩性胃炎的另一个病理特点。胃为水谷之腑，以降为顺，以

通为用，通降是胃的生理特点的集中表现。若邪气犯胃，胃失和降，胃气不降则传化无由，壅滞成病。胃气不降的同时，又影响并阻碍了脾土的运化，日久损伤中气，耗伤阴津，导致脾胃虚弱，郁滞自生。伤阳者滞而不运，伤阴者涩而不行。如果在脾胃虚弱的基础上复加饮食、情志、劳倦等病理因素，可导致痰、湿、寒、热、瘀等病理产物形成，使胃气失于通降，胃气阻滞，而出现上腹部痞满，嗳气，纳呆，食后症状加重。

3. 胃络瘀阻贯穿疾病始终

胃为多气多血之腑，胃病初期病在气分，日久入血，发展至萎缩性胃炎时，瘀血之象渐现。正如《临证指南医案》谓："初病在经，久病入络"，一方面，慢性萎缩性胃炎患者因肝胃功能的失和，导致气机不畅，必然引起血行壅滞，产生血瘀征象；另一方面，慢性萎缩性胃炎患者一般病情迁延，渐致脾胃气虚，气为血之帅，气虚无力助血运行，而致血瘀。临床上多数萎缩性胃炎的患者都有舌质紫黯，或黯红，或淡暗或有瘀斑，故胃络瘀阻证候在慢性萎缩性胃炎中是非常常见的，贯穿在病变的全过程中，只不过在不同阶段轻重有所不同。

综上所述，慢性萎缩性胃炎的基本病机是气机郁滞、湿浊中阻、瘀血停滞、阴液亏虚等单独致病或相互影响。王教授认为其病机关键是虚、滞、瘀，强调虚是本质，滞是核心。本虚主要为脾胃亏虚，脾亏虚于阳气，胃亏虚于阴液，此为发病的前提和本质，其中脾胃亏损是本病较为突出的病理表现，胃阴亏损加胃络瘀阻，胃失于滋润濡养，是导致胃腺体萎缩的重要病机。

二、辨证为主，辅以辨病

由于病因病机上的复杂性，萎缩性胃炎的辨证存在一定的难度。王教授在诊治萎缩性胃炎时多从痞胀特点、疼痛性质、食欲情况、嘈杂与否、大便干及舌质舌苔、胃镜下黏膜表现进行辨证分型。一般临床常见的证型主要有肝胃不和、湿热中阻、胃阴亏虚、脾胃虚弱等，往往虚实夹杂互见。各种证型在痞胀、疼痛、食欲、大便等主症上均有一定的特点，不难鉴别。王教授十分重视胃病察舌，"舌为脾胃之外候"，"苔乃胃气之所熏蒸"。萎缩性胃炎的辨证施治，舌诊尤为重要。特别是当症状不典型时，舌诊的作用更显得突出。一般而言，脾气虚者，舌质多淡胖，边有齿痕；胃阴不足者，多舌红嫩少苔；阴伤甚者，常见舌光红或有裂纹；气阴两衰者，舌淡红少苔；舌红苔黄或黄腻者，肝郁化火，肝火犯胃；苔垢腻或黄或白或黄白相兼，多湿浊中阻；舌紫或边有瘀斑，多为瘀血阻滞；苔白舌胖大者，多为虚寒。萎缩性胃炎患者舌诊表现的一个特点就是舌质偏暗，或淡红而暗，或淡胖而暗，更多的是舌质暗红。这可能是萎缩性胃炎病程绵长，影响气血运行，反映于舌所致。

王教授认为胃镜下的胃黏膜表现是证候表现的另一种形式，通过胃镜观察胃黏膜变化可以认为是中医望诊应用现代技术的延续。胃黏膜多呈苍白或灰白色，皱襞变细，黏膜变薄，此乃气血虚弱无以荣养胃黏膜所致；久病入络，气血瘀滞，进一步影响脾胃运化功能，脾胃更虚，出现胃黏膜固有腺体萎缩，肠上皮化生、不典型增生等瘀阻胃络之证候。

三、临证治疗经验

1. 治脾与治胃

王教授认为萎缩性胃炎在脾在胃治法不同。脾喜燥恶湿，脾病易从寒化、湿化，证候多见脾气虚或脾阳虚，主要表现为：胃脘胀满疼痛，纳呆，食后胀甚，嗳气，神疲倦怠，大便溏薄或先干后稀，舌淡苔薄，脉细弱；治宜益气健脾，常用四君子汤加减。胃喜润而恶燥，胃病易从热化燥化，证候多见胃阴亏虚，主要表现为：胃脘隐痛，口干咽燥，胃中嘈杂，食少乏力，大便干结，舌红苔少或花剥，脉细数或弦细。治宜养胃益阴，多用加减益胃汤。治疗萎缩性胃炎不应单单治胃。慢性胃炎病生于胃，而脾胃同居中焦，互为表里，纳运相协，升降相因，燥湿相济，故胃病往往及脾，表现为脾胃同病，临床用药应开胃而醒脾，悦胃而扶脾，从胃及脾，辨之虚实。

王教授认为治疗萎缩性胃炎用药特别注意顾护脾胃，补脾药物多味甘，甘能生寒湿，补则滞气，故当慎用或用清补，如用太子参、党参等。王教授多用香砂六君子汤等通补兼施方，防补而生滞；辛热药少用温运脾阳，过量则伤及胃阴；苦寒少用健胃，过量则败胃。选用理气消痞药物，当以轻清为原则，可选枳壳、佛手、香橼、厚朴等理气而不伤阴之品；如气阴两虚，当益气养阴、健脾养胃并举，使脾气得升，胃得润降，出入有序；治胃阴不足，当以甘凉柔润为主，常选用生地黄、麦冬、沙参、石斛、玉竹、玄参、百合等；清胃热须防苦寒败胃，常用蒲公英、紫花地丁、浙贝母、仙鹤草等，清热解毒不伤阴；理胃气谨防香燥伤阴，常用苏梗、香附、陈皮、枳壳、佛手、香橼皮等；对于久病胃络瘀阻者，不宜辛温燥烈之品，王教授常选辛香轻透，温而不燥之百合、乌药、佛手、香橼等药，以防劫伤胃阴，使胃络更为涩滞，加重血瘀。

2. 降气与活血

“六腑以通为用，以降为顺”，王教授治疗萎缩性胃炎以“通”为法，着重恢复胃的通降功能。在审证求因的基础上，提出和降、清降、温降、润降、辛开苦降五法。和降法，适用于胃气阻滞之证，治以理气和胃通降，方选加味香苏饮，常用药物有陈皮、苏梗、枳壳、香附、香橼、佛手、大腹皮等；清降法，适用于湿热中阻之证，治以清热化湿通降，热偏盛者，用加味左金丸或黄芩滑石汤加减，常用药用有黄连、吴茱萸、黄芩、栀子、滑石、厚朴等；湿偏盛者，以藿朴夏苓汤加减，常用药物有藿香、佩兰、厚朴、姜半夏、茯苓、滑石、猪苓、薏苡仁等。温降法，适用于脾胃虚寒之证，治以温中健脾通降，用黄芪建中汤加减，常用药物有黄芪、桂枝、白芍、炙甘草、高良姜、陈皮、延胡索、川楝子等。润降法，适用于胃阴不足之证，治以滋阴益胃，降气消食，方用加减益胃汤，常用沙参、麦冬、石斛、玉竹、白芍、甘草、佛手、香橼、丹参、百合、乌药等。辛开苦降法，寒热夹杂之证，治以平调寒热，消痞散结，方用半夏泻心汤合旋覆代赭汤加减，常用药物有半夏、黄芩、黄连、干姜、吴茱萸、旋覆花、代赭石、枳壳、砂仁、陈皮等。王教授认为，通降法符合胃的生理特点，广泛用于脾胃病的治疗，主张降而不伤胃气，如在给予行气通降药物的同时，加消食导滞之品如鸡金散（鸡内金、木香、砂仁等）、焦三仙等以消导助运，促进胃的功能恢复。胃病日久，胃中津液多易受损，迁延日久致肾阴亏虚，治疗要注意保护津液。王教授治疗萎缩性胃炎常在益气或理气的基础上加活血行瘀之品。并针对不同的证情有层次地运用和血、活血、逐瘀等药物，和血药如当归、赤芍、丹参、生地黄、牡丹皮、郁金等；活血化瘀药如川芎、桃仁、红花、莪术等；破血逐瘀药如三棱、水蛭、蛰虫、血竭等，其中破血逐瘀药由于药性峻烈只在个别时候应用，活血化瘀的同时要兼顾养血，寓养血于活血之中。因瘀血的形成过程较长，故祛除瘀血不可急于求成，否则破血逐瘀之品久用损伤正气，脾胃愈损，导致萎缩性胃炎更加迁延难愈。

3. 辨病论治与既病防变

王教授在临证时发现根据胃镜下胃黏膜病变以及是否伴有幽门螺杆菌感染加减用药可取得良好的临床疗效。如伴有幽门螺杆菌感染者加用蒲公英、连翘、白花蛇舌草、半枝莲、黄连以清热解毒；镜下见黏膜变薄、苍白，黏膜下血管清晰可见，胃壁蠕动减弱，在健脾理气的基础上配伍桃仁、红花、莪术、丹参等活血化瘀药物；胃黏膜水肿者，配伍茯苓、苍术、薏苡仁等燥湿利水之品；胃黏膜充血者，用蒲公英、公丁香、浙贝母、生地黄、白花蛇舌草等清热解毒之品；胃黏膜有出血时加仙鹤草、地榆、三七粉以凉血止血；胃黏膜有息肉者加三棱、炮山甲等化瘀消癥之品；肠上皮化生者，加半枝莲、白花蛇舌草、薏苡仁、败酱草等清热化湿解毒类药；细胞不典型增生者，用丹参、三棱、莪术等活血化瘀、软坚散结之品，或者同时配伍具有活血通络作用的虫类药，如全蝎、蜈蚣等。平素在辨证治疗的同时适当加清热解毒、活血消癥中药，如半枝莲、白花蛇舌草、三棱、莪术、土茯苓等，可防止慢性萎缩性胃炎发生肠上皮化生、细胞异型增生等变化，具有一定的抗癌作用，利于癌前病变的恢复。

4. 心理疏导与饮食调理

情志因素在萎缩性胃炎的发病与治疗过程中起相当重要的作用，尤其现代社会，生活工作压力增大，更易导致肝郁不舒，变生他病。王教授通过多年临床观察发现，患有消化系统疾病的人中约一半以上有不同程度的心理问题，尤其患有慢性萎缩性胃炎伴不同程度的肠上皮化生、不典型增生等癌前期病变者，多有较重的思想负担。同时，由于现代社会竞争激烈、工作压力大、生活节奏快等因素，导致患者性情急躁、多思忧虑、高度紧张等都可以使临床症状加重。因此，临床对胃肠病的治疗仅仅依靠药物是不够的，应心身同治，即心理疏导与药物治疗相结合。王教授临诊时常疏导患者，增强其治疗信心，保持心情舒畅；并多加用郁金、百合、佛手、香橼等具有解郁宽心功效的药物。在诊疗过程中常嘱患者忌烟、酒、浓茶、咖啡、可乐饮料及葱、蒜、韭、辛辣、生冷之品，宜食清淡柔润易消化而具营养的食物，并注意少食多餐，饥饱适中。在正确应用药物治疗的基础上，配合情志、饮食调理，更有利于患者病情的缓解或较快康复。

（吕冠华）

王长洪教授治疗消化性溃疡经验

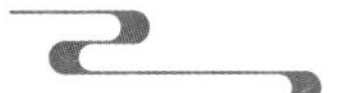

消化性溃疡主要指发生于胃和十二指肠的慢性溃疡，是一种消化系统多发病、常见病。溃疡的形成有各种因素，其中酸性胃液对黏膜的消化作用是溃疡形成的基本因素，幽门螺杆菌（Hp）感染是造成消化性溃疡的关键因素。目前由于抑酸药物的高效抑酸作用以及 Hp 四联疗法的普及，可以迅速缓解临床症状，促进溃疡的愈合。但消化性溃疡具有较高的复发率，王长洪教授常在抑酸治疗的基础上，配合中药辨证治疗，通过改善溃疡愈合尽量减少复发。

1　病因注重湿热，病机强调肝胃气机失调

王长洪教授认为消化性溃疡的病机以肝胃气机失调为主。肝主疏泄，以条达为顺；胃主受纳，以通降为和。肝胃之气相通，生理上相互为用，病理上相互影响。肝的疏泄功能正常则脾胃气机畅达。肝气郁结影响肝疏泄功能，肝气横逆犯胃，胃气阻滞，致脾胃升降失调，气机不利，出现胃脘胀闷疼痛；脾胃虚弱日久致脾胃阳气受损，中阳受损则寒聚中焦，土虚肝木偏亢，肝木乘克脾土，日久而生内疡致胃脘疼痛。

王教授将 Hp 感染和胃酸过多辨为湿热，认为 Hp 的活性及胃酸含量的多少（对应邪气的盛衰）和机体对 Hp 的反应（对应正气的强弱）与溃疡发病关系密切。外感湿热之邪、饮食不节及肝胃气机不畅，湿浊之邪不得清降，与食糜腐而化热，导致湿热邪气壅滞胃腑。Hp 感染者多表现为胃脘疼痛且痛势急迫，胃中嘈杂不舒，脘闷灼热，口干，口气秽浊，纳呆恶心，小便色黄，大便不畅，舌红苔黄腻，脉弦，均为湿热中阻的表现；同时伴见胃灼热、反酸、嗳气等症状。此类患者 Hp 阳性率较高，可理解为 Hp 在高酸和湿热环境中活性较强。

2 胃镜延伸望诊，察舌辨寒热，由痛辨虚实

2.1 胃镜与舌诊同参

王教授将胃镜检查结果看作中医望诊的延伸。通过胃镜与舌诊对比观察，证实舌象能较准确地反映胃腑气血寒热，邪正盛衰，在消化性溃疡病辨证中有重要价值，但不能代替胃镜诊断。王教授在大样本胃镜观察中发现，胃溃疡多见溃疡周围黏膜有隆起，充血水肿，有红肿热痛的炎性表现，参考舌象将其辨为热毒内蕴；十二指肠溃疡多为溃疡周边黏膜平坦，无明显充血水肿，表面覆白苔，或呈霜样、雪片样溃疡表现，参考舌象辨之为中焦虚寒。

2.2 寒热辨证与舌诊

王教授经过多年临床观察证实了溃疡寒热证候与舌象的关系。胃溃疡患者舌象多偏湿热表现，十二指肠溃疡患者舌象多正常或偏于寒象。黄苔是胃热辨证的客观指征，同时与胃黏膜的活动性炎症有密切关系，胃黏膜充血红斑与暗红舌质表现一致。胃溃疡患者舌质红、苔黄厚腻、少津是胃内湿热郁滞表现，主胃实热证；舌红绛，或紫或兼见瘀点瘀斑，同时舌下脉络紫黑，苔黄腻而燥，则是瘀热互结、津液亏虚表现。十二指肠溃疡以正常舌象多见或舌质淡，舌体胖大，边有齿痕，苔白腻，为脾肾阳虚、寒邪客于中焦的表现。如果十二指肠溃疡患者出现红舌或黄苔，则表示伴有糜烂性胃炎或胃溃疡，单纯十二指肠溃疡中医辨证以虚寒为主，伴有糜烂则表现为寒热错杂。

2.3 详审疼痛特点，由痛辨虚实

消化性溃疡临床表现多以上腹部疼痛为主，与气机不畅有关。暴痛属实，久痛属虚。胃痛实证者起病急，病程相对较短，常有较明显的诱发因素，多表现为痛剧而急，固定不移，拒按，食后痛甚，脉盛气盛；胃痛虚证者起病较缓，病程较长，诱发因素常不明显，多表现为痛徐而缓，痛处不定，喜按，空腹痛甚，脉虚气怯。王教授在临床中发现胃溃疡疼痛多为灼热疼痛或刺痛，痛处固定，得食痛甚，空腹痛减，表现为实热或瘀血之实证，属“不通则痛”。十二指肠溃疡疼痛多为中腹部或脐上方隐痛，空腹痛甚（饥饿痛），得食痛缓，多表现脾不升清之虚寒证候，几乎无实象表现；疼痛属“不荣则痛”。但临床中不乏溃疡病患者胃痛不明显者，虚实还当详审。

3 溃疡病从虚实论治的用药特点

王教授治疗消化性溃疡以虚实为纲，辨病与辨证相结合，以健脾益气、清热解毒、活血化瘀为基本治法。辨证属热者，治以清热通降、解毒通腑以和胃降气；属寒者，即当温补，清补同施；寒热夹杂者，王教授常寒热并用，治以理气通降之法。

3.1 辨病选方

王教授擅用旋覆代赭汤和黄芪建中汤分别治疗胃溃疡和十二指肠溃疡。胃溃疡多治以清热通降之法，以旋覆代赭汤为主方。旋覆花为君，苦辛而温，下气化痰、降逆止噫；代赭石甘寒质重，降逆下气，长于平肝降气；半夏燥湿化痰，降逆和胃；生姜祛痰散结降逆；人参、大枣益气补中，扶助已伤之中气；胃酸多者合用左金丸以清热制酸。十二指肠溃疡多虚寒，治以补中益气、散寒除痞、和里缓急，以黄芪建中汤为主方加减。情志因素明显者合四磨汤行气降逆，治七情所伤。

3.2 辨证加减

王教授将消化性溃疡分为5型，明辨虚实。肝胃不和，瘀血阻络，寒热夹杂为实；脾胃虚寒，胃阴不足为虚。病程较长者，临证以虚多见，兼而夹实。故用药宜平和，固胃气，防虚不受补，阻滞脾胃气机；实者以和当先，补泻兼施，温清并用，活血化瘀。肝胃不和者，以柴胡、白芍、郁金疏肝解郁；口苦或胸闷食少恶心者，加黄连、藿香、紫苏梗、砂仁以和胃降逆止呕；舌苔腻者，加藿香、佩兰、紫苏梗等芳香化湿理气之药，腻苔几日尽褪；瘀血阻络见舌质紫暗或见瘀斑者，加当归、莪术、桃仁、赤芍以活血祛瘀；胃痛拒按、食后胃痛加重者，加延胡索、川楝子；寒热夹杂者，加白术、炮姜、肉桂、大枣、炙甘草以温中健脾；口苦而淡、呕吐酸水者，加吴茱萸、黄连以清肝和胃、降逆止呕；舌淡白或淡红，体胖有齿痕，苔黄白相间或苔黄腻者，加紫花地丁、蒲公英以清热解毒；兼见口干、失眠者，加酸枣仁、合欢皮、首乌藤；脾胃虚寒者，加肉桂、炮姜、炙甘草以温中祛寒；空腹痛重、得食痛减、泛吐清水者，加高良姜、香附、乌药散寒止痛；兼见便溏腹泻、纳呆食少者，加白术、苍术、山药燥湿健脾；胃阴不足者，加沙参、麦冬、石斛、玉竹以养胃阴。

3.3 寒热并用，理气通降

王教授治疗上焦有热、下焦有寒之寒热错杂病久之证，常以寒热并用之法配合理气通降之品。临证以泻心汤为基本方或用左金丸为基本方加桂枝、黄芩以平调寒热。其中以泻心汤加减应用最为灵活，半夏泻心汤、生姜泻心汤、甘草泻心汤、黄连汤均为泻心汤的加减变化。王教授擅用半夏泻心汤和胃降逆、开结除痞，治疗胃痛伴有心下痞、干呕或呕吐、肠鸣下利等症。

王教授指出：痛者为气病，故先治气，以理气药行气止痛。气虚而痛者属“不荣则痛”，属虚证，治以补气为主，行气为辅；气滞而痛者属“不通则痛”，属实证，治以行气为主。气为血之帅，所以气虚、气滞日久均会有瘀血产生，故治以行气化瘀之法配伍理气活血药，如桃仁、红花、丹参、莪术。理气药的选用则根据患者的气虚、气滞证候和寒热状态加减应用。代赭石重镇降逆，引气下行，且平肝气；代赭石中含有三氧化二砷，但含量极微，代赭石30g连用月余无妨；佛手、香橼属平性，胃气虚热象不明显者可用；

厚朴、陈皮均为温性，行气化湿；乌药具顺气、开郁、散寒、止痛功效，能上理脾胃元气、下通少阴肾经，可见其性为温，温通之力强，王教授喜用之；枳壳微寒，宽中快膈下气之力较缓，嗳气不重者可用。

王教授治疗消化性溃疡从通降入手，顺应胃气宜通宜降之生理特性，主张在动态平衡中辨证施治。把“胃宜通降，脾宜升运”，“脾升则健，胃降则和”及“升清降浊”作为治疗胃痛的理论依据。把消化性溃疡的病机演变过程分为气滞、寒凝、血瘀、寒热夹杂，以“和”法、“通”法治之，调畅气血，疏其壅塞，消其郁滞，承胃腑下降之性，引食浊壅滞下降，予邪出路。王教授临证发现，陈皮、砂仁、佛手、香橼有促胃动力作用；厚朴、枳壳、槟榔、木香有促肠动力功效，均属理气之品。胃实证者，宜消积导滞，清其邪气；胃气虚者，宜补虚行滞，不可壅补。王教授重视顾护胃气，临证每用党参轻补，胃气弱者予太子参滋养胃气，避免滋腻脾胃。

3.4 应用药对协同增效

百合、乌药：百合滋胃阴，清胃热，补虚损；乌药行气止痛，温肾散寒；二药合用可增强止痛之功效，尤对胃痛之阴虚有热者效果明显。佛手、香橼：佛手疏肝解郁，理气和中，燥湿化痰；香橼偏于和胃化痰；二药相须为用，疏肝和胃、理气化痰之力显著。蒲公英、紫花地丁、半枝莲：蒲公英清热解毒，散结消肿；紫花地丁清热解毒，消散痈肿；半枝莲清热解毒，化瘀利尿；三药合用清热解毒、消炎止痛之力彰显。黄连、吴茱萸：黄连清热燥湿，清心泻火解毒；吴茱萸温中散寒，下气止痛，降逆止呕；二药合用达清肝泻火、降逆止呕、和胃制酸之效。柴胡、白芍：柴胡疏肝解郁，和解退热，升举阳气；白芍养血敛阴柔肝，缓急止痛；二药合用起疏肝柔肝，和解表里，开郁止痛之效。

4 难治性溃疡治疗

王教授以健脾益气、清热解毒、化瘀通络之法治疗难治性溃疡，临证常获良效。难治性溃疡是指使用标准剂量的 H_2 受体拮抗剂（H_2-RA）或质子泵抑制剂（PPI）经正规治疗（胃溃疡 H_2-RA 治疗 3 个月或 PPI 治疗 8 周，十二指肠溃疡 H_2-RA 治疗 2 个月或 PPI 治疗 6 周）后，经胃镜或钡餐检查确定仍未愈合和（或）愈合缓慢的溃疡，或溃疡愈合后虽坚持内科治疗但仍迅速复发者。王教授认为，“久病必虚”“久病必瘀”，病属“内疡”。故以健脾益气、清热解毒、化瘀通络之法治之，临证重用黄芪，配伍党参、砂仁以补气健脾行气，托疮生肌愈疡，黄芪每剂常用至 30g；蒲公英、紫花地丁、半枝莲三药合用清热解毒之力强；难治性溃疡病程较长，叶天士言：“胃痛久而屡发，必有凝痰聚瘀。”故临证常用莪术、桃仁、红花化瘀通络之品。

5 抗复发治疗

王教授认为，提高溃疡愈合质量和根除 Hp 是对抗溃疡复发的关键。溃疡愈合质量包括：黏膜的修复，黏膜下组织结构的修复重建，甚至是黏膜修复后功能的恢复，这些因素均与溃疡复发有着密切关系。舌脉的好转以及症状的消失不代表溃疡痊愈，严格来讲应复查胃镜及病理检测判断溃疡愈合情况。症状消失同时溃疡愈合较好仍需继续用药 2～3 周巩固疗效，可降低溃疡复发率。王教授认为，中药作用实为破坏 Hp 的生存环境而抑制 Hp 活性。蒲公英、紫花地丁、半枝莲、黄芩、黄连、酒大黄等中药均有抗 Hp 功效。煅瓦楞子、海螵蛸、龙骨、牡蛎、延胡索等中药有抑制胃酸功效。有溃疡病史或胃癌家族史的患者，突然出现胃痛伴胃灼热反酸、舌红、苔黄厚腻，通常 Hp 阳性率较高，在溃疡活动期不问虚实，皆可行三联杀菌及清热解毒中药方剂治疗。溃疡反复发作的病患，虑其久病入络，日积生瘀，当用酒大黄、莪术、红花、丹参活血祛瘀之品祛瘀活络，临证每获良效。

（李海泉，吕冠华）

王长洪教授应用通降法治疗功能性消化不良经验

功能性消化不良是临床上最常见的一种功能性胃肠病。据统计，有25%～40%的人一生中在某个时期曾出现过消化不良症状。其病因和发病机制至今尚未清楚，目前认为与胃动力障碍和精神、心理、应激等因素有关。功能性消化不良的主要表现为上腹饱胀、疼痛或不适，属于中医“痞满”“胃脘痛”“呕吐”“嘈杂”等范畴。《伤寒论》曰：“心下痞，按之濡。”《景岳全书·痞满》曰：“痞者，痞塞不开之谓，满者，胀满不行之谓。”其症状描述或病机分析相当于现代医学的功能性消化不良。

1 明察病机病位尤重气机升降

王教授认为脾胃之功在于纳运，脾升胃降是胃肠道内容物顺利推进和运化的动力机制，“脾宜升则健，胃宜降则和。”（《临证指南医案·脾胃》）若失其常度，脾气不升，胃气不降或不降反升均可表现为一系列胃肠运动功能紊乱。功能性消化不良的病位主要在胃脘，其病机形成与肝脾密切相关。脾虚是发病的基础，肝郁是致病的条件，胃滞是引发症状的原因，肺气不降亦可影响脾胃的气机升降。

1.1 肝郁

肝主疏泄，调畅气机与脾胃升降密切相关。肝气疏泄正常，气机调畅，脾胃才能升降相因。在病理条件下，肝气不舒，首当伐胃。正如叶天士所说“肝为起病之源，胃为传病之所。”（《临证指南医案·木乘土》）情志异常，郁怒伤肝，一则肝气疏泄无能，肝气郁结，气机不畅，影响脾胃升降功能；二则肝气过盛，疏泄太过，致使肝气横逆乘犯脾胃，亦引起脾胃升降失常。

1.2 脾虚

脾与胃共主升清降浊，是人体气机升降之枢。饮食不节可以损伤脾胃，使肠胃受伤，脾运不收，气机失畅，壅塞中焦，以致脾失健运，胃失和降。脾气虚弱，运化失司，则气滞、湿阻、痰浊、火郁、食积相因为患，亦可影响胃的受纳与和降而发病。同时脾虚易引起肝乘脾土，从而导致肝胃不和，故临床上脾胃虚弱与肝胃不和两证常同时出现于同一患者。

1.3 胃滞

功能性消化不良的病位主要在胃。胃为六腑之一，以通降为顺。王教授反复强调对功能性消化不良的认识，应从胃着眼，从胃的生理功能异常入手，由胃及脾，层层分析。胃的病理特点突出在一个“滞”字。如果胃肠失去了“更虚更实”和从上而下通降的正常生理状态，胃气不降，胃腑就失去了受纳、腐熟水谷及与脾胃运化、升降相因的功能，从而导致胃气郁滞，产生一系列病变。《脾胃论》中论述：“肠胃为市，无物不受”，胃易为邪气侵犯而淫居其中。无论是六淫入侵，还是饮食不节，以及情志不遂，均可致胃气郁滞而通降失常，日久不仅出现诸多病理表现，还可因水反为湿，谷反为滞，气病及血而导致湿阻、食滞、痰结、血瘀等病理产物的产生，进一步加重病情。

1.4 肺失肃降

肺气肃降与胃气的和降亦密切相关，《素问・五脏生成论》篇：“诸气者，皆属于肺。”肺主一身之气，《灵枢・经脉》曰：“肺手太阴之脉，起于中焦，下络大肠，还循胃口，上膈属肺。”说明肺与胃在经络上有一定联系。王教授在治疗功能性消化不良时常应用紫苏梗、旋覆花、杏仁等肃肺理气药物，以开肺和胃，助气机调畅。

2 分证施治，总以通降为先

治疗胃病强调一个“通”字，王教授认为董老的通降理论对于治疗功能性消化不良十分贴切。只有通降才能使疾病过程中的气滞、湿阻、食滞、胃火等顺势下降，使上下畅通无阻，血络流畅，从而恢复正常的脾胃功能。在临床治疗时根据不同临床表现分别施以和降、清降、温降、润降、辛开苦降等治法，并据病情变化、病人体质差异等随证化裁。具体运用如下。

2.1 和降法

此法适用于寒热之象不明显，病因多为七情内伤，肝胃不和，胃气上逆，或饮食不节，饥饱失常致脾失健运，胃失受纳所致的功能性消化不良，此型最为常见。症见胃脘胀满，嗳气频作，或恶心呕吐。常因情志因素加重是辨证的关键。方用柴胡疏肝散加减，为提高疗效常加重理气药物的配伍，常用药物：柴胡，香附，陈皮，枳壳，白芍，郁金，佛手，香橼，砂仁，姜半夏，厚朴。气滞重者加青皮、沉香；兼食滞者加鸡内金、焦三仙；疼痛甚者加川楝子、延胡索；吞酸加乌贼骨、煅瓦楞子或加左金丸；嗳气频作加旋覆花、代赭石；心烦失眠者加炒枣仁、合欢皮、首乌藤。王教授治疗功能性消化不良重视安神，可收到较好疗效。

2.2 清降法

此法适用于胃热之象明显，多兼挟湿邪或肝火，以脾胃湿热最为多见。症见：脘腹痞满，食少纳呆，舌质红，苔黄腻，脉滑。舌红，苔黄是辨证的关键。方用大黄黄连泻心汤合小陷胸汤加减，常用药物：酒大黄，黄芩，黄连，全瓜蒌，姜半夏，厚朴，薏苡仁。胃灼热反酸者加吴茱萸、煅瓦楞子、乌贼骨；热盛者加蒲公英、紫花地丁；湿盛者加白豆蔻仁、藿香、砂仁、苍术，王教授对于湿热的治疗，化湿多用芳香化湿，少用苦寒；兼肝郁者加柴胡、郁金以疏肝解郁；肝火盛者加栀子、牡丹皮、蒲公英以疏肝泄热。有便秘者，王教授喜用酒大黄，认为酒大黄泻火解毒、活血行瘀、消积健胃、降浊止呕，临床疗效显著可靠。

2.3 温降法

此法适用于脾胃虚弱，健运失职或脾胃阳虚，胃纳不佳所致的功能性消化不良。症见：脘腹不舒，痞塞胀满，喜温喜按，体倦乏力，气短懒言，大便稀溏，舌淡，苔白，脉细弦或沉弦。喜温喜按，便溏是辨证的关键。方用黄芪建中汤加减，常用药物：黄芪、桂枝、白芍、干姜、当归、大枣、木香、焦山楂、焦神曲、焦麦芽、甘草。脾虚明显者加党参、白术、陈皮。功能性消化不良多兼脾虚，王教授温补脾胃多用健脾通阳，少用补气药物，脾运则补，防止壅滞；畏寒怕冷者加淡附片、高良姜、吴茱萸；反酸加吴茱萸、黄连；腹满纳差加砂仁、建曲；病久见血瘀者加莪术、川芎、丹参。

2.4 润降法

适于胃阴不足，胃纳失司所致的功能性消化不良。症见：胃脘隐隐灼痛，口干，纳少，便干，舌红少苔。口干，舌红少苔是辨证的关键。方用益胃汤加减，常用药物：沙参、麦冬、玉竹、生地黄、石斛、佛手、香橼、枳壳、丹参、白芍、百合、乌药。胃痛甚者与金铃子散合用，止痛而不化燥；大便干结者加火麻仁、郁李仁、杏仁润肠通便或加酒大黄通腑而不伤阴；病久见血瘀者加莪术、川芎、丹参。

2.5 辛开苦降法

适于寒热错杂所致的功能性消化不良。症见胃脘痞满，嘈杂反酸，喜温喜按，得温痛减，舌红苔黄。舌红苔黄，喜温喜按是辨证的关键。方用半夏泻心汤合旋覆代赭汤加减，常用药物：姜半夏、黄芩、黄连、干姜、吴茱萸、旋覆花、代赭石、党参、枳壳、砂仁、陈皮。虚象不显者去党参；肠鸣便溏者加白术、白扁豆、山药；泛酸加乌贼骨、煅瓦楞子；痰热者合小陷胸汤；病久见血瘀者加莪术、丹参。

3 病案举例

◆ 病案 1

董某，男，43 岁。上腹部胀痛 1 年余，不思饮食。胃镜检查示：慢性浅表性胃炎。在外院屡经中西药物治疗，症状时轻时重。于 2007 年 5 月来王教授门诊就诊。症见：上腹部胀痛，食后加重，嗳气频频，时感恶心，睡眠差，大便每日 2 ~ 3 次，黏滞不爽，小便淋漓不尽，舌质红，苔薄白，脉弦。辨证属于肝胃不和，脾失健运。应用和降法以疏肝健脾、降逆和胃，处方：柴胡 6g，白芍 12g，枳壳 10g，陈皮 6g，厚朴 10g，白术 10g，姜半夏 10g，旋覆花 6g，代赭石 15g，佛手 10g，黄连 5g，吴茱萸 10g，琥珀粉 5g，甘草 5g。二诊时，自觉已无恶心，胃脘饱胀感明显减轻，小便调，苔薄黄。上方去琥珀粉，加黄芩 10g。守方加减治疗 1 个月余，诸症缓解。

◆ 病案 2

田某，女，44 岁。首诊时间 2007 年 6 月，胃脘胀满 1 年余，嗳气频频，嘈杂反酸，喜温喜按，得温痛减，口苦，稍畏寒，大便干结，舌质红，苔薄黄，脉沉细。曾做胃肠钡餐造影及胃镜检查均未发现明显异常。辨证属于寒热错杂之证，治拟辛开苦降法寒热并用，和中消痞。方用半夏泻心汤加减：姜半夏 10g，干姜 10g，黄连 5g，黄芩 10g，党参 20g，大枣 5 枚，厚朴 15g，甘草 5g，酒大黄 5g。二诊：胃胀减轻，大便已通，仍有嗳气，反酸缓解，上方加旋覆花 10g，代赭石 15g。守方加减调治月余，胀满消失，大便调，随访 3 个月，疗效巩固。

4 体会

胃的生理特点集中在一个“降”字，胃的病理集中在一个“滞”字，胃病的治疗集中在一个“通”字。功能性消化不良，气机不调是共同的，不论虚实，降胃都是不可缺的手段。王教授秉承董老经验，以健脾、疏肝、降胃为手段治疗功能性消化不良，以气机调畅为度。

王教授临床处方补脾药少量轻，贵在通补；降胃药多量大，务使滞除；疏肝每方必用，已成定则。脾虚运化无权，胃中水谷停滞不化，胃失和降，当脾胃同治，升降并调，关键在于掌握升降之分寸，若腹胀便稀，以升清为主；腹胀便干，以降浊为主。寒热错杂证，纯用清热，则胃热未除而中寒更甚；一味温补，则寒邪未散而胃火更炽。故宜寒热互用以和其阴阳，苦辛并进以调其升降。胃阴亏虚，胃失濡润，则胃失和降，只有津液来复，胃气才能下行。宜用甘凉濡润，但又不可过用滋腻，佐以行气化滞之品最为灵通，否则胃阴未复，脾先受困。功能性消化不良虽以气机不调为主，久病入络者亦有，化瘀通络又不可少。

功能性消化不良，虽无器质性病变改变，但多反复发作，症状复杂多变，上述方法单列，主要为了临床便于掌握，实际临床常将疏肝、降胃、运脾融于一方之中，同时注意化滞，才能收到较好疗效。

（吕冠华）

王长洪教授治疗慢性泄泻用药规律研究

慢性泄泻属于临床常见病和多发病。王教授从医40余载，临证积累经验颇丰。如温清并举，主从有别；温燥勿过，贵在相宜；宜通少涩，贵在有度；活血化瘀，久病宜施；久泻不止，酌用渗利等均为王教授之临床用药之规律。

1　温清并举，主从有别

温能散寒、温能祛湿、温能助运、温能行气，慢性泄泻多有脾气虚、脾肾阳虚，均需“温”以散寒、祛湿、助运和行气。因此，王教授在临证之时喜用温药，甘温和辛温的药物为治泻常用之品。益气升阳健脾常用黄芪、党参、白术、荷叶、陈皮、木香、砂仁、防风等；温中助阳用炮姜、肉桂、附子等。但脾虚湿停，蕴久难免化热，加之复感外界湿热之邪，便会“同气相求，内外相引”而出现寒热错杂之症，调理不周则反复发病。诚如章虚谷所云：“湿热之邪，始虽外受，终归脾胃。”因此，以温治本，以清治标，温运的同时宜不忘清化。遣方用药常兼用苦寒之黄连、酒大黄。其中黄连苦寒泻火、燥湿清热，以通为补，有厚肠止泻之功；酒大黄清热导滞，祛瘀生新。使用这些苦寒药时，可依寒象的轻重，依次可选紫苏梗、炮姜、肉桂、附子等药配合使用，寒热互济、阴阳相通，使之苦寒不致碍脾，清热不致伤阳。

2　温燥勿过，贵在相宜

脾病多湿，治重温燥，故祛湿“当以温药和之”，但久泻难免伤阴，过于温燥，难免有伤阴之虞，故忌过投温燥之品。另外，温燥兼能致肝愈强而戕伐中州，脾愈亏虚。因此，王教授认为，温燥一法，贵在相宜。一般的脾胃虚弱，用党参、白术、黄芪等平和的温药即可，但寒盛湿重、便白色黏冻，非苍术不为功；又如脾肾阳虚虚寒内盛，舍肉桂、附子不足以复其阳。因此使用燥药，一要对症，二要注意配伍，三要用量适中。一旦兼有阴虚之症，则用药一方面用甘平的党参或清补的太子参以益气，用补脾而不滋腻、化湿而不燥烈的山药、白扁豆、莲子肉等以补脾健运，用淡渗而无伤阴之弊的茯苓、薏苡仁；另一方面则用清养气阴的沙参、生津厚肠的石斛，而生地黄、玄参润滑，熟地黄滋腻，均不宜应用。

3　宜通少涩，贵在有度

慢性泄泻患者，病史经年累月，已成痼疾。一般医生临证用药多施以固涩，以收速效。殊不知，至虚之处，常为容邪之所。如脾虚湿盛，可痰浊内留；肝失疏泄，气机不利，可瘀血内生；以及虚中夹滞、虚中蕴热等。用药收涩过度，势必有"闭门留寇"之嫌。慢性泄泻病位在肠在腑，故治以当以通为用，但此通非彼通，此通除有疏通消导之意外，尚有脾虚以健、以运为通，肝郁以疏、以达为通，肾阳不足以温为通之内涵。正如李中梓云："痰凝气滞，食积水停者，皆令人泻，随证祛逐勿使稽留，经云：实者泻之，又云：通因通用是也。"当然并不是所有证型的泄泻均不可使用涩肠止泻法，而要根据证型、腹泻次数和程度不同灵活用药，同时还要注意寒热温凉的药性差别。若久泻，大便溏薄，次数较多，腹冷胀满者，可加少量温涩药如补骨脂、肉豆蔻、焦山楂等，与升阳理气之品合用，以免涩之太过，泻利止而腹胀从生；若通之太过，滞胀消，泻反加重。

4　活血化痰，久病宜施

脾虚湿盛，湿阻经络，肝气郁结，气机不利，均可致气血运行不畅，出现瘀血阻络之症，是为久病入络。临证可见大便次数增多，迁延不愈甚者长达数十年之久，腹隐痛如刺，或有里急后重、纳谷不馨，舌淡红或紫黯，或有瘀点、瘀斑。此时补虚助运常不得功。王教授此时治泻不忘活血，用药常加郁金、川芎、红花、丹参等。正如王清任所谓："泻肚日久，百方不效，是总提瘀血过多。""脾为生痰之源"，脾失健运，水湿不化，可变生痰浊。临证常可伴见便溏，夹有黏稠之物，解时不畅，腹痛绵绵，头晕、呕恶，甚至咽中梗阻，如有异物，吐之不出，咽之不下，此时用药除要应用白术、陈皮、苍术之健脾祛湿之剂，更要配伍理气豁痰、行滞通络之白芥子，或合半夏厚朴汤以健脾化痰，行气散结。

5　久泻不止，酌用渗利

《景岳全书·心集杂证谟》指出："凡泄泻之病，多由水谷不分，故以利水为上策。""治泻，不利小便，非其治也。"《丹溪治法心要·泄泻》指出水泄"多因于湿，惟分利小水，最是长策。"中医认为部分泄泻乃与小肠的分清泌浊功能有关，若其泌别清浊之功能正常，则二便正常，若其功能出现异常则水液不能下渗膀胱，而随糟粕下行，可引起泄泻。通过利小便，使小肠的泌别清浊功能趋于正常，水液下渗膀胱增多，而随糟粕下行减少，从而达到"利小便实大便"的功效。因此，王教授对于久泻不止，经过健脾、调肝、温肾仍见效不显，可考虑配合渗利水湿之法。因五苓散是"利小便实大便"的代表方剂，有渗水利湿，温阳化气的功效。因此王教授常在此方基础上加减合用。慢性泄泻，湿邪之产生多由于脾虚不运，或阳虚不化，或气机阻滞，故专事淡渗之品可为辅而不宜为主，宜暂用而不宜久服。

6 药对的应用

6.1 白术与苍术

白术甘缓苦燥，气味芳香，功善补气健脾，“为脾之正药也”。《本草汇言》有云：“白术乃扶植脾胃，散湿除痹，消食除痞之要药也。脾虚不健，术能补之，胃虚不纳，术能助之。”苍术辛香燥烈，走而不守，健脾胃以燥湿，除秽浊以悦脾。《本草纲目》云：“(苍术）治湿痰留饮……及脾湿下流，浊沥带下，滑泄肠风。”二药合用，有补有泻，乃健脾燥湿之常用配伍。王教授认为慢性泄泻在病理上既有脾胃受伤虚损之一面，又有湿浊内阻壅盛的一面。此时，治本需补脾，治标当燥湿，而白术偏补，苍术偏燥，二者相伍可达补脾益气以泄湿浊之有余，燥湿运脾以补脾气之不足。

6.2 附子与肉桂

二者均为辛热温里药，附子辛热燥烈，走而不守，为通行十二经的纯阳之品，彻内彻外，能升能降，回阳救逆。肉桂甘热浑厚凝降，能走能守，入下焦，能助肾中阳气而益命门之火；入中焦，可暖脾胃以助健运；入血分，善温通血脉而散寒止痛。因此，王教授常用于脾肾阳虚明显之久泻，二药相合，可寒散、痛止、泻平。

6.3 白扁豆与薏苡仁

白扁豆味甘，性微温，功擅健脾化湿，具有补脾不腻，化湿不燥的特点。薏苡仁甘淡微寒，甘淡利湿，微寒清热，既能利水渗湿，又能健脾止泻，利水而不伤阴，补脾而不滋腻，为淡渗清补之品。因此二者寒温相投，均为平补之品，是王教授在慢性泄泻有脾虚之象时常选之味。

6.4 白术与白芍

白术甘苦而温，补脾燥湿可扶脾虚。白芍酸寒，入肝、脾二经，功善养血柔肝，补阴抑阳，二者合用亦补亦泻，脾健肝调。王教授认为肝脾不和为慢性泄泻的病机关键，二者相伍而用，补脾泻肝兼顾，可谓药证相合。

6.5 大黄与肉桂

大黄大苦大寒，气味重浊，沉降不行，走而不守，攻积导滞，导热下行，泻火解毒，凉血行瘀。肉桂辛甘大热，性体纯阳，有补火助阳，散寒止痛，温经通脉，宣导百药，鼓舞气血之用。二者相伍为用，一寒一热，相互制约，肉桂振脾阳以制大黄苦寒之性，又以大黄之寒凉制肉桂之燥热之弊，同时寒热相济，并调阴阳，合收振脾阳、通腑气之功。

6.6 陈皮与山药

山药甘平，入脾、肺、肾经，既能补气，又能养阴，为平补气阴之良药。因此张锡纯认为："怀山药脾肾双补，在上能清，在下能固，利小便而能止大便"。但其性兼涩，有收敛固涩之效，故湿盛中满而忌服。陈皮辛苦温，其气芳香，入脾、肺二经，辛行苦降，能调理脾肺之机，功擅理气健脾、燥湿化痰。因此陈皮、山药二者相伍而用，补而不滞，燥不伤阴。

6.7 黄连与附子

黄连大苦大寒，清热燥湿力强，擅清中焦湿热，为治湿热泻痢之要药；附子辛甘大热，既善上助心阳，中温脾阳，下补肾阳，又善峻补元阳，益火消阴。在《本草正义》中认为黄连"大苦大寒，苦燥湿，寒胜热，能泄降一切有余之湿火""附子本是辛温大热，其性善走，故为通行十二经纯阳之要药，……诸脏诸腑，果有真寒，无不可治"。王教授认为，二者寒热相配，黄连清热厚肠，附子温阳止泻，最宜用于湿热未尽，中寒已伤的慢性泄泻。

6.8 白芍与川芎

川芎辛温香窜，主入肝经，其性善散，走而不守，张锡纯《医学衷中参西录》中论述川芎："温窜相并，其力上升、下降、外达，内透、无所不至"。白芍苦酸微寒，亦入肝经，养血敛阴，偏于收敛。二者相伍，动静结合，散敛并举，辛酸相合，切合肝体阴而用阳之性。《本草求真》云："血之盛者，必损辛之以散，故川芎号为补肝之气；气之盛者，必损酸之以收，故白芍号为敛肝之液，收肝之气，而令气不妄行也。"活血、养血兼顾，疏肝、柔肝并举，使其活血而不伤正，疏肝开郁而不损肝阴。王教授常施二者于肝失疏泄，肝气郁结，兼有血瘀之证的慢性泄泻。

（高文艳，王长洪）

王长洪教授应用疏肝健脾温肾法治疗腹泻型肠易激综合征临床经验

王长洪教授是全国著名中医脾胃病专家，多年从事中医的临床及科研工作，应用疏肝健脾温肾法治疗腹泻型肠易激综合征疗效显著。现将其临床经验介绍如下。

1　腹泻型 IBS 与肝脾肾的关系

1.1　肝气郁结，肝失疏泄，肝气横逆乘脾

肝为风木之脏，主疏泄而藏血，其气升发，喜条达而恶抑郁。具有维持全身气机疏通畅达的作用。人体的气机调畅与否同肝的疏泄功能有着重要关系。肝以血为体，以气为用。肝脾两脏在生理上相互协调，相互为用，在病理上相互影响，肝气横逆犯脾或疏泄不及，木郁土壅，均可出现胃肠疾病。饮食失调、体弱劳倦、情志失调、感受外邪等均可影响肝气疏泄，使气机失调，升降失职，清浊不分，发为泄泻；气机不畅，络脉不通而腹痛。正如《血证论》云："木之性主于疏泄，食气入胃，全赖肝木之气以疏泄之，而水谷乃化，设肝之清阳不升，则不能疏泄水谷，渗泄中满之证，在所难免。"王教授认为，肝郁为肠易激综合征的主要病因。

1.2　脾失健运，湿从中生

腹泻是 IBS 的重要病证之一，"泄泻之本，无不由脾胃"，脾胃同居中州，为后天之本，气血生化之源，无论外感、内伤皆易导致脾胃受损，脾气虚弱，升清降浊失调，即见便溏、泄泻；脾为阴土，主运化升清，饮食劳倦最易伤脾。感受寒冷湿邪或过食寒凉之品，以致损伤脾阳，清气不升，化生内湿，则生泄泻；脾气不足，运化失司，则小肠无以分清泌浊，大肠无以传导变化，水反为湿，谷反为滞，合污而下，发为泄泻；脾阳受损，寒凝气滞则腹胀腹痛。如《景岳全书》云："饮食失节，起居不时，以致脾胃受伤，

则水反为湿，谷反为滞，精华之气不能输化，乃合污浊下降而泄泻作矣。”所以王教授认为脾虚为此病的主要病机，湿为病理产物。

1.3 脾阳不足，肾阳受累

肾为命门，为胃之关，开窍于二阴，主司二便。若肾气不足，关门不利，则大便下泄；肾之阳气不足，命门火衰，脾失温煦，运化失职，水谷不化，而成泄泻。王教授认为IBS 病程缠绵，久治不愈，多与脾肾阳虚有关。《明医杂著》曰：“元气素弱，饮食难化，食多即腹内不和，疼痛泄泻。”肾为胃之关，若肾阳不足，关闭不利，则引起大便稀溏。

2 疏肝健脾温肾法治疗 IBS

2.1 疏肝健脾

本病初期的主要病机是肝旺乘脾或肝郁脾虚。腹痛泄泻多因情志不遂而发，症见腹胀、腹痛反复发作，腹泻腹痛明显，泻后痛减，伴胸胁胀满，心烦易怒，口苦，舌苔薄白或薄黄，脉弦细。在辨证上以腹泻反复发作及情绪变化，腹部胀痛和水样便为辨证要点。治宜疏肝健脾，缓急止痛，以痛泻要方为基础加减。药物组成：柴胡、白芍、白术、防风、茯苓、陈皮、五味子、甘草。白术苦甘性温，能健脾燥湿和中；白芍酸微寒，能柔肝缓急止痛，《汤液本草》中曾有：“腹中虚痛，脾经也，非芍药不除。”被认为是脾经的引经药。防风辛温，可散肝醒脾，升阳而醒脾，搜肝气而疏肝，且有风能胜湿之功；陈皮辛温理气燥湿醒脾，能行气止痛。随症加减：腹痛较甚者，重用白芍，并合用甘草，此乃芍药甘草汤之意，酸甘并用，入营和阴，以养筋脉，和中缓急。腹泻较甚，且伴有腹坠肠鸣者，为脾之清阳不升，湿浊滞留肠道，加葛根配合防风以升发脾胃清阳之气以止泻。胁腹胀满较甚者，加柴胡、枳壳疏肝气，理气止痛，或用青皮、木香疏肝醒脾，理气散结。临床上有些患者表现出精神抑郁，多愁善感的症状，可加郁金、丹参、百合；夜寐不实加远志、首乌藤、合欢皮；神情焦虑，紧张不安加龙骨、牡蛎。诸药合用，木气得泻而柔顺畅达，不复乘土；脾气得健而中旺湿化，不惧木犯，诸症可除。

◆ 病案 1

孙某，女，31 岁。2009 年 12 月初诊。患者情绪不畅或受凉则腹痛腹泻 1 年余，大便溏，每日 3 ~ 5 次，泻后痛减，无黏液及脓血便，无里急后重。舌淡红，苔薄白，脉弦细。肠镜检查无异常。证属肝郁脾虚。治以疏肝健脾。药用：党参 15g，炒白术 20g，苍术 10g，肉桂 10g，干姜 10g，陈皮 10g，白芍 10g，防风 15g，柴胡 10g，郁金 10g，延胡索 10g，补骨脂 10g，五味子 10g，木香 10g，大枣 10g，炙甘草 3g。服用 14 剂，腹泻消失，大便成形，偶有腹痛。继续加减服药 1 个月，每天大便 1 ~ 2 次，成形，腹痛消失。

2.2 健脾燥湿

脾虚为此病的另一重要病机。由于脾虚失运，腹痛泄泻多因进食生冷而发，症见进食生冷后腹泻便溏，腹痛隐隐，食少纳呆，腹胀，舌淡胖，苔白腻，脉濡弱。腹痛不显，大便溏泄或黏液便为此型的辨证要点。治以健脾燥湿。方用参苓白术散加减。常用药物：党参、白术、苍术、茯苓、山药、砂仁、陈皮、甘草。方中以党参、茯苓、白术、苍术、甘草平补脾胃之气；山药甘淡以渗湿；砂仁之辛温芳香醒脾，化湿温胃；陈皮燥湿行气；诸药配伍，抑肝木，扶脾土，腹痛止，泄泻除，肠功能紊乱得以恢复。腹痛加白芍以养血柔肝；腹胀甚加枳壳、木香以理气通腹；腹泻明显加白扁豆、吴茱萸、葛根、升麻。葛根的作用是升清醒脾，李东垣云："干葛其气轻浮，鼓舞胃气上行……治脾胃虚弱泄泻圣药也。"现代药理研究认为，葛根具有罂粟样肠管解痉作用和对抗组织胺及乙酰胆碱作用，故加用之其效更佳；大便不爽，舌苔厚腻，湿浊中阻，加用藿香、佩兰；部分患者大便呈糊状，伴有大量白色或透明黏液，属小肠吸收或分泌功能障碍，可加泽泻、茯苓、生薏苡仁以利湿化浊。

◆ 病案 2

张某，男，40 岁。2009 年 10 月初诊。饮食生冷即腹泻，大便不成形，偶有腹痛，腹部喜温喜按，形体偏瘦，舌淡，苔白腻，脉弦。肠镜检查未见异常。证属脾虚湿盛。治以健脾化湿止泻。药用：党参 30g，炒白术 20g，苍术 10g，肉桂 10g，山药 20g，白扁豆 20g，焦山楂 10g，炒神曲 10g，炒麦芽 10g，砂仁 10g，茯苓 20g，炮姜 10g，炙甘草 10g。服药 7 剂后，腹泻明显减轻，原方加葛根续服 2 周后，大便成形，腹痛消失。继以原方加减治疗月余，巩固疗效。

2.3 温肾固本

脾肾阳虚可致腹痛腹泻经久不愈。症见腹痛、腹泻反复发作，晨起肠鸣泄泻，伴脘腹畏寒喜暖，喜温喜按，腰膝酸软，舌淡苔白，脉沉细。治以温肾固本。方用四神丸加减。药用干姜、吴茱萸、肉豆蔻、五味子、肉桂、莲子肉、党参、白术。方中补骨脂辛苦性热而补命门，暖脾止泻，为壮火益土之要药。肉豆蔻温脾暖肾而涩肠止泻。吴茱萸暖脾胃而散寒除湿，且能顺肝木欲散之势，为水气开滋生之路。五味子酸温止泻，固肾益气，能收坎宫耗散之火，使少火生气以培土。干姜散寒行水。莲子肉之甘涩配合白术既能健脾，又能渗湿。肉桂温肾壮阳助火。全方温补与收敛并行，辛散与涩肠兼顾，补而不滞，共奏温补脾肾、涩肠止泻之效，脾温肾暖则大肠固而运化复，诸症自愈。寒重加制附片；腹胀加枳壳、乌药；腹痛明显加白芍、甘草；久泻脱肛加黄芪、柴胡、升麻以益气升提止泻；食欲不振加鸡内金、焦山楂、炒神曲、炒麦芽；滑泻不止加诃子、石榴皮以加强涩肠止泻之功。

◆ 病案 3

王某，男，41 岁。2009 年 12 月初诊。饮食生冷或受凉后引发腹泻，肠鸣，重时每日 4～6 次，无脓血，脘腹怕冷，腰膝酸软，舌质红，苔薄白，脉弦细。肠镜检查未见异常。证属脾肾阳虚。治以温肾固本。处方：淡附片 6g，干姜 10g，肉桂 10g，白术 15g，茯苓 20g，苍术 10g，防风 10g，白芍 10g，陈皮 10g，五味子 15g，炙甘草 3g。服 7 剂，大便次数减少，仍便溏，加党参 10g，淡附片改为 12g，白术改为 30g，苍术改为 20g。服 7 剂，大便逐渐成形，无腹痛。上方巩固治疗 2 个月余，多年顽疾痊愈。

2.4 肝脾肾同调

王教授认为本病初起为肝气郁结，肝失疏泄，肝气横逆乘脾；继则脾失健运，湿从中生；脾虚日久致脾阳不足，进而影响肾阳亦虚，故见脾肾阳虚之证。临床上病程较长的 IBS 患者，往往肝脾肾三脏同病，单纯采用疏肝、健脾、温肾法治疗效果不佳，王教授运用肝脾肾共调法治疗，多收良效。药用党参、白术、苍术、肉桂、白芍、防风、陈皮、五味子、炮姜、甘草。方以白芍、防风、陈皮、五味子抑肝缓急，党参、白术、苍术、甘草健脾燥湿，肉桂、炮姜温肾助阳。腹泻日久，伴有大便溏薄，次数较多，腹中冷痛者，可加用乌梅、肉豆蔻、补骨脂收涩固肠，以抑制过于亢进的肠蠕动。乌梅与防风相伍，更具抗过敏作用，在此处运用可起到减轻肠道易激惹状态的作用。

◆ 病案 4

刘某，男，68 岁，2008 年 8 月就诊。患者间断腹泻 30 余年，为溏便，时有黏液，晨起明显，夜尿频数，下肢不温，舌胖，苔薄白，脉弦。肠镜检查未见异常。诊断：肠易激综合征。患者病程日久，肝、脾、肾均受累，肝郁、脾虚、肾阳虚衰。治以肝、脾、肾同调。处方：党参 10g，白术 15g，苍术 10g，白芍 10g，五味子 15g，防风 10g，山药 10g，肉桂 10g，干姜 10g，炙甘草 3g。服 7 剂，症状减轻，仍便溏，加制附片 6g，服 7 剂，大便成形。上方巩固治疗月余，多年顽疾得以痊愈。

3 结语

王教授认为，肠易激综合征的病位在肠，关乎肝、脾、肾三脏，其中肝疏泄太过，肾之温煦不及，都无不与肠易激综合征发病有关，但脾是关键。王教授治疗肠病多从脾胃入手，肠易激综合征治疗中以健脾贯穿整个病程。健脾要少用补气药，以免阻碍气机，加重胀痛；多用运脾药，如白术、苍术等，运脾即补脾，才显灵动。肝疏泄太过为肠易激综合征的病因，也可以说为本病之标，所以调肝为治疗的重点。王教授认为，在生理上，气机升降，脾胃为枢；在病理条件下，气机怫郁，以肝为首。注重调肝是王教授治疗脾胃病的特色，而在肠易激综合征治疗中也得以充分应用。肠易激综合征病程中，时有腹痛不能缓解，为刺痛，这是气滞血瘀所致。因脾胃功能直接影响气血的盛衰与调畅，气滞血瘀互为因果，初病多属气滞，久病不愈则有血瘀，这正是王教授强调的气血失调论。治疗上除疏肝调气外，在肠易激综合征病久之时尤其有明显腹痛者，还要注重活血，药用当归、川芎、红花等，血行才能达到气血流畅而郁解。治疗一定要根据病程不同阶段，选择治法方药。肠易激综合征初期，以肝郁脾虚为主，治疗主要在于疏肝健脾；肠易激综合征后期，以脾肾阳虚为主，治疗主要在于健脾温肾。但肠易激综合征证型复杂多样，每个阶段都不是单纯应用一法，常几法联用，甚至常常肝、脾、肾共调，抑肝、健脾、温肾合用，才能收到满意疗效。

（赵金婷，吕冠华）

王长洪教授治疗溃疡性结肠炎的学术思想探析

祖国医学中没有溃疡性结肠炎的名称，但其临床表现与“痢疾”“泄泻”“便血”“腹痛”，少数与“便秘”颇为相似。由于溃疡性结肠炎与上述病证之间的紧密联系，使祖国医学几千年来积累的对这些病证认识的宝贵经验很好地指导了临床实践，特别是在对“痢疾”和“泄泻”的认识方面。对其病名的认识早在《黄帝内经》中，泄泻称之为泄，有“濡泄”“洞泄”“飧泄”“注泄”等，宋代以后统称泄泻；痢疾称之为肠澼，至晋唐方谓之痢，后在《诸病源候论·痢疾诸候》中有“赤白痢”“血痢”“脓血痢”“热痢”等名称。从发病机制、临床主症和发病规律三方面来看，王教授认为溃疡性结肠炎最近似于中医的休息痢。

病因病症的认识方面，对于泄泻，《素问·阴阳应象大论》篇说：“清气在下，则生飧泄，……湿胜则濡泄。”《灵枢·师传》篇说：“胃中寒，则腹胀，肠中寒，则肠鸣飧泄，胃中寒，肠中热，则胀而且泄。”《临证指南医案·泄泻》说：“泄泻，注下症也。经云：湿多或五泄，曰飧，曰溏，曰鹜，曰濡，曰滑，飧泄之完谷不化，湿兼风也；溏泄之肠垢污积，湿兼热也；鹜溏之澄清溺白，湿兼寒也；濡泄之身重软弱，湿自胜也；滑泄之久下不能禁固，湿胜气脱也。”对于痢疾，《济生方·痢疾论治》说：“今之所谓痢疾者，古所谓滞下是也。盖尝推原其故，胃者脾之腑，为水谷之海，营卫充焉。夫人饮食起居失其宜，运动劳逸过其度，则脾胃不充，大肠虚弱，而风冷暑湿之邪，得以乘间而入，故为痢疾。”《证治汇补·下窍门》指出：“饮食不节，起居不时，……闭塞滞下，为飧泄肠澼。滞下者，谓气食滞于下焦；肠澼者，谓湿热积于肠中，即今之痢疾也，故曰无积不成痢，痢乃湿热食积三者。”《赤水玄珠·痢门》：“休息痢者，愈后数日又复下，时作时止，积年累月，不肯断根者是也。”

对痢疾和泄泻的鉴别，《景岳全书·泄泻》中说：“泻浅而痢深，泻轻而痢重，泻由水谷不分，出于中焦，痢以脂血伤败，病在下焦。在中焦者，湿由脾胃而分于小肠，故可澄其源，所以治宜分利。在下焦者，病在肝肾大肠，分利已无所及，故宜调理真阴，并助小肠之主，以益气化之源。"《局方发挥·滞下》篇又说："泻痢之病，水谷或化或不化，并无努责，唯觉困倦。若滞下则不然，或脓或血，或脓血相杂，或肠垢，或无糟粕，或糟粕相混，虽有不痛，大痛之异，然皆里急后重，逼迫恼人。"

在治疗上，对于泄泻，《医宗必读》提出治泻有九法，即淡渗，升提，清凉，疏利，甘缓，酸收，燥脾，温肾，固涩。《景岳全书·泄泻》说："泄泻之病，多见小水不利，水谷分则泻自止，故曰：治泻不利小水，非其治也。"对于痢疾，刘河间指出："调气则后重自除，行血则便脓自愈。"《赤水玄珠·痢门·休息痢》说："休息痢者，……因始得之时，不曾推下，就以调理之剂，因循而致也；又或用兜涩药太早，以致邪不尽去，绵延于肠胃之间而作者，或痢后肠胃虚弱，复为饮食所伤而作者，当看其轻重，或热，或寒，或消导，或再推下，然后以异功散等补剂加收涩之药。"

现代医学中溃疡性结肠炎（ulcercolitis，UC）病因不明，其治疗在世界范围内仍是一个难题，目前缺乏有效的根治方法。近年来，由于中医药在治疗溃疡性结肠炎方面独具特色和优势，国内学者对该病的中医发病机制进行了深入研究。导师王长洪教授认为任何疾病，最佳的治疗无疑是针对病因病机的治疗。本病临床表现上以脾虚为本，湿热为标，血瘀为局部病理损害，并且贯穿疾病全过程，因此王教授提出了健脾益气、清热解毒、化瘀通络法综合治疗溃疡性结肠炎的学术思想。

王教授认为饮食结构的改变使得湿热之邪时时为患，内蕴肠腑，肠道传导失司，通降不利，故见肠鸣腹痛，大便不畅；热郁湿蒸，气血凝滞，腐败肠间，以致肠腑脂膜血络受损，化为赤白脓血下利。虽然病程缠绵，但当今之溃疡性结肠炎，首以清热利湿为要，同时要注意健脾化湿，扶正固本。清热药以黄连、黄柏、苦参、败酱草、秦皮、白头翁之类为首选，健脾化湿药以黄芪、甘草、麸炒白术、苍术、茯苓、肉桂为佳。溃疡性结肠炎患病日久出现少气懒言，疲乏无力，舌暗苔薄白，舌体可见散在瘀斑、瘀点，脉细弱而涩，腹痛固定，结肠镜检查可见肠黏膜溃疡，表面覆有浊苔，周边不隆起，病理多见微血栓形成，这些表现均是脾气虚弱，脉络瘀阻，血溢于脉外所致，此时正虚邪恋，病程缠绵，最易反复发作。因此，王教授在治疗久治不愈的难治性溃疡性结肠炎时，多参以大剂量的活血化瘀药，以红花、当归、川芎等为首选，每收良效。

反复发作的溃疡性结肠炎往往合并病变区域的肠管狭窄、僵硬及炎性息肉。王教授坚持对每位患者都亲自进行电子肠镜检查，准确判断病变，认真诊察舌脉，匠心独运，法度严谨，制定适合于每个患者病情的个体化治疗方案，最终治愈多年顽疾。临床经验证明，溃疡性结肠炎合并肠管狭窄、僵硬及炎性息肉时，很难单纯通过中药治疗完全恢复，常常需要借助内镜下介入治疗或外科手术治疗，一味地追求内科治疗只能延长疾病的治疗周期，增加患者的经济负担，同时也增加了息肉恶性变的概率。

无论外感邪毒，内伤饮食，抑或情志不遂，最终都将导致肠中气机不畅，大肠传导失职，出现腹痛、泄泻、泄痢或便秘等症状，不利于浊邪从肠道排出，亦影响肠道内和肠道的肠络气血运行，肠中浊邪与糟粕蕴结，进一步阻塞肠络，气血留聚，郁而化热，热盛肉腐成脓，故成肿疡，破溃而成溃疡，便脓血，溃疡伤及血络则便血尤甚。肠道气机不畅，腑气紊乱，下注大肠则里急后重，故刘河间说："行血则便脓自愈，调气则后重自除"。所谓"夹虚""夹热""夹寒"者，乃是因为气血瘀滞于肠络，导致肠络下部循行线上经气减退或衰竭，故下部循行线上所属器官功能减退，衰竭或紊乱；经络气血运行失常，导致肠络防御外邪的功能失常，而使寒热疫毒之邪乘虚侵入，即所谓"正气存内，邪不可干，邪之所凑，其气必虚"。由此可见，健脾益气、清热解毒、化瘀通络法综合治疗溃疡性结肠炎，将宏观辨证与微观辨证相结合，将气血、脏腑、经络在该病发病中的作用融为一体，确属见解精辟，为临床用药提供了新思路。

（柳越冬）

王长洪教授治疗溃疡性结肠炎的临床经验

溃疡性结肠炎（UC）是临床一种原因不明的慢性非特异性结肠炎症，病变主要位于结肠黏膜层，以溃疡为主，临床表现主要为腹痛、腹泻及排黏液脓血便，有复发性、难治性的特点，病程长，病情迁延反复。目前西医治疗主要应用肾上腺皮质激素及氨基水杨酸类药物，不良反应较高及治疗费用昂贵等直接影响本病治疗效果。王教授在充分了解西医发病机制及治疗规范基础上，凭借丰富的临床经验，从中医病机入手，将UC临床分期与中医辨证有效结合，采用清热解毒、脾肾同调、化瘀通络的治疗方法，收到良好治疗效果。现将王教授治疗UC的诊治经验总结如下。

1　对UC病因病机的认识

1.1　通络化瘀贯穿始终

UC主要特点临床表现为腹痛、腹泻及黏液脓血便，从西医学角度可分析为UC患者存在血管内皮损伤，损伤的内皮不仅失去抗凝功能，而且通过提供暴露的胶原组织及分泌促生物活性物质，参与血栓形成。血栓形成后加重肠黏膜的缺血、缺氧，进一步损伤肠黏膜，成为便血重要机制。从中医角度分析本病病位主要在大肠，脾胃虚弱为根本，湿热蕴结为促病因素，这种虚实互见及错杂的临床特点，由此可见UC患者虽病因不同，证型各异，但虚、郁、寒、湿、热皆可致瘀，导致UC的总病机特点为“瘀滞”，治疗即要紧扣一个“瘀”字，故治疗上以通络化瘀为始终，王教授认为该病治疗的关键在于“通瘀”，即调畅气血，疏其壅滞，祛瘀生新，并承胃腑下降之性，导引瘀滞下行，给邪以出路。化瘀可行血，血行则气畅，瘀血得以消融，瘀滞得以畅通。强调UC是因多种原因造成肠病瘀滞。治疗则应基于这一特点，而突出“通瘀”，温通（阳气不足，血脉瘀滞者），补通（气虚血瘀者）或泄通（湿热壅盛者）。活血化瘀药物改善患者的高凝状态，抑制炎症因子的释放，改善肠道局部血液循环，修复受损肠黏膜屏障，进一步提高临床治疗效果。如川芎、丹参，不止血而血自止，当归、白芍、鸡血藤养血和血；脓血便急性期有热，给予地榆、侧柏叶、三七等；缓解期脾肾已虚，则可用仙鹤草、白及等；如有大便干结、排便困难，可加用大黄。如患者病情较重或由于其他因素导致无法口服中药汤时，临床上先后应用红花黄色素、丹参粉针静滴治疗，使药物直接进入血液循环，改善局部血运，较快促进炎症吸收和溃疡面愈合，同样可达到良好的治疗效果。黄永俨将 UC 分为大肠湿热型、脾胃虚弱型、脾肾阳虚型，在治疗组中加用丹参、红花、当归、赤芍、三七等药物，治疗 66 例，结果在上述 3 型中治疗组有效率高于对照组。李福平以健脾益肾解毒化瘀法治疗 UC 患者 46 例，并与口服柳氮磺胺吡啶和泼尼松患者进行对照，结果治疗组的治愈率高于对照组（$P < 0.05$），治疗组的复发率低于对照组（$P < 0.01$）。现代药理研究也同样证实活血化瘀治疗有调整免疫、抗炎、抑菌、清除炎性产物及细胞毒，改善肠组织循环及血液高凝状态，抑制黏膜异型增生与组织纤维化及镇静、止痛、改善肠道运动等作用，有利于溃疡的修复与消除。另外，王教授在 UC 治疗过程中紧扣“瘀”字，同时兼顾“虚”，在辨证论治基础上正确运用活血化瘀疗法，常采用清热活血法、健脾活血法、温中活血法。根据疾病的不同阶段、辨证分型的多变性，灵活应用，以达到良好的临床效果。

1.2 脾肾同调鼓动阳气

本病古籍以“泄泻”“痢疾”论述较多，《诸病源候论》云：“凡痢皆由荣卫不足，肠胃虚弱，冷热之气乘虚入客于肠间，肠虚则泄，故为痢也。”明·张介宾在《景岳全书·卷二十四·泄泻》云：泄泻之本，无不由于脾胃，盖胃为水谷之海，而脾主运化，使脾健胃和，则水谷腐熟，而化气化血以行营卫。”从病因病机来看，本病常因先天不足，肾元亏虚，后天失养，脾胃受伤所致，故王教授根据该病临床特点认为 UC 以脾虚为发病基础，脾虚湿阻为首要的病理基础，脾虚而生湿、湿郁而化热。而本病病程较长，脾胃虚弱，则气虚，泄泻日久，脾阳不升而水谷不下，导致脾肾阳虚。脾虚日久，气虚不摄，膏脂下流。久之必累及肾阳，脾肾双亏，阴阳气血虚弱，正虚邪恋，正虚不耐攻伐。临床上出现腹泻，有黏液或少量脓血便，食少，腹胀，肢体倦怠，神疲懒言，舌质淡暗或有齿痕，脉细弱。脾肾阳虚则是 UC 主要病理转归，但久泻必多夹瘀，诚如叶天士所云：“初病湿热在经，久则瘀热入络。”治以健脾益气、温阳补肾，辅以调气行血。也强调根据发病不同阶段，治疗的侧重点不同，急性发作期，以湿热为标，脾肾气虚为本，故当以清热利湿为主，健脾止泻为辅；慢性期或缓解期时则以脾肾两虚为主，阳衰湿困瘀阻为标。常用方中多用黄芪、党参、白术、肉桂、炮姜、苍术等补脾益气，健脾温中。干姜、炮姜、肉桂、附子温肾散寒、止泻、健脾燥湿，尽量少用寒凉药物。附子辛热燥烈，走而不守，为通行十二经的纯阳之品，彻内彻外，能升能降，回阳救逆。肉桂甘热浑厚凝降，能走能守，入下焦，能助肾中阳气及命门之火；入中焦，可暖脾胃以助健运；入血分，善温通血脉而散寒止痛。因此，王教授常用于脾肾阳虚明显之久泻，二药相合，寒散、痛止、泻平。王教授治疗 UC 虽善用清解，但时刻注意顾护阳气，即使有脓血便时，也在清热药中伍用干姜、肉桂，为鼓舞阳气，慢性期又常加附子，温补脾肾之阳，疗效显著提高。

1.3 清热解毒祛邪务净

脾虚与湿热相互影响，互为因果。脾虚湿停，蕴久难免化热，加之复感外界湿热之邪，如外感邪毒、嗜食肥甘、情志不遂，郁而化热，阻滞气机，有碍脾胃运化。便会“同气相求”“内外相引”而出现寒热错杂之症。正如《类证治裁·痢疾》曰：“症由胃腑湿蒸热壅，至气血凝结，夹糟粕积滞，进入大小肠，倾刮脂液，化脓血下注。”现代研究表明，感染因素与 UC 的发病密切相关，而感染因素常属于中医热毒的范畴。王教授临床研究表明，服用苦参胶囊（苦参、地榆、青黛、白及）的患者均比对照组口服柳氮磺吡啶的患者明显好转。也有研究报道，苦参清热燥湿，治热痢，苦参碱抗炎症反应，是苦参发挥药理作用的物理基础。王教授在多年的临床经验表明，青黛对于 UC 也有良好的治疗效果。同样有实验研究表明，UC 结肠上皮细胞和具有保护作用的 Th2 表面有明显的 Fas 表达，并对致敏 T 淋巴细胞表面 FasL 配体敏感，而清热解毒、活血化瘀药物三七、青黛对免疫细胞载脂蛋白及其配体（Fas/FasL）细胞凋亡途径产生明显的作用，能够阻止炎症细胞向黏膜上皮游走，阻断免疫细胞介导 Fas/FasL 途径细胞凋亡发挥主要作用，显示三七和青黛主要通过对免疫炎症细胞的阻断从而发挥治疗 UC 的作用。我们根据我国 UC 患者大多病位在结肠远端的特点，曾选用青黛、参三七、马齿苋等组成肠道用清肠栓，功效清热解毒、化瘀止血、收湿愈疡，对左半结肠、轻—中度 UC 临床有效率达 93% 以上。故治疗方中多用青黛、苦参、败酱草、白头翁清热解毒；黄连苦寒清湿热、厚肠胃；黄柏泻下焦湿热；秦皮苦寒，清热解毒收涩；地榆清热凉血；大黄凉血解毒行血，行血则便脓自愈，凉血止痢。

2 治疗原则

2.1 辨证分型与疾病分期相结合

急性发作期湿热蕴结肠道，壅阻气血：青黛、苦参、败酱草、白头翁、黄连清热解毒；脓血便重者加秦皮、地榆凉血、止血；慢性迁延期则为脾虚湿困，痰浊瘀血阻滞肠络：黄芪、白术、肉桂、炮姜、苍术补脾益气，健脾温中；恢复期则为脾病及肾，阴阳气血虚弱，治疗：加小茴香、白芍、补骨脂、熟附片补肾温阳等药物调整。以瘀血贯穿始终，常采用清热活血法、健脾活血法、温中活血法。因本病以脾虚为基础，故采用化瘀、祛湿、解毒不伤正的原则，用药缓解后，以上述基本方药巩固治疗 2 ~ 3 个月，临床效果良好。

2.2 中药口服与灌肠配合

湿热证常用白头翁、黄柏、蒲公英、黄连、败酱草、地榆炭；血瘀证常用牡丹皮、白及、三七、云南白药；脾肾两虚证常用茯苓、补骨脂、黄芪、木香；降结肠 40cm 以下，配用灌肠中药，使药物直达病所，取得事半功倍的效果。

3 病案举例

患者，女，30 岁。1 年前因脓血便在国外医院做结肠镜检查，诊断为重度 UC，予激素间断服用，症状时好时坏，近 1 个月因紧张劳累，病情加重，排脓血便每日 10 余次，伴有腹痛、体力不支，回国后请王教授诊治。内镜科结肠镜检查见全结肠广泛糜烂、溃疡，一段肠腔有密集息肉，肠管僵硬狭窄，1 枚息肉约 2.0cm×2.0cm 大小，表面糜烂，病理检查未见恶性变，诊断UC，肠腔狭窄，炎性息肉。诊见：颜面轻度水肿，舌胖质暗红，苔薄黄，脉弦。

辨证：湿热蕴结，气滞血瘀。治则：健脾燥湿，清热解毒，活血化瘀。处方：口服方：黄芪 10g，炒白术 20g，苍术 15g，薏苡仁 20g，肉桂 10g，干姜 10g，淡附片 10g，败酱草 20g，白头翁 20g，苦参 10g，青黛 3g，防风 10g，白芍 10g，川芎 10g，地榆 10g，焦山楂 10g，补骨脂 10g，车前子 10g，甘草 10g。灌肠方：苦参 10g，黄连 10g，黄芩 10g，白及 10g，青黛 3g。14 剂，每日 1 剂。

二诊：脓血便减少到每日 5～7 次，腹痛减轻，舌淡红，苔薄白，脉细弦。处方：黄芪 10g，炒白术 20g，苍术 15g，薏苡仁 20g，肉桂 10g，淡附片 10g，干姜 10g，败酱草 20g，白头翁 20g，苦参 10g，青黛 3g，防风 10g，白芍 10g，川芎 10g，地榆 10g，焦山楂 10g，补骨脂 10g，车前子 10g，甘草 10g。14 剂。

三诊：上方服后，腹痛止，大便每日 2～3 次，无脓血，因学习任务重出院，上方去淡附片，带 100 剂免煎颗粒剂续服，2 周后电话告知病情基本稳定，大便无脓血。

四诊：患者从国外返回，药已服完，大便正常，在德国复查结肠镜，并有图文报告，溃疡完全愈合，原息肉大多消失，仅 2 处有桥形息肉改变。患者面部无水肿，舌淡红，苔薄白，脉弦。处方：黄芪 10g，白术 10g，苍术 10g，薏苡仁 30g，苦参 10g，青黛 3g，肉桂 10g，干姜 10g，补骨脂 10g，焦山楂 10g，车前子 10g，甘草 6g，每周服用 3 天，巩固治疗。

按语：UC 以脾虚为本，湿热为标，气滞血瘀贯穿疾病始终，脾肾虚衰是疾病必然转归。本例患者旅居国外，水土不服，学习紧张，正所谓肝郁乘脾，气血失调，湿热蕴结，王教授将疏肝健脾，温阳散寒燥湿清热集于一方，药量亦大，7 剂后即有良效，患者信心大增。王教授事后总结，一般对于脓血便达 10 次者，应先用附子大热之品。该患者便次多，病程长达年余，虽寒象不显，乃服用激素所致，但面部水肿，肾虚之证已经显露，故在清热药中，果断使用附子、干姜、肉桂，鼓动脾肾之阳，收到意想不到的效果。患者服药 3 个月，原息肉大多消失，肠腔已无狭窄，其机制有待研究。

王教授根据多年的临床经验总结出：UC 多呈慢性病程，迁延不愈，临床多见于慢性复发性或慢性持续型，而初发型不易发现。目前对于 UC 治疗多采取分期论治方法，早期采用清热利湿治法，后期多投以健脾温肾之药，做到脾肾同调、温清并用，祛邪、化瘀不伤正的原则，辨证分型与疾病分期有效结合，临床收效显著。基于上述观点，王教授创立了益气健脾、清热解毒、化瘀通络治疗方法，此法继承了我国已故著名工程院院士、名老中医董建华教授温清并用治疗慢性泄泻的经验，临床效果良好。

（季　芳，王长洪）

王长洪教授运用清法治疗溃疡性结肠炎经验

溃疡性结肠炎是一种病因尚不十分清楚的直肠和结肠慢性非特异性炎症性疾病。病变主要局限于大肠黏膜与黏膜下层。临床表现为黏液脓血便、腹痛、腹泻。病情轻重不等，多呈反复发作的慢性病程。依据辨证，对于溃疡性结肠炎治疗应用温中健脾、清热祛湿、活血化瘀等不同治法。王教授认为溃疡性结肠炎的病机以脾虚为本，湿热为标，久病入络，故治疗溃疡性结肠炎多以清法为主，配合健脾、祛湿、活血等。

1 清热解毒法

溃疡性结肠炎发病初期，因外感湿热，或因饮食不节，以致湿热蕴结大肠，肠道气机不畅，传化失常，或湿热熏灼肠道，热劫肉腐，肠络受损，络破血溢。正如《外科正宗·肠痈论》载："夫肠痈者，皆湿热瘀血流入小肠而成也。"又如《奇效良方》载："然诸泻痢皆兼于湿，今反言气燥者，谓湿热甚于肠胃之内，而肠胃怫郁，结而又湿至于否，以致气液不得宣通。"刘河间在《素问玄机原病式》中指出"所谓下痢谷反为脓血，如世之谷肉果菜，湿热甚，则自然腐烂溃发，化为污水。故食于腹中，感人湿热邪气，则自然溃发，化为脓血也。"张锡纯在《医学衷中参西录》中指出："痢之热毒侵入肠中肌肤，久至腐烂，亦犹汤火伤人肌肤至溃烂也……肠中脂膜腐败，由腐败而至于溃烂，是以纯下血水杂以脂膜，即所谓肠溃疡也。"此法适用于湿热蕴结大肠甚或热毒内盛，多见于素体热盛，病程较短，且起病较急的病例。主症表现为起病急，下痢脓血频繁，每日可达 10 余次，里急后重，伴有肛门灼热，身热，小便短赤，舌质红，苔黄或黄腻，脉滑或濡数。常用药物：黄连、黄芩、金银花、木香、槟榔、酒大黄、白芍、枳壳。便下赤多白少者加白头翁、黄芪、地榆炭；痢下赤积加生地黄、牡丹皮、白头翁、秦皮；呕恶者加清半夏、生姜片；腹痛里急者加当归、赤芍、肉桂；夹滞或食积者加山楂、神曲、莱菔子。

◆ 病案 1:

衡某，女，34 岁，2013 年 3 月 14 日初诊。脓血便每天 2～3 次，舌尖红，苔薄白，脉弦，证属湿热蕴结。治法：清热凉血。处方：黄芪 30g，炒白术 20g，苍术 20g，青黛 3g，苦参 10g，姜半夏 9g，薏苡仁 10g，甘草 10g。水煎服。4 月 19 日二诊：大便偶有脓血，每天 1～2 次，舌尖红，苔薄白，脉弦，原方加车前子 10g。水煎服，每天 1 剂。半个月后，脓血便消失，随访 1 年未见复发。

2 清热健脾法

长期饮食失调，劳倦内伤，久病缠绵，均可导致脾虚失于运化，升降功能失调，不能受纳水谷和运化精微，水反为湿，谷反为滞，清浊不分，混杂而下。《景岳全书》载："泄泻之本，无不由于脾胃，盖胃为水谷之海，而脾主运化，使脾健胃和，则水谷腐熟而化气化血以行营卫，若饮食失节，起居不时，以致脾胃受伤，则水反为湿，谷反为滞，精华之气不能输化，乃致合污下降而泻利作矣。"《素问·至真要大论》载："诸湿肿满，皆属于脾。"此法适用于大肠有热，脾虚湿浊不化，多见于疾病初发之时治疗不当或不彻底，以致痢久迁延难愈，耗伤脾胃之气，而湿热之邪缠绵未尽，致大肠传导失职，时发时止，虚实并见。症见大便时溏，完谷不化或夹黏液，挟有脓血，常因劳累或饮食不慎而诱发加重；面色萎黄，倦怠乏力，纳差腹胀，下腹坠胀或脱肛不收，大便黏滞不爽，舌质淡胖有齿痕，苔腻微黄，脉濡滑。常用药物：党参、白术、苍术、茯苓、炙甘草、木香、砂仁、薏苡仁、黄连、黄芩、金银花。腹有隐痛者加白芍、肉桂；便前腹痛，腹痛欲泻，泻后痛减者加木香、防风、陈皮；大便不爽或滞涩者加槟榔、枳壳；腰酸怕冷者加熟附片、补骨脂；气短乏力者加仙鹤草。

◆ 病案 2:

赵某某，女，45 岁，2013 年 5 月 24 日初诊。大便每天 3～5 次，有脓血，舌暗，苔黄腻，脉濡缓，肠镜示乙状结肠以下广泛溃疡糜烂。证属脾虚湿盛。治以益气健脾，渗湿止泻。处方：黄芩 15g，淡附片 5g，苦参 10g，白头翁 10g，青黛 3g，炒白术 15g，苍术 15g，干姜 3g，肉桂 3g，鱼腥草 10g，甘草 10g。水煎服，每天 1 剂。守方半年，脓血便消失。

3 清热温阳法

脾肾之阳密切相关，命门之火能帮助脾胃腐熟运化水谷，脾为后天之本，肾为先天之本，而脾阳根于肾阳，脾之运化水谷，化生精微，须肾阳温煦，如久病损伤肾阳，或年老体衰，阳气不足，脾失温煦，运化失常即可发本病。肾司二便，肾阳亏虚，则关门不利，亦可出现泻痢。肾者胃之关，关门不固则气随泻出，气去则阳衰，则寒从中出。正如《黄帝内经》载："清气在下，则生飧泄。"《景岳全书》载："肾为胃关，开窍于二阴，所以二便之开闭，皆肾脏之所主。"又如《景岳全书·脾胃》所述："肾为先天，脾为后天，脾非先天之气不能化，肾非后天之气不能生。"此法适用于泻痢日久，累及脾肾之阳，而湿热未尽者。症见大便溏薄，或五更作泻，或挟有黏液，少许脓血，少腹隐痛，喜温喜按，肛门下坠或脱出不收或有肛门灼热，舌质红，苔黄腻，脉沉细。常用药物：黄连、炒白术、炮姜、肉桂、山药、党参、肉豆蔻、白头翁。脾气虚者加炒薏苡仁、白扁豆；少腹胀满者加乌药、小茴香、沉香；肾阳虚腰酸怕冷者加补骨脂、熟附片；便脓血难止者加赤石脂、煅龙骨、煅牡蛎；虚坐努责并有脱肛者加炙黄芪、升麻。

◆ 病案3：

王某某，男，42岁，2012年10月17日初诊。2004年脓血便，诊断为溃疡性结肠炎。治疗后缓解，近1个月症状复发，大便每天1～2次，有脓血，舌淡红，苔薄白，脉弦，肠镜示直肠糜烂溃疡。证属湿热内蕴，脾肾阳虚。治以清热燥湿，温补脾肾。处方：黄芪30g，白术20g，苍术15g，地榆10g，炮姜10g，青黛3g，苦参10g，甘草10g，水煎服。另以黄连5g，黄芩5g，黄柏5g，白头翁10g，苦参10g，青黛3g，儿茶5g，地榆10g，煎药液每晚保留灌肠1次。守方治疗1个月后，脓血便消失。

4 清热化瘀法

病久入络，湿热、寒凝等邪气壅塞肠络，水湿内蕴化而为浊，郁热内生，浊热弥散入血而为毒。浊毒滞积于肠腑，与气血胶结，肠络受伤。气血与之相互搏结，肠道传导失司，损伤肠络，气滞血瘀而发病，正如王清任《医林改错》载："泻肚日久，百方不效，是总提瘀血过多。"又如唐容川在《血证论》中提出："血瘀于经络脏腑之间，若气不运之，而反与相结，气为血所郁则痛，血为气所蒸则化为脓。"本法适用于湿热壅滞，气滞血瘀，瘀阻肠络，肉腐血败，血不循经，与大便混杂而下者。症见便下脓血，血色紫暗或夹有血块；腹部隐痛或刺痛，部位较固定，舌质黯红，有瘀点或瘀斑，舌苔黄，脉涩。常用药物：当归、川芎、桃仁、红花、莪术、酒大黄、苦参、秦皮、枳壳、桂枝。腹痛明显者加延胡索、三七粉；大便秽浊者加败酱草、大血藤；便血量多者加地榆、槐花；腹部拘急而痛者加小茴香、白芍、甘草；腹痛喜温喜按者加炮姜、肉桂。

◆ 病案4：

戴某，女，41岁，2011年3月7日初诊。脓血便每天1次，大便不成形，乏力，腹胀食少，倦怠嗜卧，舌暗，苔薄黄，脉濡软。证属脾虚湿盛，瘀热互结。治以清热理气，健脾化湿。处方：黄芪30g，当归20g，白术20，苍术20g，川芎15g，地榆10g，败酱草15g，白头翁10g，槐花10g，青黛3g，苦参10g，丹参10g，炮姜10g，薏苡仁20g，甘草10g。水煎服，每天1剂。3月25日复诊：大便每天3～4次，无脓血，腹部隐痛，舌黯红，苔薄白，脉沉。原方加肉桂10g，白芍10g。水煎服，每天1剂。6月22日复诊，病情稳定，大便每天1～2次，成形，无脓血，睡眠可，舌黯，苔薄白，脉沉弦。原方去青黛，加鱼腥草10g。水煎服，每天1剂。9月28日复诊，停药2个月，病情稳定，大便成形，无脓血，舌尖红，苔薄白，脉弦。处方：黄芪30g，白术20g，苍术20g，青黛3g，地榆10g，白头翁10g，薏苡仁20g，焦山楂15g，甘草10g。水煎服，每天1剂。随访7个月未见复发。

5 体会

王教授认为溃疡性结肠炎的发病根本在于脾胃虚弱，运化失健，外感湿热毒邪化生湿热，病久入络，气滞湿阻，气血壅滞，脂膜血络受损，肉腐血败，内溃成疡，化为脓血，大肠传导失司，混杂而下，导致本病。针对上述病因病机，确立了寒热并治、补泻并用的治疗大法，寒则温阳，热则清热，虚则健脾，实则化瘀。运用于临床，屡获佳效。

（解　赢，吕冠华）

王长洪教授诊治缓解期溃疡性结肠炎经验总结

王教授认为缓解期溃疡性结肠炎脾肾阳虚为复发之根本，湿热毒瘀为发病之宿根，创立健脾温肾、清化湿毒、涩肠敛疮之法缓解溃疡性结肠炎，临床效果显著，笔者对其经验进行总结，以飨同道。

1 缓解期溃疡性结肠炎病因病机

类似溃疡性结肠炎的病因病机早在《黄帝内经》中已有阐述，中医学将本病归属为“泄泻”“痢疾”“肠僻”范畴。王教授依据缓解期溃疡性结肠炎的发病特点，认为其属中医学“久泄”“久痢”等疾病。王教授根据其多年行医经验，认为缓解期溃疡性结肠炎脾肾阳虚为疾病复发之根本，湿热毒瘀为发病之宿根。张介宾《类经·气口独为五脏主》云：“胃为水谷之海，而脾主运化……脾胃受伤，则水反为湿，谷反为滞，精华之气不能输化，乃致合污下降而泻痢作矣。”可见本病与脾虚关系密切。然溃疡性结肠炎长期反复发作，日久耗伤正气，气血失于濡养，阳气衰微，如病损及肾则肾阳虚衰，以致不能温煦脾阳，终致脾肾阳虚，《景岳全书·泄泻》所谓“肾为胃关，开窍于二阴，所以二便之开闭皆肾脏之所主，今肾中阳气不足，则命门火衰，……当阳气未复，阴气盛极之时，即令人洞泄不止也。”所谓“脾肾虚弱之辈，但犯生冷，极易作痢”，可见脾肾阳虚为复发之根本。湿邪最能引起泄泻，《难经》云：“湿多成五泄。”《杂病源流犀烛·泄泻源流》云：“湿盛则飧泄，乃独由于湿耳。”“泻之属湿也，明矣。”湿邪缠绵，极易损伤脾土，少阴脾土运化失司，气机不畅，湿邪无以通利，则病情进一步加重。且湿为阴邪，最易损伤人身之阳气，而脾为阴土，性喜燥而恶湿，故湿邪为患常先困脾，而致脾阳不振，运化无权。湿邪为病缠绵难愈，表现为病程较长或反复发作，与溃疡性结肠炎久病缠绵难愈、易反复等特点相符合。大肠为阳明多气多血之腑，湿邪郁久极易化热，湿热余毒内伏于肠腑，致本病反复不愈，如《诸病源候论·痢病诸候》云：“久脓血痢者，热毒乘经络，血渗肠内，则变为脓血痢。热久不歇，肠胃转虚，故痢久不断。”阳虚则寒邪内生，阴寒阻滞，气机不畅，血运凝滞不行或湿热毒滞，下注于肠道，壅塞气血，致气血瘀滞，损伤肠道脉络，瘀滞则更易留邪内存，湿热与瘀毒交固不化，日久则伤津耗气，正虚无力抵御外邪，则危矣。肠胃为市，无物不受，极易被外来及内生之邪侵犯而盘踞于其中。湿热毒瘀之邪内伏肠中，伺机待发，加之正虚难以御邪外出，每因饮食不节、情志不调或起居不适等而诱发。

2 治则用药

王长洪教授认为，缓解期溃疡性结肠炎虽正虚为主，但正虚邪恋、正邪交争贯穿始终。“正虚”即脾肾亏虚，“邪恋”即湿热毒瘀久稽。现代医学研究认为，溃疡性结肠炎缓解期患者虽无脓血便等症状，但机体免疫功能失调、肠道黏膜低度炎性反应等贯穿疾病的整个过程。基于这种认识，王长洪教授创立了健脾温肾、清化湿毒、涩肠敛疮的治疗大法，并创制愈溃方（淡附片、青黛、肉桂、苦参、白术、苍术、仙鹤草、地榆、甘草），临证用此方加减治疗百余例患者，疗效显著，无明显毒副作用。

2.1 健脾温肾

《景岳全书》云：“凡里急后重者，病在广肠最下之处，而其病本则不在广肠，而在脾肾……但当察其所因，以治脾肾之本，则无有不愈。”王长洪教授认为，本病缓解期，患者腹痛、脓血便等症状基本消失，此时主要以脾肾阳虚表现为主，症见乏力、怕冷、腰膝酸软、溏便等，《黄帝内经》云：“劳者温之，损者益之。”故予以健脾温肾。王长洪教授临证多予白术、苍术、甘草等健脾益气，淡附片、干姜、肉桂等温肾暖脾。脾气得以健运，阳气得以来复，则湿浊得以燥化，有助于病情向愈。白术与苍术均能健脾，白术甘苦性温，以健脾益气为主，补多于散，为补脾要药，苍术辛苦性温，以健脾燥湿为主，散多于补，为运脾要药，二药合用，一散一补，复脾胃之纳运，水湿得化。淡附片与肉桂合用温肾暖脾，附子辛甘而大热，走而不守，能散寒而却阴，以利于阳气恢复，《本草正义》云：“凡三焦经络，诸脏诸腑，果有真寒，无不可治。”肉桂甘热助阳，能走能守，温里驱寒、益阳消阴，又入血分，善温经通脉。《汤液本草》云：“补命门不足，益火消阴。”王教授常用淡附片、肉桂以振奋脾肾之阳，鼓舞阳气以助血行，使病情向愈，认为久泻非附子、肉桂难以收功。《景岳全书·论泻痢虚实》云：“总惟脾弱之辈，多有此证。故治此者，只宜温调脾肾，但使脾温则寒去，即所以逐邪也。”现代医学研究表明，溃疡性结肠炎缓解期机体处于免疫低下的状态，补益及温阳类药物扶正补虚，可起到调节免疫的作用。

2.2 清化湿毒

久泻必伤及脾肾之阳，此时温补脾肾势在必行，但缓解期湿热余毒尚存，留恋于肠间，成为发病的“宿根”，若专事温补，不注意祛邪，则易引发伏邪，使病情反复，此时需要温清并用，温以扶正，清以祛邪。王教授临证多予青黛、苦参、白头翁等以清热燥湿，则热邪得以除，邪毒得以散。青黛性咸寒，能清热解毒且凉血止血。《本经逢原》云：“散郁火，治温毒发斑及产后热痢下重。”现代医药研究表明，青黛具有免疫调节作用，并具有类皮质激素样作用，其化学组分靛玉红在抗菌、抗病毒以及抗肿瘤等方面具有较强功效。苦参性苦寒，能清热燥湿而善治胃肠湿热所致之泄泻、痢疾。《本草正义》云：“苦参，大苦大寒，退热泄降，荡涤湿火。”现代医药研究表明，苦参可抑制多种炎性因子的释放，其化学组分氧化苦参碱具有提高免疫和抗炎作用。

2.3 涩肠敛疮

溃疡性结肠炎缓解期患者肠道黏膜并未完全修复，此期当用药物以修复损伤肠黏膜、促进肠黏膜屏障修复、防止再次出血，王教授强调方中当用涩肠敛疮之药，临证常选用地榆、仙鹤草。地榆性苦寒能泻火解毒，性酸涩能涩肠敛疮。《本草正》云：“味苦微涩，性寒而降，既消且涩，……治肠风血痢。”现代医药研究表明，地榆能降低毛细血管通透性，减少渗出，并减轻组织水肿，能在创面形成一层保护膜，发挥收敛作用。仙鹤草味涩收敛能止泻止痢，药性平和，兼能补虚。《本草纲目拾遗》云：“散中满，下气，疗吐血各病，……肠风下血。”研究表明，仙鹤草可降低黏膜的炎症反应，促进微循环改善和黏膜的修复，具有敛溃护膜、清热止血及益气生肌等作用。《医宗必读》云：“新感而实者可以通因通用，久感而虚者，可以塞因塞用。”有研究发现，涩法和温法的联合应用更有助于慢性恢复期溃疡性结肠炎患者免疫失衡状况的改善和炎症反应的减轻，但涩肠疗法当与祛邪之法相兼顾，恐“炉烟虽息，灰中有火”，以免“闭门留寇”。

3 随症加减

脾阳虚为主或胃肠冷痛者加用干姜；肾阳虚为主或腰膝酸软者加用补骨脂、骨碎补、淫羊藿；气虚为主者加用黄芪；阴血亏虚者加用当归；大便干燥者加酒大黄、厚朴、枳实；便溏或黏液多者加用薏苡仁、车前子、焦山楂；便前腹痛、腹痛欲泻、泻后痛减或肝气乘脾者加用木香、防风、陈皮；腹胀者加用乌药、小茴香、厚朴，既往应用温阳、清热等法维持缓解效果不佳者或溃疡性结肠炎部位较高者加用莪术、红花、川芎。

4 预防与调护

为预防溃疡性结肠炎反复发作，应当在健康教育方面适当加强，使患者能够正确地认识及对待本病，减轻患者的心理负担，并使其能够在疾病的缓解期予以重视，降低复发率。如《灵枢·师传》云：“告之以其败。”“语之以其善。”“开之以其所苦。”正确的健康教育有助于患者的早日康复。此外，在日常生活中还应坚持按时服药，注意起居作息规律，劳逸适度，调节情志，心情舒畅，调摄饮食，进食清淡。

5 病案举例

患者，王某，女，41岁，2013年10月28日初诊。因“间断脓血便4年，再发3d”来诊。于南京军区总医院行电子结肠镜检查确诊为溃疡性结肠炎（直肠、乙状结肠、中度、活动期）。既往曾服地塞米松、艾迪莎（具体剂量不详）、经皮内镜引导下结肠造口术等治疗，症状反复发作。现大便每日1次，夹有脓血，乏力，舌红、苔薄黄，脉弦，给予中药汤口服及灌肠治疗后，患者症状逐渐缓解。于2014年2月24日来诊时，症见大便次数正常，偶有溏便，无脓血，乏力，偶有腰膝酸软，怕冷，舌淡红、苔白略腻，脉沉细，证属脾肾阳虚，兼有湿热。治法健脾温肾、清化湿毒。方用淡附片，黄芪、炒白术、干姜、肉桂、苍术、青黛、骨碎补、苦参、车前子、焦山楂、甘草。水煎服，每日1剂，1剂水煎成200mL，每日2次。服用3个月后大便正常，无脓血，复查肠镜，见直肠黏膜充血轻度糜烂，乙状结肠血管纹理清楚，余部位未见异常。处方：淡附片、黄芪、干姜、炒白术、肉桂、苍术、青黛、地榆、甘草。上方加减续服，随访1年未见复发。

按语：目前西医治疗溃疡性结肠炎主要采用5–氨基水杨酸类制剂如艾迪莎，肾上腺皮质激素如泼尼松，免疫抑制剂如硫唑嘌呤及生物学制剂如英夫利西等，然而因其不良反应、治疗费用高以及部分患者对上述药物反应差而影响了本病的临床疗效，且上述药物长期应用均有导致机体脏器亏虚及功能失调等的副作用。中医药在治疗溃疡性结肠炎及其维持缓解方面具有多环节、多靶点及多方位发挥作用的特点，对不适当的免疫反应有调节作用，且临床副作用小，疗效显著。王教授治疗本病标本兼顾，治本：用淡附片、肉桂、黄芪、炒白术、苍术、干姜、肉桂以健脾温肾，脾肾健，正气旺，抗病力强，则邪不可干。治标：用青黛、苦参、地榆、车前子、焦山楂以清化湿毒。健脾益肾，以固根本，温清并用，以除宿根。如此脾肾同调、温清并用，扶正与祛邪兼顾，临证屡奏奇功。

6 结语

溃疡性结肠炎目前病因不明，无特效治疗药物，通常治疗不充分，复发率高，有一定癌变性，已被确定为世界难治性疾病。溃疡性结肠炎缓解期病情趋于稳定，大多数患者认为可不再服药，而且饮食、情志也放松控制，导致病情反复，缠绵难愈。此时余邪未净、正气未复，宜健脾温肾、清化湿毒、化瘀通络，防病复发。《赤水玄珠》云：“休息痢者，愈后数日而又复痢下，时作时止……当看其轻重，或热，或寒，或消导，或再为推下，然后以异功散等补剂加收涩之药。”可见抗复发治疗的重要地位在古代已经被认识到。王教授对溃疡性结肠炎病因病机见解独到，辨证用药颇具特色，临证西医辨病与中医辨证相结合，扶正不忘祛邪，用药精练，疗效显著。

（齐相芬，王长洪）

王长洪教授治疗难治性溃疡性结肠炎经验

溃疡性结肠炎作为炎症性肠病的一种，属难治性疾病。而难治性溃疡性结肠炎是指规范应用5–氨基水杨酸、柳氮磺胺吡啶片、类固醇治疗症状仍无缓解，或应用类固醇治疗有效但在减量过程中反复发作者，此类患者临床处理更为棘手，后续治疗方案的选择也存在争议，部分患者求助于外科手术，部分则选择了昂贵并具有治疗风险的生物治疗。在我国，虽然尚缺少该病的大样本的流行病调查，但总体看来，难治性溃疡性结肠炎的患病率较国外相对少见，而随着溃疡性结肠炎发病率的逐渐增加，此类患者也日渐增多。

1 健脾温肾固其本

王教授认为，脾肾阳虚、命门火衰是难治性溃疡性结肠炎疾病的病机关键，脾之阳气与肾中真阳密切相关。命门之火既能助脾胃腐熟水谷，又能帮助肠胃的消化吸收。肾阳虚衰，命火不足，则脾土不能温煦，运化无能，湿浊内生，则引起泄泻，正所谓“湿胜则濡泻”。“肾为胃关”，若肾阳不足，关门不禁，则大便下泄。正如《景岳全书·杂证谟》说：“凡里急后重者，病在广肠最下之处，而其病本则不在广肠而在脾肾。”《景岳全书》还指出：“肾为胃关，开窍于二阴，所以二便之开闭，皆肾脏所主，今肾中阳气不足，则命门火衰，而阴寒独盛……阴气盛极之时，即令人洞泄不止也。”刘完素曾分析泻痢之病因，提出“凡下痢皆脾胃受湿”。《诸病源候论》曰：“休息痢者，胃脘有停饮，……其邪气或动或静，故其痢乍发乍止，谓之休息痢也。”由此，不难看出，难治性溃疡性结肠炎无论从病因病机，还是病位症状，均具有脾肾阳虚、湿浊不化的特点。王教授认为，难治性溃疡性结肠炎长期、顽固的黏液脓血便，关键在于脾肾阳虚，失于温化，阳气不足、湿浊不化，病情即缠绵难愈。古方治疗虚寒性、顽固性痢疾，都用温阳药，如《伤寒论》桃花汤用干姜治疗虚寒痢；《备急千金要方》大桃花汤中除用干姜还用了附子治疗下痢脓血；《普济方》用附子、地榆治疗久痢；《奇效良方》用肉桂、青蒿治疗休息痢；《圣济总录》中更有附子丸治疗冷痢、久痢的记载。王教授治疗难治性溃疡性结肠炎，重视健脾温肾固本，即源于此。健脾燥湿，喜用炒白术、苍术、薏苡仁，用量多在15g以上；温阳喜用附子、肉桂、骨碎补、补骨脂。临证附子、肉桂常作为药对同用。附子为阳中之阳，其性浮而不沉，其用走而不守；肉桂专补命门之火，守而不走。附子得肉桂坚守命门之性，肉桂得附子之走散，善除脏腑之沉寒痼疾。肾中阳气非附桂难以升发，重浊之湿邪非桂附难以温化。难治性溃疡性结肠炎活动期，即使脓血便每日十余次，湿热之症明显，但只要有畏寒，也选附子、肉桂，疗效显著。

2 清热解毒祛留邪

溃疡性结肠炎发病初期便下脓血、下痢急迫，舌红苔黄腻，脉滑数，湿热之象明显，治疗首选清热解毒已成共识。但难治性溃疡性结肠炎，病势缠绵，久治不愈，除脓血便外，热象不甚明显，此时要不要使用清热解毒药，见仁见智，意见不一。王教授认为，溃疡性结肠炎有一分脓血，就有一分热毒羁留。因此治疗难治性溃疡性结肠炎，健脾温阳固本的同时，一定要施以清热解毒之品，去除留邪。在众多清热解毒药中，以青黛一味最为青睐，青黛灌肠治疗溃疡性结肠炎已被临床广泛采用，疗效确实，但鲜有口服者，如锡类散多以外用见长。王教授经过多年摸索，将青黛口服治疗溃疡性结肠炎也同样有效。《本经逢原》有云，青黛“治温毒发斑及产后热痢下重”，就是取其咸寒之性，清热解毒之效。青黛与附子温清并用，相得益彰，形成药对。王教授清热解毒除善用青黛之外，地榆、苦参、败酱草、白头翁、鱼腥草、黄连亦为常用之品。青黛常规用量5g，热毒明显可增至9g。无论是在疾病的活动期、缓解期、还是维持期，均予配伍用青黛，是王教授治疗难治性溃疡性结肠炎一大特色。用清热解毒药一定要注意顾护脾胃，清热解毒药与健脾温阳药同用，可使清热而不伤阳，温中而不滞邪。

3 直肠病变重外治

溃疡性结肠炎的病位大多侵及直肠和乙状结肠，而难治性溃疡性结肠炎不易缓解的部位也多在直肠和乙状结肠。王教授治疗以大肠远端（直肠和乙状结肠）为主的难治性溃疡性结肠炎，常内外合治，即口服与中药灌肠相结合。灌肠的方法可使药物直接作用于病灶，充分接触损伤的肠黏膜，使药物吸收迅速，提高局部的血药浓度；另外，部分药物可绕过胃肠、肝脏直接吸收进入体循环，从而减轻对胃肠道的刺激。外用灌肠药常选青黛、苦参、白头翁、败酱草、黄连、黄芩、黄柏、儿茶、地榆、槐花。青黛“治一切热毒，脓窝疮”（《普济散》），儿茶可治“一切诸疮，生肌定痛，止血，收湿”（《本草纲目》），故青黛和儿茶作为灌肠药的药对，为王教授最常用。

4 维持治疗防复发

溃疡性结肠炎发病机制迄今未明，慢性、反复发作是其临床特点，在疾病治疗得到临床缓解后，若不序贯以维持治疗，疾病极易复发。有文献报道，不经维持治疗的溃疡性结肠炎年复发率最高可达70%以上。目前，国内外针对炎症性肠病治疗的共识意见均推荐溃疡性结肠炎患者进行长期的维持缓解治疗，时间在3～5年不等，甚至有的患者需要终身服药。已有证据表明，维持缓解治疗不仅可减少复发，同时也可降低结、直肠癌发生的危险。西药维持缓解治疗用药主要是氨基水杨酸类，部分文献也有建议应用免疫抑制剂和身物制剂，均取得了一定的疗效。而目前中药治疗溃疡性结肠炎尚未形成规范的维持治疗方案。王教授认为，中药在溃疡性结肠炎维持治疗上，具有疗效确切，副作用小、价格低廉的特点，值得临床推广。溃疡性结肠炎经治疗缓解后，即进行维持治疗。其常用处方为：淡附片5g，青黛3g，肉桂3g，苍术10g，白术10g，地榆10g，甘草5g，每日1剂。随着病情的逐渐稳定，改用隔日1剂或每周两剂。维持治疗时间为2～3年。经临床多年观察，青黛长期服用未发现明显毒副作用，维持治疗期间，每3个月进行1次血常规、肝、肾功能检查，以保证患者用药安全。

5　病案举例

◆ 病案1：

吴某，男，27岁。因反复黏液脓血便5年加重1个月来诊。患者5年前因黏液脓血便，在当地医院经肠镜检查诊断溃疡性结肠炎，开始口服“艾迪莎”1000mg，4次/天，症状逐渐好转，遂逐渐减少药物剂量，但每减至500mg，3次/天，病情即反复，再改服1000mg，3次/天，仍有脓血便。近1个月因受凉，大便次数增至每日20余次，均为脓血便，但无发热，无肠道外症状。复查结肠镜：直肠、乙状结肠、降结肠、横结肠弥漫分布溃疡及糜烂，并可见假性息肉形成。“艾迪莎”剂量遂增至1000mg，4次/天，症状亦无改善。就诊时乏力、纳差明显，舌质淡红，苔薄白，脉弦。王教授认为患者属难治性溃疡性结肠炎。中医辨证属脾肾阳虚、湿热滞留大肠，予温阳健脾、清热解毒。处方：淡附片15g，青黛6g，肉桂6g，苦参10g，苍术15g，炒白术15g，地榆10g，仙鹤草10g，莪术10g，红花10g，黄芪10g，甘草6g，口服，日1剂；同时灌肠，处方：青黛3g，儿茶5g，黄连10g，黄柏10g，黄芩10g，白及10g，败酱草10g，白头翁10g，甘草10g。艾迪莎改为500mg，3次/天，2周后来诊，大便次数已减至每日3～4次，脓血也显著减少，遂将淡附片改为6g，继服2周，灌肠方同前。停用艾迪莎。再诊：患者大便每日2～3次，已无脓血。嘱其停用灌肠剂，口服处方：淡附片5g，青黛3g，肉桂3g，苍术10g，白术10g，地榆10g，仙鹤草10g，莪术10g，败酱草10g，甘草6g，加减治疗3个月，病情稳定，遂维持治疗。处方：淡附片5g，青黛3g，肉桂3g，苍术10g，白术10g，地榆10g，甘草5g。维持治疗1年后复查肠镜，显示肠黏膜溃疡愈合，但仍有炎性息肉。

按语：王教授口服方药中，两味君药直中病机，一是附子温肾助阳、温化湿毒；二是青黛清热解毒、截祛留邪，二者一热一寒，相互制约、维系阴阳平衡，常作为药对应用；而在灌肠方中青黛、儿茶两味，虽苦寒，但在剂量上注意掌控，保证祛邪而不伤正，性寒而不碍胃。温阳除喜用淡附片外，肉桂、干姜也为常选。一般的溃疡性结肠炎淡附片的剂量在 3 ~ 6g 足矣，主要用于温化湿邪。但泻痢日达 10 余次以上者，则是命门火衰之象，非重剂难以奏效，淡附片的用量可增至每剂 20g 甚至更多。有一位 82 岁老年患者，每日脓血便 20 余次，卧床不起，形寒肢冷，王教授重用淡附片 20g 与青黛 6g 配伍，14 剂收效，24 剂便血尽止。

◆ 病案 2:

张某，女，51 岁。因反复黏液脓血便 3 年来诊。患者 3 年前因黏液脓血便，在当地医院查肠镜诊断溃疡性结肠炎（直肠、乙状结肠、降结肠），口服“艾迪莎”1000mg，4 次 / 天的剂量，病情反复，脓血便不止，遂转诊至多家医院治疗，效果均不明显，后增加“强的松”30mg，1 次 / 天口服，症状明显改善，但减量至 10mg/ 天时即反复，目前“强的松”15mg，1 次 / 天，大便次数 5 ~ 6 次 / 天，为不成形便，夹有少量脓血，畏寒，肢冷，查舌质淡红，苔薄黄，脉弦细，属难治性溃疡性结肠炎，中医辨证为脾肾阳虚、湿热留恋，予健脾温肾、清热化湿。处方：淡附片 9g，青黛 6g，肉桂 6g，干姜 10g，苦参 10g，苍术 10g，炒白术 10g，地榆 10g，仙鹤草 10g，败酱草 10g，甘草 6g，口服，日 1 剂。艾迪莎减为 500mg，3 次 / 天。2 周后来诊，大便次数已降至 2 次 / 天，脓血也显著减少；遂将“强的松”改为 10mg，1 次 / 天，调整处方为：淡附片 6g，青黛 3g，肉桂 3g，苍术 15g，炒白术 10g，地榆 10g，仙鹤草 10g，甘草 6g，继续服用 4 周，大便基本成形，无脓血，畏寒、肢冷也明显改善。遂再将“强的松”减为每日 5mg。并在上方基础上加减治疗，1 个月后停用“强的松”，并在半年后停用“艾迪莎”，单纯中药维持治疗。处方：淡附片 5g，青黛 3g，肉桂 6g，干姜 10g，苍术 10g，炒白术 10g，地榆 10g，甘草 6g，每日 1 剂，连服 3 个月，大便正常，无脓血，改隔日 1 剂，维持治疗 3 年后复查肠镜，显示大致正常肠黏膜。遂停药，迄今 3 年未再复发。

按语：鉴于糖皮质激素的不良反应，所以不能作为溃疡性结肠炎维持治疗的选择。该患者在服用“强的松”收效后却难以停用，此为临床典型的难治性溃疡性结肠炎。此类病人病程长、病情复杂，且有口服糖皮质激素史，因此临床以阴阳失调为临床特征既有肾阳不足之症，又有阴虚火旺之象。而在糖皮质激素撤药期间患者更多地表现为阳虚为主的阴阳两虚证或纯阳虚证。该患者表现既有脾肾阳虚之症，同时又有湿热留恋之象。故施以健脾补肾、清热化湿之剂。对于难治性溃疡性结肠炎沉痼之湿毒，非辛温大热之桂附，难以温化而解之。故方中施以药对附子、肉桂，在活动期、缓解期、维持期均予应用，并与清热解毒的青黛配伍，做到阴阳共调。现代药理学研究显示附子、肉桂除具有抗炎、镇痛等作用外，还能减少糖皮质激素药物的副作用，恰与王教授擅用附桂不谋而合。

6 结语

王教授多年来致力于溃疡性结肠炎诊治的研究，在早年，其师从中医大家董建华教授，继承董师治疗溃疡性结肠炎衣钵，认为该病病位虽在肠，但与脾、肾、肝关系密切。治疗上遵从调肝理气、扶脾助运、芳香化湿、燥湿泄浊，清热利湿、理肠导滞、活血化瘀、通络止痛，健脾益气、升阳止泻和温肾暖脾、涩肠固脱等法，临证之时随证灵活化裁加减，多可取效。但在中期，即21世纪初，王教授认为该病基本病理因素涉及到气滞、湿热、血瘀、痰浊，而脾虚为发病之基础，热毒内蕴为发病之条件，瘀血阻络乃是病理产物，确立了益气健脾、化瘀通络、清热解毒的治疗原则，尤其关注血瘀在疾病发生发展过程中所扮演的角色。活血化瘀法不但应用于病久的难治性溃疡性结肠炎，也应用于一般溃疡性结肠炎的活动期，收效也颇为显著。直至近年，王教授在临证的时候，更关注到溃疡性结肠炎本虚标实的特征，认为脾肾阳虚为病本，热毒内蕴为病标，因此临证组方注重温清并用，治疗方法做到内外兼顾，且中西医辨证与辨病相结合，收到了迄今为止最为显著的疗效。多年来，王教授治疗溃疡性结肠炎的学术思想虽稍有更张，但始终坚持祖国医学辨证论治的精髓和对整体观念的注重，更以临床实际疗效来佐证，因此，实实在在做到了对祖国医学传承和发扬。

（高文艳）

王长洪教授分期论治妊娠合并溃疡性结肠炎疗效分析

溃疡性结肠炎（UC）属慢性非特异性炎性疾病，多发于直肠与乙状结肠，近年来，其发病率呈逐渐上升趋势。临床症状主要为反复出现的腹泻、黏液脓血便、腹痛等。且此类病症迁延难愈，病程较长，患者常常反复发作，如不及时治疗，可引起患者体液平衡失调、肠穿孔等。国内调查研究显示 UC 的发病率逐年增高，目前治疗的难点重点在于发病原因机制不清楚，缺乏特异性的治疗方法，严重地影响了患者的生活质量。近年来，研究者们对溃疡性结肠炎的免疫损伤机制做了大量研究，其中细胞因子起着不可忽视的作用，可以概括为存在多种危险因素（包括环境、感染、肠道微生物、使用非类固醇抗炎药物等）的综合作用下，使肠道上皮屏障破坏，黏膜通透性增加，肠组织长期暴露于大量抗原中，导致肠道免疫系统过度反应和错误识别，引起巨噬细胞和淋巴细胞的激活，释放一系列细胞因子和炎症介质，最终导致机体和局部免疫系统功能紊乱、肠道功能失调，产生炎症和毒性反应，导致组织损伤而发生 UC。5- 氨基水杨酸是目前治疗溃疡性结肠炎的常用药物，目的是通过抑制炎性介质的合成而起到保护肠道黏膜屏障和抗炎作用。此类药物虽疗效较好，但容易产生药物依赖性，导致病情反复发作。而一些生物免疫治疗或移植治疗，长期应用会产生一系列不良反应，且价格昂贵，患者往往不能接受。依从性差，也是导致病情反复发作的一项因素。

中医学将溃疡性结肠炎归属于“痢疾”“大瘕泄”范畴，早在《黄帝内经》中已经对类似本病的病因病机进行了论述，其中不外乎虚、热、瘀、湿四个方面。《景岳全书》云：“凡里急后重，并在广肠最下之处，其本不在肠而在脾肾。”及“泄泻之本，无不由于脾胃。”可见脾不运化，是导致泄泻病发生的根本，且对本病的病位做以解释，病位在肠而根本在脾肾。《丹溪心法·痢病》曰：“湿热为本”。《素问》曰：“湿胜则濡泻。”《难经》曰：“湿多成五泄。”当脾胃运化功能失健，加上饮食不节，过食生冷、肥甘厚味，而导致湿邪留滞于肠。《类证治裁·痢症》云："症由胃腑湿蒸热壅，致气血凝结，夹糟粕积滞，并入大小腑，倾刮脂液，化脓血下注。"湿滞日久，大肠传导失司，气血凝滞，腐败成疡，化为脓血与黏液而最终形成UC。

近年来由于其发病率的不断上升，且多发于青壮年，导致大量育龄期患者及医生常担忧孕期用药对子代的不良影响。且因本病病因未明，常见发作期和缓解期交替，加之女性独特生理变化，治愈难度极大。Abramsom报道5例此类患者，其中4例在分娩或自发性流产后死于暴发性结肠炎。所以，溃疡性结肠炎合并妊娠期妇女应高度重视，用药慎重，及时治疗，确保母婴安全。

在王教授治疗的颇多活动期溃疡性结肠炎患者中，有部分患者为育龄期女性，但由于疾病本身对受孕概率的干扰以及西药治疗对胎儿致畸率等影响，大多数育龄期患者无法正常受孕，王长洪教授根据多年临床经验，对妊娠合并活动期溃疡性结肠炎患者进行分期辨证治疗，现分析总结如下。

1 活动性出血期

在中医中，UC的部分症状属于湿热内蕴（包含腹泻、脓血便、肛门灼痛、里急后重、发热、厌食、粪便臭等症状的中医术语）。湿热内蕴型是UC患者最常见的证型之一，尤其是在UC初发病例中，有报道称51.9%的UC患者在发病1年内被确诊为湿热内蕴型，在病程为1～5年的患者中，占34.6%。因此，在中医临床实践中，采用清热燥湿、解毒、促创面愈合的原则治疗部分UC患者，总能取得较好的疗效。李佃贵教授治疗溃疡性结肠炎就以化浊解毒法贯穿始终，范恒教授也强调湿热是溃疡性结肠炎的发病之本。

王教授根据多年诊疗经验总结UC的病因病机：脾虚是发病的基础，热毒内蕴是发病的条件，瘀血阻络是病理产物，所谓"有一分脓血，就有一分热毒羁留"，遂创立了益气健脾、清热解毒、化瘀通络的治疗方法。活动期"热毒"始终存在，清法是治疗UC的重要治法之一。口服组方：黑附片、青黛、炒白术、苍术、干姜、肉桂、地榆、仙鹤草、炙甘草。灌肠方：黄芩、黄连、黄柏、苦参、白及、败酱草、白头翁、地榆、青黛。

在清热解毒药中，以青黛最受青睐。研究表明，青黛中的主要成分靛玉红具有显著的抗UC作用，可能是由于其抑制炎症反应和促进抑炎细胞的产生。目前青黛灌肠治疗溃疡性结肠炎已被临床广泛采用，疗效确切，但鲜有口服者。王教授经过多年摸索，将青黛口服治疗溃疡性结肠炎，疗效显著，严格控制用量，未发现明显不良反应。王教授常将附子和青黛作为药对应用，在活动期、缓解期、稳定期都可以应用，临床实践证明疗效确切。

在活动性出血期，王教授建议患者采取相应的避孕措施，因为活动期UC与妊娠是相互影响的。在疾病的活动期，即使患者采取积极治疗，仍不可避免长时间处于活动出血期，甚至会有少数患者因病情加重而暴发。对于妊娠期或产褥期初次发病的UC女性而言，一旦发病，UC病情主要为重型或暴发型，病情极为凶险，须引起高度重视，及时诊治。

2　孕前期

当患者服药后病情稳定时，一般表现为排便次数减少，无黏液脓血便，结肠镜下诊断为溃疡性结肠炎缓解期，王教授会建议患者备孕。因为此时患者病情相对稳定，且经一段时期的温肾健脾药物治疗，女性激素水平得到平衡，肾气充足，适合受孕，调整药方为黄芪、炒白术、苍术、败酱草、鱼腥草、仙鹤草、地榆、苦参、甘草、黄芩、桑寄生、砂仁。

此方为清热解毒与温脾补肾药物合用，适用于缓解期溃疡性结肠炎的治疗，意在防止缓解期 UC 复发的同时，适当减少活血化瘀通络的药物，以防患者受孕后滑胎，加入桑寄生、砂仁补肝肾、理气温脾安胎，可促使患者受孕。王教授指出，患者一旦查出怀孕，不需调整用药方案以及药量，可持续服用此方巩固治疗，不仅可对 UC 病情起到控制作用，还可在一定程度上稳固胎象。但要注意一点，如若此时患者病情加重，孕早期胎象不稳时，不建议加用灌肠治疗，因灌肠方中黄芩、黄连、黄柏为苦寒之品，意在清三焦湿热，对孕早期脾胃虚寒，肾气不固的患者，会有滑胎的风险。且此时灌肠刺激肠道蠕动，亦对着床不稳的胎儿有所伤害。

3　孕中期

王教授认为，UC 患者整个孕期都不能停药，但继续用药需仔细斟酌，既要保证病情的稳定，又不可影响胎儿发育和母体健康，经反复推敲和多年经验，王教授给出以下处方：党参、炒白术、苍术、黄芩、砂仁、紫苏梗、桑寄生、败酱草、炙甘草。通常孕中期的用药是需非常谨慎的，此时因孕期女性常会出现焦虑不安等情绪，而情绪波动是影响 UC 病情发展的重要因素，患者常常在孕期出现病情加重，此时王教授会调整用药，加入青黛。古籍文献《本经逢原》记载："青黛，泻肝胆，散郁火，治温毒发斑及产后热痢下重。"所以，王教授在一些特殊时期，如妊娠期，也会选择青黛。同时王教授认为妊娠患者不能用干姜、肉桂、附子等热性药物，会有堕胎的风险。所以，此期虽胎象较稳，但用药亦比较温和，不会用大量苦寒之品，也慎用清热活血之品，单纯给予温肾健脾，理气安胎药物，并加入紫苏梗理气宽中安胎，缓解孕中期孕妇焦虑不安的情绪。

4　哺乳期

哺乳期的 UC 患者用药也比较考究，因几乎所有药物都可经乳汁分泌，婴儿的肾脏、肝脏、神经系统尚未发育完全，哺乳期用药需要在保障母体自身安全的同时，又要考虑药物可能通过乳汁对婴儿造成的影响。所以王教授药对物的选择和用量都要经过反复推敲和验证，确保安全才能应用于临床，组方如下：黄芪、炒白术、苍术、青黛、干姜、肉桂、黄芩、败酱草、炙甘草、白花蛇舌草、浙贝母、生麦芽、通草。其中王教授加入了浙贝母、生麦芽、通草等通乳药物，亦可帮助哺乳期妇女增加乳汁分泌。产后暴发重度 UC 的病例比较少见，一旦病情加重，往往预后较差，病死率较高。其原因可能与患者妊娠期间及产后情绪焦虑，体内激素水平变化，分娩这一应激因素等相关。所以，产褥期的用药中，王教授重新加入了青黛以及肉桂、干姜等药物，意在这特殊时期控制病情的进展，防止复发。

5 病案举例

徐某，女，28 岁，吉林省长春市人。2016 年 5 月 9 日初诊。主诉黏液脓血便 5 年，经中西医诊治病情反复发作。多次行肠镜检查诊断为溃疡性结肠炎。病变主要位于降结肠，降结肠充血、水肿、糜烂。病理结果：糜烂、渗出，低级别上皮内瘤变。曾口服柳氮磺胺吡啶（SASP）半年和中药无效。近期复查肠镜见结肠 25cm 以下糜烂、溃疡。大便每日 4～5 次，有黏液脓血便。舌淡红，苔薄白，脉弦。西医诊断：溃疡性结肠炎。中医辨证：脾虚湿热。口服方：黑附片 6g，青黛 2g，炒白术 10g，苍术 10g，干姜 10g，肉桂 5g，地榆 15g，仙鹤草 15g，甘草 3g，共 25 剂。灌肠方：黄芩 10g，黄连 10g，黄柏 10g，苦参 10g，白及 10g，败酱草 10g，白头翁 10g，地榆 10g，青黛 3g，共 25 剂。

二诊（2016 年 6 月 3 日）：患者病情有所好转。大便每日 2～3 次，时干时溏，偶有脓血便。查体：舌红，苔薄白，脉弦。口服方：黑附片 6g，炒白术 10g，苍术 10g，干姜 10g，肉桂 5g，青黛 2g，仙鹤草 15g，地榆 15g，甘草 3g，共 25 剂，后未更方。

三诊（2016 年 11 月 28 日）：调治 5 个月余后大便正常，无黏液脓血便，无腹痛，偶有咳嗽。舌淡红，苔薄白，脉平。复查肠镜见有散在 0.2～0.3cm 大小息肉，溃疡、糜烂愈合。镜下诊断为溃疡性结肠炎缓解期。患者年轻女性，未受孕，结肠镜示溃疡、糜烂愈合，建议备孕。调整口服方：黄芪 10g，炒白术 10g，苍术 6g，败酱草 15g，鱼腥草 10g，仙鹤草 15g，地榆 10g，苦参 5g，甘草 5g，黄芩 6g，桑寄生 10g，砂仁 2g，共 56 剂。

四诊（2017 年 2 月 3 日）：病情稳定。大便正常，无脓血，无腹痛，无咳嗽。查体：舌淡红，苔薄白，脉弦。西医诊断：溃疡性结肠炎缓解期。中医辨证：脾虚。口服方：黑附片 5g，青黛 2g，炒白术 10g，苍术 6g，鹿角霜 10g，菟丝子 10g，黄芩 6g，桑寄生 10g，砂仁 3g，山萸肉 10g，山药 10g，党参 10g，枸杞子 10g，金樱子 10g，甘草 6g，共 42 剂。

五诊（2017 年 3 月 15 日）：患者受孕。尿妊娠试验阳性，妊娠 40 天。大便溏便，每日 1 次，无黏液脓血便，无腹痛。查体：舌淡红，苔薄白，脉细弦。口服方：党参 10g，炒白术 10g，苍术 10g，黄芩 10g，砂仁 3g，紫苏梗 10g，桑寄生 10g，败酱草 10g，炙甘草 5g，共 42 剂。

六诊（2017 年 7 月 28 日）：患者妊娠 5 个月，大便每日 1～2 次，近期便中带血，有黏液，患者焦虑不安，害怕对胎儿有影响。查体：舌淡红，苔薄白，脉弦。口服方：党参 10g，炒白术 10g，苍术 10g，砂仁 5g，桑寄生 12g，黄芩 10g，败酱草 10g，青黛 2g，甘草 5g，共 56 剂（嘱患者 2 次 / 天，无血后改 1 次 / 天）。服药后患者脓血便消失，病情稳定，并于 5 个月后顺利产下一健康婴儿，病情未复发。

按语：此患者明确诊断为溃疡性结肠炎，且经柳氮磺胺吡啶治疗仍反复发作的活动期患者，由于病情反复不能得到控制，一直未尝试受孕。来诊时每日排黏液脓血便 4～5 次，肠镜可见溃疡出血及渗出，根据舌苔脉象诊断为脾虚湿热型 UC。王教授首诊给予健脾利湿、清热化瘀的口服方，意在扶正祛邪，稳固肠道黏膜屏障并助瘀血排出，故给予青黛口服抑制炎性反应；灌肠方中，加入黄芩、黄连、黄柏、苦参等清热解毒药物，因该患者为降结肠病变，灌肠效果较好，在一诊治疗 25 天后复诊时，大便次数已经降至 2～3 次 / 天，时干时稀，偶有脓血便，二诊王教授未更方，嘱患者继续服上方 5 个月，可见王教授组方成熟，可做长期服用，持续有效，无复发。三诊时，患者复查肠镜见溃疡、糜烂愈合，提示溃疡性结肠炎缓解期，王教授认为患者病情进入稳定期，可以受孕。组方上去掉干姜、肉桂、黑附片等热性药物，加上桑寄生、砂仁等补肾安胎之品，以助患者受孕。四诊患者仍未受孕，王教授加大温肾助阳药物如鹿角霜、菟丝子、桑寄生、砂仁、山萸肉、山药、党参、枸杞子、金樱子等。五诊时患者受孕，王教授嘱患者继续服药，放松心情，加强心理建设，并加用紫苏梗疏肝解郁抗焦虑。六诊时患者受孕 5 个月，胎儿健康，但因情绪焦虑，病情稍有反复，出现黏液脓血，排便次数 1～2 次 / 天，王教授果断加入青黛，患者服药后脓血便消失，并顺利产下一健康婴儿。从此病例可总结出以下三点：①溃疡性结肠炎活动期不建议患者受孕。②受孕后不可轻易停药，且让患者保持良好心态，可适当加入解郁药物。③若受孕期间病情复发，可加入青黛，对孕妇及胎儿是安全有效的。

6 结语

UC 属于炎症性肠病（IBD）的一种，IBD 多见于生育年龄的女性患者，可对妊娠结局产生影响，如先天畸形、早产及低体质量儿等，而妊娠又可使 IBD 复发、加重。Hanan 等经大样本调查发现，51% 的患者妊娠前处于疾病活动期，妊娠期间处于疾病中、重度活动状态。A1stead 认为，对于疾病活动期受孕的患者，即使给予积极的治疗，多数患者妊娠期间疾病仍在活动。虽大多数研究表明，非活动期的 UC 不会减少育龄期女性受孕的概率，但并没有对于活动期 UC 受孕率的研究。且活动期 UC 患者受孕可能对胎儿产生一定影响。Kornfeld 等调查了 756 例 IBD 孕妇分娩的结果，这些女性患者娩出的新生儿中，出现低体质量、严重生长迟缓等的概率显著增加，而且即使经过治疗，病情活动指数显著好转的孕妇，上述不良影响也依然存在。

王教授认为溃疡性结肠炎受孕的最佳时机是肠道糜烂、溃疡愈合，且必须继续维持治疗，不能随意停药。从临床观察，糜烂、溃疡未完全愈合的患者受孕后疾病容易复发，严重的患者甚至需要终止妊娠。UC 患者一旦受孕，妊娠期间禁用附子、干姜、肉桂等对孕妇和胎儿有害的药物，可以加用保胎的中药。如果在妊娠期间疾病一旦复发，较重的患者可以选择加入青黛。本例医案当患者妊娠 5 个月时情绪焦虑后出现了病情加重，此时王教授果断加入了青黛 2g，服用后患者病情马上得到控制，且未对妊娠造成影响，这也提示了疾病复发后用中药治疗依然有效，说明不存在耐药问题，而 5- 氨基水杨酸制剂、激素等会产生耐药。且美沙拉嗪、柳氮磺胺吡啶是叶酸抑制剂，有强烈致突变、致畸作用。哺乳期的 UC 用药也受到了很多限制，比如环孢霉素是一种有严重毒副反应的强效免疫抑制剂，且环孢霉素可经乳腺分泌入乳汁，被授乳的婴儿可能出现高血压、肾功能损害、恶性肿瘤等。

王教授临证重视肠镜，认为肠镜是中医望诊的延伸，根据肠镜表现将 UC 分为三个阶段，活动期、缓解期、稳定期，各期治疗各有侧重点。但由于妊娠患者的特殊性，肠镜检查受到局限，但不是绝对禁忌证，Cappell 等回顾性分析 1986—2007 年 20 例妊娠期行结肠镜检查患者，结果显示妊娠期结肠镜检查与不良妊娠结果没有确切关系，同时妊娠 3～6 个月结肠镜检查对分娩结果有重要意义，结肠镜检查并不会导致早产或胎儿先天性畸形。Ludvigsson 等对 3000 例行内镜检查的妊娠妇女进行分析，发现妊娠期间内镜检查与早产相关，但不包含小于胎龄儿（SGA）、死胎和先天畸形，但其不良反应妊娠结局发生概率低，应权衡利弊。所以妊娠期是否行结肠镜检查，应取决于患者当时的病情需要。王教授对妊娠期溃疡性结肠炎的病因病机见解独到，辨证用药颇具特色，临证西医辨病与中医辨证相结合，扶正不忘祛邪，用药精练，安全有效。

（崔丹阳，王长洪）

第3部分

白长川教授经验传承

白长川教授介绍

白长川，男，1944 年 2 月出生。首届百名全国名中医，辽宁中医大师。2014 年国家中医药管理局全国名老中医药专家传承工作室建设项目专家，2018 年全国名中医传承工作室建设项目专家，全国第三、四、六批名老中医药专家学术经验继承指导教师，国家中医药管理局“优秀中医临床人才研修项目”授课专家，国家中医药管理局全国中医（临床、基础）优秀人才研修项目授课专家。辽宁中医药大学教授、中医经典临床研究所所长、博士研究生导师，北京中医药大学客座教授、校外导师，大连医科大学顾问教授、中西医结合研究院名誉院长，黑龙江中医药大学、长春中医药大学教授。大连市中医医院名誉院长。曾任辽宁省中医药学会副会长，大连市中医药学会名誉会长，中国中西医结合学会眩晕病专业委员会特聘学术顾问，台湾中医临床医学会永久学术顾问，《环球中医药杂志》顾问。

白长川教授潜心于临床、教学、科研 50 余年，始终坚持将“哲眼看中医，慧根悟临床，临床读经典”理念贯穿于教育、临床、传承的全过程。熟谙四大经典，私淑各家学说。善用经方治疗疑难杂病及各科发热性疾病；尤精于从仲景脾胃学说论治各科慢性疾病。认为方证辨证体系是仲景学说乃至于历代名家之核心，是理论与临床之桥梁。临床中特别强调抓主证，析病机，治病求本在于和其不和，善用和法，和调脾胃以治疗其他脏腑病及各科疑难杂病，如风湿免疫、肿瘤等慢性病。以毒热学说治疗急重症，用汗透泄截、清开疗法治疗急性热病。提出“三纲脏腑定位，二化气血定性”的寒温融合辨证新观，治疗各种发热性疾病。提出“阳生血长”理论，运用温肾助孕法治疗不孕不育症。从肝脾轴之气机升降治疗肝肠病。从水气病论治心肺肾疾病。运用升清降浊、和血导滞法，从“湿秘”“瘀秘”论治直肠前突、直肠内套叠等慢性便秘。运用清热和胃法治疗，从“嘈杂”入手治疗反流性食管炎伴异性增生、Barrett 食管。从“脂浊”立论，治疗高脂血症、肥胖症。从卫气营血和三焦辨证论治一氧化碳中毒迟发性脑病，取得满意疗效。发表论文 150 余篇，主持和参与科研课题 10 余项，获得国家专利 3 项，获得国家、省、市科技进步奖多项。如“中药消痞灵防治胃痞恶化萎缩性胃炎癌前状态临床应用研究”获得辽宁省政府科学技术进步三等奖；以仲景“和法”为理论依据的“和胃汤对胃排空的临床及实验研究”获市科技进步一等奖，在此基础上研发的“胃动颗粒”已经取得专利证书，并与天津药物研究院合作，研发报批国家新药。主编和参编《脾胃新论》《外感热病发微》《伤寒论古今研究》《伤寒论纲要》《伤寒论方证证治准绳》《金匮要略表解》等 16 部著作。形成了以“滞伤脾胃，百病由生”和“寒温融合治疗热病”等为代表的学术观点和医疗风格，擅长治疗内科、妇科、儿科等疾病，尤其对脾胃病、急危重症、疑难杂症的辨治有独到见解和丰富经验。

白长川教授论“滞”伤脾胃

基于《黄帝内经》《黄帝八十一难经》之理论，《伤寒论》《金匮要略》之实践，以及李东垣“内伤脾胃，百病由生”和叶天士滋养脾胃之阴的理论思想，结合笔者几十年的中医临床实践，脾胃病应从“滞”论治，更为全面。脾胃之病当把握其生理之性和病理之变，辨证治之，华岫云在《临证指南医案·脾胃》按语言及：“今观叶氏之书，始知脾胃当分析而论。盖胃属戊土，脾属己土，戊阳己阴，阴阳之性有别也。脏宜藏，腑宜通，脏腑之体用各殊也。若脾阳不足，胃有寒湿，一脏一腑，皆宜于温燥升运者，自当恪遵东垣之法。若脾阳不亏，胃有燥火，则当遵叶氏养胃阴之法。”不管是东垣的补阳治脾，还是叶桂的滋阴养胃，发病的关键在一个“滞”字，寒湿与燥热等诸邪“滞”伤脾胃，当然还包括具有现代意义的酒毒、糖毒、药毒、癌毒、浊毒、细菌、真菌、病毒等滞伤脾胃所致的病证，治疗大法均可从运、消、化三法出发，合治脾胃，明理得宜。

1 “滞”伤脾胃的理论基础

“滞”伤脾胃的理论来源于《黄帝内经》和《黄帝八十一难经》，二者对脾胃的解剖形态加以描述，对其范围在生理功能和生理特性上加以说明。“滞”见于《黄帝内经》，《素问·刺法论》谓：“勿饱食，勿食生物，欲令脾实，气无滞饱。”《素问·五常政大论》谓：“其发濡滞，其脏脾。”这是《黄帝内经》对“滞”的最早记载。《黄帝八十一难经》虽然没有关于“滞”的记载，但是对“积”的记载包含了“滞”的内容。《难经·五十六难》谓：“脾之积，名曰痞气，在胃脘，覆大如盘。久不愈，令人四肢不收，发黄疸，饮食不为肌肤。”

1.1 脾胃的形态与范围

《黄帝内经》并没有记载脾脏的大小及解剖形态，仅在《素问·太阴阳明论》记载：

“脾与胃以膜相连耳。”《难经·四十二难》记载：“脾重二斤三两，扁广三寸，长五寸，有散膏半斤，主裹血，温五脏，主藏意。”关于胃腑的大小和解剖形态，《灵枢·肠胃》记载：“胃纡曲屈，伸之，长二尺六寸，大一尺五寸，径五寸，大容三斗五升。”《灵枢·平人绝谷》谓：“胃大一尺五寸，径五寸，长二尺六寸，横屈受水谷三斗五升，其中之谷，常留二斗，水一斗五升而满，上焦泄气，出其精微，慓悍滑疾，下焦下溉诸肠。”关于中医学脾和胃的形态、大小描述与现代医学极其相似，但是在生理功能和生理特性上，差别很大。中医的脾胃是一个系统，包括大肠、小肠，甚至包括三焦和膀胱，如《素问·六节藏象论》谓：“脾、胃、大肠、小肠、三焦、膀胱者，仓廪之本，营之居也，名曰器，能化糟粕，转味而入出者也，其华在唇四白，其充在肌，其味甘，其色黄，此至阴之类，通于土气。”《难经·三十一难》谓：“三焦者，水谷之道路，气之所终始也。”《难经·三十五难》谓：“小肠者，受盛之腑也；大肠者，传泻行道之腑也……胃者，水谷之腑也；膀胱者，津液之腑也。”《难经·十五难》谓：“胃者，水谷之海，主禀。四时皆以胃气为本，是谓四时之变病，死生之要会也。脾者，中州也，其平和不可得见，衰乃见耳。”

1.2 “滞”伤脾胃的发病机制

脾胃之病以本虚为主，标实为辅，因虚而滞或因滞而虚，脾失健运，胃失腐纳，升降失常是其发病的主要机制。《黄帝内经》系统阐述了“滞”伤脾胃的病机，为后世医家论述脾胃病奠定了坚实的基础，其中多个篇章记载了“滞”伤脾胃的发病机制，如风滞脾胃、寒滞脾胃、燥滞脾胃、食滞脾胃等。

风滞脾胃：风为百病之长，无处不到，外感风邪直中太阴滞伤脾土，就会出现食少倦怠，腹胀腹痛等症；或他经传入阳明滞伤胃腑，胃气上逆则呃逆、呕吐，受纳腐熟失司则痞满、胀痛或泄泻等；若脏腑失调，内生风邪，壅滞脾胃，亦可出现上述诸症。如《素问·至真要大论》谓：“风淫所胜……饮食不下，膈咽不通，食则呕，腹胀善噫，得后与气则快然如衰，身体皆重。”

寒滞脾胃：寒性凝滞而主收引，外感寒邪，直中入里，伤及脾胃，经脉气血失于阳气温煦，亦使气血凝结阻滞，涩滞不通则腹胀、腹痛，肠鸣泄泻，如《素问·举痛论》谓：“寒气客于肠胃之间，膜原之下，血不得散，小络急引故痛。”《灵枢·师传》谓：“胃中寒则腹胀，肠中寒则肠鸣飧泄。”若内生寒邪，滞留脾胃则痞满、胀痛，胸膈滞塞不利。如《素问·至真要大论》谓：“心胃生寒，胸膈不利，心痛否满。”《素问·异法方宜论》谓：“脏寒生满病。”

热（火）滞脾胃：火热之邪滞淫脾胃肠道，则肠鸣腹痛、下利赤白、消谷善饥，或脾胃虚弱，元气不足，阴火随生，如《素问·至真要大论》谓：“热淫所胜……民病腹中肠鸣。”“火淫所胜……民病注泄赤白。”“诸呕吐酸，暴注下迫，皆属于热。”《灵枢·师传》谓：“胃中热则消谷……肠中热则出黄如糜。”

湿滞脾胃：酒毒、浊毒等乃湿邪所化，滞伤脾胃则痞满、腹痛、便秘，如《素问·至真要大论》谓：“湿气内郁，寒迫下焦……胃满。”“湿淫所胜……民病饮积心痛。”“湿淫所胜……大便难。”

燥滞脾胃：燥邪致病易耗胃气伤脾阴，胃气耗则鼓动无力，脾阴伤则滋润濡养无权，脾不能为胃行其津液，胃不能温煦推动阴津输散，故变症百出，如《素问·至真要大论》谓：“燥淫所胜……民病喜呕，呕有苦。”

食滞脾胃：食物进入胃腑，由于暴食节食或脾胃失和，食物堆积日久，滞伤脾胃，变生百病，如《素问·痹论》谓：“饮食自倍，肠胃乃伤。”《素问·太阴阳明论》谓：“食饮不节……入五脏则䐜满闭塞，下为飧泄，久为肠澼。”

饮滞脾胃：脾胃是水饮代谢的枢纽，水液过盛停留日久，或聚水成湿，或炼液为痰，水饮痰湿滞伤脾胃而为病，如《素问·六元正纪大论》谓：“太阴所至，为积饮痞膈。”

气滞脾胃：气机郁滞，疏泄失常，木郁土壅，致伤脾胃，如《素问·六元正纪大论》谓：“土郁之发……故民病心腹胀，肠鸣而为数后。”《素问·举痛论》谓：“怒则气逆，甚则呕血及飧泄。”《难经·十五难》谓：“胃者，水谷之海，主禀。四时皆以胃气为本，是谓四时之变病，死生之要会也。脾者，中州也，其平和不可得见，衰乃见耳。来如雀之啄，如水之下漏，是脾衰之见也。”

2 “滞”伤脾胃科学内涵

脾胃为仓廪之官，气血生化之源，气机升降之枢，脾胃病的病位以阳明胃家为主，包括脾、胃、大肠、小肠等，《素问·痿论》谓：“阳明者，五脏六腑之海。”《素问·逆调论》谓：“阳明者胃脉也，胃者六腑之海，其气亦下行。”《灵枢·本输》谓：“大肠、小肠皆属于胃，是足阳明经也。”“滞”是积滞、不流通的意思，《说文解字》谓：“滞，凝也。从水，带声。”《汉语大字典》谓：“滞涩，阻碍，不流畅。”《辞源》有“滞淫”的记载，解释为“长久停留。滞，废也；淫，久也。”可见脾胃病不仅七情太过与不及的内伤可致，外感六淫以及疫疠之邪亦可滞伤为病，并且“滞”也可以作为一种致病因素侵犯脾胃而为病，临床上具有现代意义的酒毒、糖毒、药毒、癌毒、浊毒、细菌、真菌、病毒等，皆可滞伤脾胃而为病。滞伤脾胃的致病途径是先滞于脾胃，后转化为虚、实、寒、热诸证，虚化则为内伤脾胃的一个方面，也是李东垣《脾胃论》所论的内伤脾胃的主要病理机制。而在临床上还包括实邪阻滞及寒化、热化后滞伤脾胃的区别。根据脾与胃的生理之性和病理之变，概而言之，发病关键在一个“滞”字，滞并非单指一物一事，无论有形无形，凡是能使气血津液运行失常出现瘀阻不通之象皆可归于滞，可见不管是外感寒湿、燥热，还是七情内伤、饮食失调，还包括具有现代意义的病理产物，均可滞伤脾胃，导致了脾阳的亏虚、胃阴的不足。

3 “滞”伤脾胃的实践基础

张仲景将《黄帝内经》中的脾胃理论创造性地发挥应用，构造了以脾胃为本的学术思想，对中医脾胃学说形成和完善起到了承前启后的作用。在《伤寒论》和《金匮要略》中，张仲景对脾胃病的证治做了详尽的阐述。

3.1 《伤寒论》运用六经辨证阐述“滞”伤脾胃临床实践

《伤寒论》确立了六经辨证体系。运用四诊八纲，对伤寒各阶段的辨脉、审证、论治、立方、用药规律等作了系统论述，然而并非仅论外感热病，其中包含了大量的对脾胃病的论治内容，如腹痛、腹中痛、腹满、呕吐、痞、下利等常见的脾胃病症总计在诸条文中出现达二百余处。《伤寒论》中既应用了六经的形式来阐述脾胃病症，同时又使用了辨寒热虚实的方法来论治。其中，虚证主要是寒证，指虚寒滞伤脾胃，包括治脾虚中寒的小建中汤、理中丸、四逆汤，治肝胃虚寒的吴茱萸汤，虚寒下利脓血的桃花汤，以及治脾胃虚营卫弱的桂枝汤。实证则邪滞脾胃之证，因邪实之不同而分治。气滞者，如治肝胃不和之四逆散；脾虚气滞之厚朴生姜半夏甘草人参汤；痰阻气逆之旋覆代赭汤；热壅者，如治阳明气分热盛之白虎汤；胃热气阴两伤之竹叶石膏汤；痰热互结之小陷胸汤；阳明腑热之三承气汤；心下水食燥粪在肠之大陷胸汤；表证未解邪陷阳明之葛根芩连汤；太阳阳明同病之桂枝加大黄汤；胃强脾约之麻子仁丸；寒热错杂滞中者，如半夏泻心汤诸方；饮停者，如治水饮壅里之十枣汤。

3.2 《金匮要略》基于“滞”伤脾胃病机全面阐述其临床辨证体系

在《金匮要略》中专论脾胃的本脏病证有：腹满、寒疝、宿食、呕吐、脾约、下利、黄疸、哕、肠痈、便血等，其证分寒热虚实，治有温凉补泻。虚证多寒，治用温补，如寒饮逆满及脾胃虚寒之腹满、寒饮停胃之呕吐、寒疝等病证，治以附子粳米汤、大建中汤、半夏干姜散、生姜半夏汤、四逆汤等；脾阳虚寒下利者，治以桃花汤、诃梨勒散等；脾阳虚衰，大便下血者，治以黄土汤。实证则因积滞病邪之不同而分治，寒实内结之腹满痛，则以大黄附子汤温下寒结；实热证之腹满、宿食、呕吐、下利、黄疸里热成实等病证，治用承气类、大黄甘草汤、大黄硝石汤等；湿热交阻气机不利之便血、下利、黄疸等病证，治用赤小豆当归散、白头翁汤、茵陈蒿汤等；热瘀互结之肠痈初起，治用大黄牡丹汤；饮停而气机不利，或滞或逆而见心下坚满、呕吐等病证，治用枳术汤、小半夏汤等。

纵览仲景脾胃病证治要，虚者温补为主，实者其治尤丰。脾胃之实邪多寒、热、气、饮、湿，常为外感风寒入里而化，或饮食劳倦、误汗误下内伤脾胃而成。源由相异，病性相似，诸般实邪皆积滞中焦，使气血紊乱而害病。《灵枢·海论》谓：“胃者，水谷之海。”《素问·经脉别论》谓：“饮入于胃，游溢精气，上输于脾，脾气散精。”但使胃能纳入水谷，方可精气输脾，再者脾阴全凭胃气鼓动为之生化，胃阳不衰，脾阴自无邪入。若胃腑滞而不通，饮食难入，则不免脾气因滞而虚，则一身精气皆损。故治脾胃病者，当以仲景先圣之法，以畅通中焦为先，辨虚实寒热而治。

4 “滞”伤脾胃的论治法则

基于“滞”伤脾胃的病因病机，论治法则应从运、消、化三法出发，合治脾胃，明理得宜。

4.1 运法

运者，运动、运输敷布也，运的是敷布于脏腑经络、四肢百骸、筋脉皮骨之精气，运之不足或太过均可滞伤脾胃，脾胃之病不在健补而在运与化，张仲景早已言明，只是后世医家未以重视而已，如《金匮要略·脏腑经络先后病》谓：“四季脾旺不受邪，即勿补也。”根据脾胃的生理特点和病理变化，将运总结为七运之法，即滋运、疏运、升运、通（降）运、和运、健运、温运。

4.1.1 滋运法

滋运法是指通过滋养脾阴来恢复胃强脾弱所导致的脾受约束，无法散精布微的一种治法。《素问·五脏别论》谓：“所谓五脏者，藏精气而不泻也，故满而不能实。六腑者，传化物而不藏，故实而不能满也。”脾为五脏之一，其藏精气是为了更好地输散敷布精微物质，脾所藏的精气充盈，才能更好地发挥散精敷布的功能，如果脾阴亏虚，无以为胃行其津液，胃津耗竭，脾阴生化乏源，就像沙漠缺少水源一样，所以说脾恶湿，更恶燥。胃为六腑之一，传化物而不藏是其生理特点，若藏而不泻，那就是“滞”，滞伤脾胃，百病由生。治疗上以甘寒、甘凉或甘平之品滋运脾胃，则可追溯到汉代，《伤寒论》麻子仁丸、《金匮要略》麦门冬汤就是典型的甘寒运滞、甘平润燥的方剂。后叶天士《临证指南医案》提出：“甘平或甘凉濡润之品。”通过滋养胃阴来滋运脾阴，正如华岫云所谓“胃药坐镇中宫”。吴鞠通《温病条辨》创制了沙参麦冬汤和益胃汤，彰脾之坤静之德，复胃之乾健之运，均意滋运脾胃之滞。

4.1.2 疏运法

疏运法是指治疗脾胃枢机不利或肝脾不和导致诸多主证和或然证的一种治法。因脾主四肢，脾滞气郁，无以运行阳气到达于四肢或肝脾气滞、阳郁于内不能外达于四末，均可出现手足或四肢逆冷。因滞而郁者，治宜四逆散疏肝和脾，透达郁阳，助脾运滞；脾滞影响三焦气机者，治以小柴胡汤舒畅三焦气机，平木疏土，助胃运滞，二者均以中焦脾胃为枢、调整三焦之机，以达疏运脾胃之目的，如《伤寒论》230条谓：“上焦得通，津液得下，胃气因和，身濈然汗出而解。”因脾胃为后天之本，气血生化之源，滞伤上中下三焦，百病由生，方用四逆散和小柴胡汤，健脾胃于疏运之中，脾运健而邪滞化，水谷得分，各循常道，从疏运脾胃入手，不但可以治疗该汤证的主症，而且亦可治疗诸多的或然证。可见疏运脾胃可以治疗因滞而导致的诸多病证。

4.1.3 升运与通（降）运

升运与通（降）法是一组相对的治疗方法。脾胃以膜相连，同居中焦，脾为阴脏，其气主升，胃为阳腑，其气主降，二者互为表里，为机体气机升降出入之枢纽，如《医碥》谓：“脾胃居中，为上下升降之枢纽。”常言说“脾宜升则健，胃宜降则和”，其实脾不在健而在运，而胃亦在于运也。脾气主升，运藏而不泻，禀赋脾气而升，生理上升水谷之精气，而病理上可助胃升浊上逆而化阴火或不升壅食成积阻滞中焦，代表方为补中益气汤，补阳明胃气，升太阴脾滞，化源后天，升提中气，复运升降；胃气主降，纳泻而不藏，承顺胃气之降，生理上降食滞排糟粕，助脾散精下输于胃肠道，病理上胃不降、脾乃滞，精不输散，脾阴不足，邪滞胃腑，代表方为厚朴三物汤，以厚朴为君且倍承气之量，运阳明痞满，降中上实邪，意在降而运之。人身之精气和浊阴亦是升而有降，降而复升，一属生理，一属病理，精气在下，无升运不散，在下滞久便成为痰、毒、瘀等病理产物，滞伤脾胃，变生百症；浊阴应降反随逆气而升，在上逆的过程之滞伤脾胃，亦可导致呕吐、呃逆、吐酸等诸多病症，唯有升运与降运方可使邪有出路。不管邪气影响升降出入的哪一环节，都可滞伤脾胃，影响饮食物的消化、吸收、传输与排泄。

4.1.4 和运法

和者，和其不和也，其意甚广。和运法是指治疗脾胃自身的不和、寒热错杂、虚实夹杂证的一种治疗方法。和法源于《黄帝内经》的和天人、和阴阳、和脏腑、和气血、和营卫、和情志之法，明确提出和完善首推《伤寒杂病论》，将其作为机体疾病向愈达到阴平阳秘，动态平衡的立法原则。《伤寒论》58 条："凡病，若发汗，若吐，若下，若亡血，亡津液，阴阳自和者，必自愈。"若外感、内伤或饮食失节等滞伤脾胃，如《脾胃论》谓："若饮食失节，寒温不适，则脾胃乃伤。"就会出现以中焦脾胃为中心的阴阳不和的诸多表现，代表方为《伤寒论》三泻心汤，调和五脏、调和肝脾、调和寒热、调和脾胃、疏利气血。姜夏味辛可散，参草枣味甘可缓，甘辛并行，运中有升，升而有和；芩连之苦，可燥可泄，运中有降，降而亦有和，脾病治以苦甘、胃病治以辛温，辛开苦降、甘补温通，内补脾阴，外输胃津，壅滞得除，脾胃自和而运之。脾胃和，寒热平，五脏安，无论是因虚而滞，还是因滞而虚，迎刃而解。

4.1.5 健运法

健运是指运用健脾和胃之中药方剂健脾以助运化、养胃以安腐纳的一种治法，代表方为健脾丸。《证治准绳·类方》所载健脾丸由四君子汤加三仙、山药消食化滞，加木香、砂仁、陈皮行滞气宽中脘，黄连、肉豆蔻寒温并行，健运中土，随药性之运而直驱病所而取效。四君子汤是《伤寒论》理中丸衍化而来，易干姜为茯苓，由温中散寒之功转为健运中气之用，以君子之平和，健而不燥，运而不滞，补而不峻，如《绛雪园古方选注中卷》谓："汤以君子名，功专健脾和胃，以受水谷之精气，而输布于四脏，一如君子有成人之德也。"健脾丸不但健运脾胃之虚，而且还可以健运脾胃之寒热，固为治病求本。食积诸邪停滞，来势急骤，为病之标，滞积壅结，腹满不行，焦三仙健而运积，滞邪可除；滞气抟郁，闭塞不通，理气之品健而化气，滞气可散。

4.1.6 温运法

温运法是指运用具有辛温或甘温性能的药物，祛除滞留于脾胃的寒邪的一种治法，以达寒散、阳复之目的，如《素问·生气通天论》谓："阳气者，若天与日，失其所则折寿而不彰。"所温煦的阳气有在脏和在腑的不同，故在临床上有温运胃阳和温运脾阳之别。胃寒者，乃胃中虚寒或肝寒犯胃所致也，吴茱萸汤、良附丸治是用；脾寒者，乃寒邪直中太阴或寒湿滞脾，脾阳不外展，而见脘腹冷痛，大便溏泄，手足不温等症，予以理中汤、大建中汤温运寒湿，仲景云：“理中者，理中焦。”术姜辛温上行以交阳，参草甘缓可益阴，中焦温运，滞寒得解。《伤寒溯源集》谓：“建中者，建立中焦之脾土也。”蜀椒、干姜入脾以温运滞脾之寒，人参益阴以守阳，助温滞寒。

4.2 消法

消者消滞、消导也。消法源于《黄帝内经》，由《素问·至真要大论》记载的“结者散之”“留者攻之”“客者除之”“坚者削之”概括总结而来，属中医治疗八法之一。消法是运用中医中药使气血痰食水虫酒脂瘀等积聚而成的有形或无形之结聚渐消缓散的一种治法。张仲景首次将消法运用于临床，消化或疏导食积或郁滞，代表方乃东垣枳实消痞丸也。《内外伤辨惑论·辨内伤饮食用药所宜所禁》谓：“饮食一伤，若消导药的对其所伤之物，则胃气愈旺，五谷之精华上腾，乃清气为天者也，精气、神气皆强盛，七神卫护，生气不乏，增益大旺，气血周流，则百病不能侵，虽有大风苛毒，弗能害也。”消散解除胃肠的积食、水饮、痰饮等积滞之物，可以减轻或恢复虚之为症，加快促进胃肠的新陈代谢，避免因滞而虚的出现。

4.3 化法

化者，消化、转化也。《素问·刺法论》谓：“胃为仓廪之官，五味出焉……大肠者，传道之官，变化出焉……小肠者，受盛之官，化物出焉。”《素问·五运行大论》谓：“其德为濡，其用为化。”《类经·五气之合人万物之生化》解释为：“万化所归，土之用也……万物充盈，土之化也。”饮食水谷进入胃肠，滞于胃肠，根据体质的不同及滞留的时间长短，有寒化和热化之分，饮食水谷与寒搏结于肠胃者可温而化滞，饮食物与热搏结于肠胃者可清而化之，化法之用一则因势利导，以利邪化；一则化津气，护阴液。《金匮要略·呕吐哕下利病脉证治第十七》第5条谓：“趺阳脉浮而涩，浮则为虚，涩则伤脾，脾伤则不磨，朝食暮吐，暮食朝吐，宿谷不化，名曰胃反。脉紧而涩，其病难治。”磨描述了脾消化水谷的过程，反映了饮食物从固态或半流态化为精微的过程，类似于脾主运化中的化。治疗上方选《丹溪心法》之保和丸，方中山楂善化油腻肉滞，神曲善化酒食陈腐，莱菔子善化面食积滞，半夏、茯苓、陈皮取二陈之意化气滞、痰滞，连翘散脾胃之热滞。

滞伤脾胃理论传承于《黄帝内经》《伤寒杂病论》的经典理论和临床实践，发展了李东垣的脾胃学说，整合了现代的中医脾胃病因病机，弥补其不足。不同的致病因素或致病因素下的病理产物，在脾胃病证的不同季节、不同地域、不同个体及疾病发生发展的不同阶段，均会出现因滞而虚、因虚而滞的病理变化，最终滞伤脾胃，变生百病。从“滞”入手，运滞、消滞、化滞，个体化诊治于脾胃本病及变生他病，为中医的理法提供新的支持。

（白长川）

白长川教授脾胃新论学术思想探析

白长川教授熟谙中医四大经典，私淑各家，善于治疗各种急性热性疾病及脾胃疾病。针对当今脾胃疾病的特点结合临床多年实践积累，逐步形成了自己的脾胃学术思想和临床实践诊疗特色，倡导脾胃新说，创新性地提出“滞伤脾胃”疾病观、“运脾调五脏，和胃畅六腑”的治养观，为脾胃疾病诊疗提供了新的思路和方法，现总结如下，以示同道。

1　提倡滞伤脾胃疾病观

白长川教授认为李东垣生活在南宋偏安，金元混战，盖战乱之时。粮食短缺，脾胃运化无源，无以奉养脏腑，脾胃先伤。脾主肌肉，防卫城池，劳役太过则四体过劳，必伤脾气，且兼食饮不得时，脾胃又复伤。因此，东垣时代的脾胃病的特点可以归纳为“因虚而病”“内伤脾胃，百病由生”，其中“伤”实为脾胃虚衰而来。而当今社会，现代人生活节奏紧凑，工作生活压力激增，人际关系复杂，情绪极易受此影响出现情绪焦虑、心情低落等表现；同时现代人饮食结构发生巨大改变，过食肥甘厚味、嗜酒无度；且当今之人安逸享乐，很少从事体力活动。白长川教授认为当今社会生活环境与古时相异，现代脾胃病的发病规律也亦当与古时不同。在当代社会，脾胃病的病证特点应该是“因滞而病”。饮食、情志、自然社会环境等诸多因素导致积滞脾胃而病，此乃当代脾胃病的发病规律。

1.1　气机升降失调为滞伤的主要病机

白长川教授认为气机升降，诸脏皆有，心肺属阳而必须下降，肝肾属阴而又必须上升，脾胃居中焦，通连上下，斡旋阴阳，为和济水火之机，升降金木之轴，是人体气机升降出入运动之枢纽，五脏生理活动的中心。肝喜调达而恶抑郁，情志不畅则致肝气郁滞，疏泄失职，横逆乘脾犯胃而影响中焦；过食肥甘厚味、嗜酒无度超过了脾胃等脏腑的纳化能力，致使饮食物不能及时腐熟和运化，以致阻滞于内，形成食积，停滞中焦，致脾胃气机郁滞，纳化失常；久坐少动，因“脾主身之肌肉”故“久坐伤肉”亦有伤脾之义，致使气机瘀滞，脾气郁滞而健运失司为患。正如《医圣心源》所言：“脾升肝肾亦升，故水木不郁，胃降则心肺亦降。”白长川教授还强调，脾胃气机升降失调，脾气不升，胃气不降，运化转输无能，则可致水、湿、痰、饮等病理产物形成或进一步堆积。脾胃气机升降不行而纳运失司，日久可致湿邪留恋，内生之湿邪又可困阻脾胃，阻遏其升降形成恶性循环。气滞、食积、血瘀、湿邪、痰饮等，无论有形无形，凡是能使气血津液运行失常出现瘀阻不通之象的皆可归于滞。因此，气机升降失常能出现多种脾胃功能失调的征象，为导致“滞”的主要病机。

1.2 倡导通降导滞为治疗大法

白长川教授认为，胃主受纳腐熟水谷，属腑以和降为顺，邪气犯胃，胃失和降，脾亦从而不运，一旦气机壅滞，则水反为湿，谷停为滞，可形成气滞、血瘀、湿阻、食积、痰结、火郁等。寒则凝而不通，热则壅而失降，伤阳者滞而不运，伤阴者涩而不行，因此在治疗上特别强调一个“降”字，疏其壅塞，消其郁滞，并承胃腑下降之性推陈出新，导引食浊瘀滞下行。仲景之谓“心下痞”，其状“但满而不痛”，即中焦气机停滞为患，治以半夏泻心汤，辛开消心下之痞，苦降泻中焦之滞。李东垣于《兰室秘藏·心腹痞门》亦载五方治痞。细辨李东垣治痞之方，多以消食导滞之法，如消痞丸、失笑丸、黄连消痞丸均有枳术丸之义，消补兼施而联用清热。如消痞丸用人参 4 钱，黄连、黄芩各 6 钱；失笑丸用人参 3 钱，黄连 5 钱；黄连消痞丸用干姜 2 钱，黄连 1 两，黄芩 2 两。推知其义在于，不论虚实之患所致饮食停滞，治当以通降胃肠积滞，开胃使饮食得入为先，饮食停滞易蕴生湿热，治宜苦寒泄热。基于此，对于胃不和降或胆逆犯胃，或胃火上逆，恶心呕吐诸逆不降，白长川教授常用旋覆代赭汤、橘皮竹茹汤、丁香柿蒂汤、温胆汤等方化裁，常用药物如旋覆花、代赭石、丁香、柿蒂、橘皮、竹茹等。遇腑气不通，常取仲景承气之意立法，选用药物如制大黄、望江南，配合予以火麻仁、郁李仁等润肠药物，予以润下通腑泻实，亦即胃宜通降导滞之意也。

2 辨脾胃阴阳，分养脾胃之阴

白长川教授发现浩如烟海的中医典籍中却很少提及脾阴，在论述脾的生理功能时，多言脾阳或脾气的作用，而少提甚至不提脾阴的作用。并且至李东垣专论理脾宜补气升阳，叶天士宗养阴宜柔润胃阴开始，先哲近贤论治脾失健运多遵此法，致补脾不辨阴阳，养阴不分脾胃，混而治之者甚多。时至今日，脾阴学说也没有形成完整的理论体系，包括现行的中医基础教材也未论及脾阴的概念、功能及其理论本质。这无疑违背了阴阳互根互用的理论，致使中医学者产生误解和认识上的偏差。正如《素问·保命全形论》曰：“人身有形，不离阴阳。”五脏六腑皆可分阴阳，脾也可分为阴阳。

2.1 强调脾之濡润作用

白长川教授认为脾阴为脾脏中特定的精微物质，包括藏于脾中之（气）血、阴液和脂膏等，是由中焦水谷精微所化生，是组成和濡养脾脏的特殊物质，是脾脏生理功能活动的重要物质基础，具有运化、濡养、统血等功能。外感六淫、饮食失调、劳倦所伤、情志太过、五脏虚损、误用汗吐下法等皆会导致脾阴虚损，脾脏的生理功能受限，往往可见以濡养不及、运化失职、虚热内生等为主要表现的相关症状。脾阴不足，失其濡润，则有食少纳呆，或食后腹胀，胀不拒按等脾胃运化失司之证；脾阴虚不能为胃行其津液，更见口唇干涩，口干不欲饮，大便干结不爽或先坚后溏，或所食难化；脾阴不能“灌溉四傍”，则皮肤干燥，或形体消瘦，面色淡黄或萎黄；阴虚则热，故手足心热，身烦热，持续低热，舌淡红少津，苔薄脉弦而数等脾阴虚典型见证。正如《灵枢·五邪》曰：“邪在脾胃，则病肌肉痛。阳气有余，阴气不足，则热中善饥。”明确指出脾胃阴气不足，则出现肌痛、四肢不营、善饥等症状。脾胃阴液正常，脾胃健运如常，有形的精血才能源源不断，因此，脾胃阴液是后天阴血和津液的本源。

2.2 倡导甘淡滋脾，阳中求阴

《素问·阴阳应象大论》曰：“土生甘，甘生脾……脾及精不足者，补之以味。”且《素问·刺法论》曰：“欲令实脾……宜甘宜淡也”。故《黄帝内经》所倡脾阴虚的治疗原则以甘法为主，甘味入脾，可滋养脾阴。白教授基于《黄帝内经》这一理论，常用甘淡之白扁豆、生山药、生白术、太子参、茯苓等治疗脾阴不足，甘寒之药石斛、麦冬、玉竹、沙参治疗胃阴不足。白教授强调滋补脾胃阴之甘寒药均可生津，祛除湿气却是滋补脾阴甘淡之药，非滋补胃阴甘寒之药，甘能补之不足，补易生湿，淡可渗之且不滋腻。甘淡法有寓补于泻，补而不腻的功效。这类药大多甘淡平，既无滋阴助湿碍脾之忧，又无温燥助火劫津之弊。同时具备滋阴益气健脾的功效而不腻。尤其山药为补脾阴之要药，《慎斋遗书》云：“凡嘈杂，脾阴不足，山药宜多用。”《本草撮要》云：“山药味甘，入足太阴经，功专健脾，得羊肉补脾阴，得熟地固肾精。”且在用药时常加入人参、黄芪、党参等甘温补脾气之药意寓阴阳同补，使脾温阳而不燥、滋脾阴而不寒。实为切合“善补阴者，必于阳中求阴，则阴得阳助而泉源不竭”（《景岳全书·新方八阵·补略》）之道理。白术为健脾益气要药，而白教授强调在脾阴虚临证中应慎用白术，他认为白术一味，若无湿邪者用之，反致燥竭脾家津液，可损脾阴。《本草经疏辑要》也有相关的论述“温燥伤脾阴的药物主要集中于草部，如草部上篇之白术，若脾虚无湿邪者用之，反燥脾家津液，为损脾阴之药物也”。同时白长川教授认为，脾居中宫，脾胃为后天之本，执中央以运四傍，单纯脾阴虚证较为少见，多与他脏阴虚兼见，在治疗时，益肝阴、养肺阴、固肾阴、滋心阴的同时加上养脾阴之药以滋补五脏之阴，可使气得补，阳气得升，湿气得利，热气得清，则诸症自愈，阴火得息，取得意想不到的疗效。

3 提出运脾调五脏，和胃畅六腑的治养观

《黄帝内经》云："脾者，土也。""土者生万物"，脾病则"五脏不安"。脾胃健运，则气血、阴阳俱荣；脾胃衰，化源乏，则机体各部俱衰。受此启发，白教授认为五脏六腑皆禀气于脾胃，脾为土脏，灌溉四傍，是以五脏之中皆有脾胃之气。并且对五行学说及天人合一理论的深入了研究，指出脏腑系统内部、脏腑系统之间、脏腑系统与人体以及自然界、社会之间，都存在着相互促进和制约的关系，故通过调治脾肺、脾心、脾肝、脾肾可治疗消化系统之外的多种疾病。因此，治养脾胃可防止脏腑病症，即所谓"运脾调五脏，和胃畅六腑"。白教授以脾胃为论治诸内科疾病的核心，将"运脾调五脏，和胃畅六腑"的治养观推及到人体其他系统疾病的辨治中，并认为"腑以通为用"，当通降胃气为先。胃腑属阳以动为之用，升降失常则失其用，亦致脏腑气机失调，但复其顺、降、动、通之用则为其治，"过犹不及"，故不言通胃，而言和胃，谓之"和胃畅六腑"。脾以运为健，以运为补，运脾是对既往治脾多从温补的脾胃学说理论之突破，是对脾胃学说的深入诠释和发扬。

3.1 倡导运脾六法

白教授强调脾胃虚损，常致气滞、痰湿、瘀血、食积等诸邪内生而发展成为本虚标实之证，如果大剂峻补，壅滞气机，则会妨碍祛邪之效，故应当注重补中寓行，运补为宜，并视其虚实之孰主孰次，权宜施治。运者，运动、运输敷布也，运的是敷布于脏腑经络、四肢百骸、筋脉皮骨之精气，运之不足或太过均可滞伤脾胃，脾胃之病不在健补而在运与化。白长川教授遵"脾以升为健，胃以降为和"之旨认为"健脾先运脾，运脾必调气"提出"运脾六法"即健运、通运、升运、温运、疏运、滋运。健运是指运用健脾和胃之中药方剂健脾以助运化、养胃以安腐纳的一种治法，代表方为健脾丸；升运与通运是一组相对的治疗方法。脾胃以膜相连，同居中焦，脾为阴脏，其气主升，胃为阳腑，其气主降，二者互为表里，为机体气机升降出入之枢纽。脾气主升，运藏而不泻，禀赋脾气而升，生理上升水谷之精气，而病理上可助胃升浊上逆而化阴火，或不升壅食成积阻滞中焦，代表方为补中益气汤，补阳明胃气，升太阴脾滞，化源后天，升提中气，复运升降；胃气主降，纳泻而不藏，承顺胃气之降，生理上降食滞排糟粕，助脾散精下输于胃肠道，病理上胃不降、脾乃滞，精不输散，脾阴不足，邪滞胃腑，代表方为厚朴三物汤；温运是指运用具有辛温或甘温性能的药物，祛除滞留于脾胃寒邪的一种治法，以达寒散、阳复之目的，代表方为吴茱萸汤、良附丸；疏运是指理气疏肝，使脾运得利，肝气条达有赖于中土运化，脾脏健旺得益于肝木疏泄，两者相互依赖又相互克制，故治疗脾胃病时，疏肝木就显得尤为重要；滋运是指通过滋养脾阴来恢复胃强脾弱所导致的脾受约束，无法散精布微的一种治法，治疗上以甘寒、甘凉或甘平之品滋运脾胃，方用麻子仁丸、麦门冬汤甘寒运滞、甘平润燥的方剂。叶天士《临证指南医案》曾提出："甘平或甘凉濡润之品。"通过滋养胃阴来滋运脾阴，吴鞠通《温病条辨》创制了沙参麦冬汤和益胃汤，也彰显脾之

坤静之德，复胃之乾健之运，均意滋运脾胃之滞。

3.2 创立胃肠动力中药复方

由于现代社会生活节奏加快，饮食结构改变等诸多因素，胃动力低下发病人群日益增多。胃动力低下常导致功能性消化不良、胃食管反流等症，使人们生活质量受到很大影响。现代医学“胃动力”与胃电、神经、激素、消化液的调控，胃底、胃窦、幽门、十二指肠及肠道的共同协调运动有关。白教授常衷中参西，强调辨证论治是中医的精髓，在精通中医的同时也要掌握现代先进医学知识，吸取现代科学之长，补己之短，并使二者有机地结合起来，逐步树立了以中医为体，西医为用的医学实践观。多年来，白教授致力于消化道疾病的研究，勇于实践，善于总结，开拓创新，积累了大量的临床经验，并从实践中摸索认为现代医学的“胃动力”即是中医的“胃气”，故临床应承顺胃气以治之。根据自己多年实践经验推出中药复方胃动力新药“和胃汤”，药用党参、白术、陈皮、枳实、川厚朴、炒莱菔子等，对功能性消化不良、慢性胃炎等疾病所出现的胃脘胀痛、早饱、嗳气等临床症状有明显疗效。现代研究表明，该方中的党参有抗胃黏膜损伤作用，能调节应激状态下大鼠胃电活动基本电节律的紊乱，抑制胃动力的亢进。亦有研究表明，其对胃底收缩有显著的促进作用；白术、枳实对胃、十二指肠平滑肌有明显的收缩作用，其作用机制与血浆胃动素水平升高有关或与受体有关；陈皮含挥发油，可促进胃肠排泄积气，促进胃液分泌；柴胡、厚朴对平滑肌亦有“双向”调节作用；甘草抑制胃酸保护胃黏膜，解除平滑肌痉挛；半夏、炒莱菔子有促进胃肠蠕动作用。对该方剂进行实验室小鼠胃排空影响的观察，已经看到其对胃在偏抑或偏亢的机能状态下有双向调节作用，对胃排空有量效关系，对小鼠因水杨酸钠而致疼痛有明显止痛作用，同时对饱胀、嗳气、纳呆等症状均有明显改善，能提高患者的生活质量。

脾胃理论是中医学基础理论长河中的重要组成部分，其源远流长、内涵丰富，不可小觑。本研究在总结回顾以往继承工作的基础上，通过临床传承研究，首次全面系统地总结了白教授脾胃病学术思想，并整理了其独具特色的临床经验，以期对临床诊治脾胃病的过程中为广大中医人提供新的思路。

（海　英，白长川）

白长川教授妙用消化系统引经方浅析

引经药理论始创于金元易水学派张元素，他在《医学启源》中明确提出了脏腑经络引经药。如“太阳经，羌活；在下者黄柏，小肠、膀胱也……以上十二经之药也。”以及“头痛须用川芎，如不愈，各加引经药，太阳蔓荆子，阳明白芷……厥阴吴茱萸”。张元素提到两种引经药：脏腑经络引经药和部位引经药。部位引经很直观，来源是历代医家的经验总结，如羌活走上肢、独活走下肢、姜黄走肩臂等。脏腑经络引经则源于归经理论，它滥觞于《黄帝内经》，形成于《伤寒杂病论》的六经用药，明确提出则是张元素的药物“引经报使”之说，后经李东垣、王好古及历代医家的发挥和运用，日趋完善。但医家们基本认可的引经药功能仍为当初张元素提到的几种：①脏腑经络引经：如手太阴肺经药为桔梗、葱白、辛夷；手阳明大肠经为白芷、石膏；足太阴脾经为升麻、苍术等。②部位引经：如牛膝能引药下行，桔梗载诸药之上浮等。③部位和脏腑经络引经结合：这种引经更细致，如张元素治疗头痛的引经药论述。

张元素十二经引经理论认为，某一药物对某一脏腑经络病变有明显的功效，同时在方中又有“引导”的作用，可改变其他药物的归经性能，从而使得全方的药力直达病所。现代研究证明，引经药与现代药学中所论述的某些化学药中引入“载体基因”，以引药直达靶细胞使药物在病处直接发挥作用的说法有异曲同工之妙。引经药能提高用药的准确性，增加病所的有效药量，从而改善疗效，对于临床具有重要意义。因此这一理论备受后世医家推崇。如李东垣、李时珍、尤在泾等诸多医家均对其极力赞赏，遣药治方上深受张氏引经药学术理论影响，建树颇多。

引经药已为大家所熟知，然而提到引经方，历代却鲜有人论及。检索中医近 30 年间的论著，引经方的论述也未见到一篇。其实，当初将药物按归经理论论述的《伤寒杂病论》中的经方就已经是引经方之意。可惜后代医家多着眼于引经药的运用，反而忽略了引经方的更大作用，它们一方面引经，另一方面可以直接治疗该脏腑经络的病变。所以引经方具有不同于引经药的一些特点如下：①引导其他方剂直达病所。②引经方的引经力度更强，部位更广泛，更精确。③甚至能直接揭示出病变部位的中医病理改变，提示医家组方。④直接调整该病变处的阴阳气血脏腑失衡，具有一定的治疗作用，可以直接作为主方使用。因此，其疗效远非引经药所能及。引经方同样可以分为脏腑经络引经方和部位引经方，这方面大量医家的积累经验可以为临床参考，如指迷茯苓丸偏走肩臂处经络，作为肩臂的引经方要比姜黄作用更强。

吾师白长川在临床组方时，每方必用引经方药，他在引经方的选择与辨证应用上，积累了大量的临床经验，尤其是在部位引经方方面，已经形成了自己独特的引经体系，成为其辨证施治中必不可少的一环，为辨证引经。笔者有幸跟师，学有所获，兹将其有关消化系统的引经方总结如下：

消化系统由消化管和消化腺两大部分组成。消化管部分如下：①唇、舌：脾主，足少阴肾经挟舌本，故舌亦属肾。白教授以泻黄散为引经方，细辛为引经药。泻黄散出自《小儿药证直诀》，主小儿脾热弄舌，清脾经伏热，有防风、藿香升散，力偏于上部口腔。白教授以之为引经方并为主方治疗唇炎、舌炎、溃疡辨证属热，重症者常合清胃散；挟有湿者可以甘草泻心汤为主方化湿热，以本方为引；属寒不可用，以细辛引经，辛香入五窍，宣通阳气，可引理中汤直入口唇，因理中汤归脾经，同时为脏腑经络引经方，有引经方、引经药共同定位之意。此为白教授运用引经方一大特点，常用脏腑经络引经方、部位引经方、引经药等数方药共同定位，定位更准确、细致，临床运用，得心应手。再如细辛，如和肾气丸合方，共同定位亦主舌炎、舌溃疡，但肾气丸入肾经，证属肾经虚火上蹿，方意引火归原，不可不仔细辨证。②口腔黏膜、牙龈：胃主，白教授以清胃散为引经方。方出自《脾胃论》，清胃凉血，主胃中积热，方中取升麻入胃经，升散郁热是其特点。白教授以之为引经方，较升麻更得力，治疗牙龈出血、口腔黏膜溃疡、扁平苔癣等辨证属热。此方主胃经气血两燔，若胃经气血不足，牙龈萎缩，则要以补中益气汤，四君子汤等合升麻为引经药，引入牙龈。③牙齿：肾主骨，牙为骨之余，又上牙属胃经，下牙属大肠经，故归阳明、肾所主，引经方取清胃散清宣胃经积热，引经药取骨碎补补肾治疗牙痛，多见牙痛绵绵、牙齿松动，辨证合六味地黄丸或肾气丸等肾经方药。④腭、咽峡、扁桃体、咽部：此处为肺、胃与外界交通的门户，归肺、胃所主，肾经从肺而上循喉咙，咽部亦属肾。引经方取银翘散、上焦宣痹汤（均出自《温病条辨》），麦门冬汤，引经药取桔梗、生甘草、半夏、马勃、木蝴蝶、玄参。银翘散辛凉透表，利咽止咳，是咽部肿痛实证的引经方并为主方；若咽部肿痛偏于湿郁，咽部气机不利，以上焦宣痹汤宣化湿气。这两方同属于肺，一方主热郁，另一方主湿郁，当辨证而选取。麦门冬汤主肺胃阴虚，虚火上炎，灼伤咽部。桔梗、生甘草主咽痛，寒热均可引用；半夏主痰湿，咽部病症属寒多用，若属热，必以主方清热养阴为主；马勃清热解毒，为咽部实热引经药；木蝴蝶行气利咽，咽部热证、气滞可用；玄参入肾，能消咽喉之肿，退无根浮游之火，属寒证不可用。总之，咽部为外界与人体的交通之处，寒热虚实见证多端，引经方药略多，当仔细辨证。⑤食管第一狭窄：体表标志位于第六颈椎体下缘，归胃主，引经方取半夏厚朴汤，引经药取紫苏梗、枇杷叶。因为此处为口腔吞咽食物、液体、气体所经第一处狭窄，故痰气易于此处交阻为患，半夏厚朴汤理气化痰降逆，偏于解此处气、液凝结。紫苏梗偏于行气滞，枇杷叶偏于降气。引经方说明该处中医病理为痰气交阻，实证。白教授以此方为食管第一狭窄处病变主方并引经方。⑥食管第二狭窄：体表标志位于第四、五胸椎平面，胃主，引经方取颠倒木金散（《医宗金鉴》，疗胸痛之方）、启膈散（《医学心悟》）。颠倒木金散主气、血凝滞；启膈散主噎膈症，润燥降气，开郁化痰，针对阴液不足，痰气郁结而设。此处引经方也说明该处中医病理为气、血、痰瘀滞，日久经络不得濡养，实证夹虚，故多方不愈。⑦食管第三狭窄：体表标志位于心窝处，归胃所主。引经方取旋覆代赭汤、丁香柿蒂汤（《症因脉治》）。旋覆代赭汤主胃气虚，痰气不降，上犯食管第三狭窄；丁香柿蒂汤主胃气虚寒，胃失和降，以寒为主可为引经方。此处中医病理存在气虚、痰饮、气逆。食管两个主要功能：一是推进食物和液体由口入胃；二是防止吞咽期间胃内容物反流。食管功能归胃气所主，总以向下传送为主，故气逆是其病因病机的根本，以上三方半夏厚朴汤、启膈散、旋覆代赭汤是白教授最常用的治疗食管病变的联合方，共同具有行气降气，化痰散结的作用，可以说与食管的功能息息相关，无论是食管括约肌痉挛、食管炎、食管裂孔疝、还是 Barratt 食管，白教授均以此三方联合，作为治疗的引经方并为主方，协同其他的主方共同起效，故此三方联合是为食管全程的引经方，辨证无论属于寒热虚实均可用，适当加减并以主方调整偏颇，适用于食管的一切病症。⑧贲门、胃底：归胃所主，引经方取小陷胸汤，主痰热互结。橘皮竹茹汤，主胃虚有热，气逆不降。贲门失弛缓症，多有水液停留胃部症状，顺气化饮为先。⑨胃体：为胃蠕动、研磨食物之处，胃主受纳，脾主运化。胃属于腑，根于脾脏，胃蠕动的动力来源于脾气，故胃体归脾、胃共同所主。引经药取鸡内金、焦三仙、炒莱菔子，均属于消食导滞药物，入胃经。此处引经方有所区别：苓桂术甘汤，主水饮内停于胃，有胸胁支满、目眩心悸、短气而咳等症；枳实消痞丸（方出自《兰室秘藏》），主脾虚，寒热互结，气壅湿聚于胃。以上两方属胃，为胃受纳不当而先病，以祛实为先。六君子汤，主脾气虚弱，胃动力不足，胃体蠕动无力，为脾运化不及而后病，补脾气为先。白教授认为，脾胃功能二者一体，统一于胃动力。若胃长期超负荷受纳水液、食物则脾运化功能必然受累，出现脾气或脾阳、脾阴受损，进而无力为胃提供动力，胃蠕动更慢，形成恶性循环。可以说“滞”是始动因素，胃内长期积滞成为脾伤之本。白教授常提“因滞而虚”，滞为胃内停滞，虚即脾虚，脾伤而胃动力受损是现代胃肠病的根本，故白教授在治疗胃动力不足时必以六君子汤合以上 5 种消食导滞引经药同用，引入胃体部，脾胃同治，治疗如各种胃炎、胃溃疡、功能性消化不良、胃黏膜脱垂、胃轻瘫等，属于胃体部病变。⑩幽门：归胃所主，引经方取通幽汤（《兰室秘藏》），原方主“幽门不通，上攻吸门，噎塞不开，气不得下，大便艰难，名曰下脘不通。”可知亦主胃气不降。⑪十二指肠：归脾所主，引经方取小建中汤、理中汤。此处为脾散精之处，主津液，营养的吸收，脾阳气生发于此，故属脾。小建中汤补脾主方，阴阳双补，临床以小建中汤主治十二指肠溃疡报道很多，十分有效可靠。理中汤足太阴脾之主方，主虚寒，十二指肠主于脾而偏于脾阳，故引入此处。此处中医病理多虚寒。⑫空肠、回肠：归脾所主，引经方取参苓白术散（方出《太平惠民和剂局方》）、分水神丹（自《傅青主男科》）。此处主津液、营养的吸收，脾为胃行津液之处，脾阴亦得濡养，故偏主于脾阴。小肠的泌别清浊功能正常，则二便正常。反之，则大便稀薄而小便短少。故腹泻不可不注意小肠功能失调，以参苓白术散引入此处，甘淡育阴，并为主方健脾气、补脾阴；分水神丹则着重改善小肠的泌别清浊功能，渗利脾湿为主。白教授也常用（清）胡慎柔的养真汤滋养脾阴，方以四君子汤、生脉散加生山药、莲肉、白芍、黄芪而成，补而不燥，滋而不腻，能生津化液又不碍脾运（此方非引经方而为补脾阴的主方）。以上脾气、脾阳、脾阴分论并非指脾气存于胃而脾阳、脾阴分归小肠，脾阳、脾阴同样存在于胃部发挥作用，三者缺一不可，如脾约证是指胃热肠燥，津液受伤，使脾不能行津液而发病，日久营血不足。空肠、回肠属于脾为胃行津液之处，脾阴得养也易伤，然脾阴同样可伤于胃部、十二指肠，形成脾约证，日久导致脾阴虚，养真汤同样有效。麻子仁丸证为胃热伤津，胃肠津液不足而脾无所行导致的暂时脾阴不濡，并非是脾虚偏于脾阴所致，故不为补脾阴方剂，方归于胃，缓下热结之意，也非补益之剂，故不是补脾阴的主方，也不是补脾阴的引经方。六君子汤证、理中汤证、参苓白术散证同样都可见到腹泻，然发生部位，机制均有不同，临床不可不查。⑬盲肠、结肠：归胃所主，主津液吸收，此处津液不足则出现便秘。引经方取大承气汤、麻子仁丸、增液汤、济川煎，引经药非大黄莫属。引经方分阳明腑实证，津亏证，肠胃燥热、津液不足证而用。大承气汤是峻下热结的主方，麻子仁丸可作为缓下燥热的主方，同引入此处，可知，仲景言“浮则胃气强，涩则小便数，浮涩相搏，大便则硬，其脾为约”及“胃中必有燥屎五六枚也”并非指胃而言，乃是统指阳明，部位则在阳明大肠处。⑭直肠、肛门：胃主，引经方取木香槟榔丸、补中益气汤。此处为胃肠气机升降之末端，白教授常以补中益气汤联合槟榔引经，配合化湿行气药物治疗因直肠部气机升发无力导致的直肠黏膜脱垂症，经西医用药无效或手术后再发者，屡用屡效。临床有湿秘（白教授归纳为便秘的一种，因胃肠湿滞而导致便秘）一症，见数日一便，便而黏滞不爽，便后黏厕等，白教授以木香槟榔丸为主方治疗，认为“治湿秘不在燥湿，而在行气导滞”，其理同芍药汤治疗湿热痢疾中的里急后重症一致。

白教授另有消化管壁（除口腔和咽）由内向外黏膜、黏膜下层、肌层及外膜四层的引经方及药味，如儿茶、海螵蛸引入黏膜，失笑散和丹参引入黏膜下层，莪术、桃仁引入肌层、外膜等，形成一套对于消化管全程立体的引经结构，可谓是细致入微，为中医消化系统乃至各个系统疾病的治疗奠定了中医靶向治疗的基础，为现代中西医结合的一大创举。如能在消化系统及各个系统疾病的治疗中，熟悉并灵活地沿用这些引经方，就可以将主方的力量完全作用到局部患处，做到有的放矢，从而达到事半功倍的效果。

（曹　魏，白长川）

白长川教授论“治胃勿伤脾”

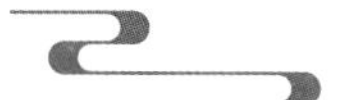

脾胃为后天之本，气血生化之源，气机升降出入之枢纽；二者同居于中焦，而功能不同。脾喜燥恶湿，胃喜润恶燥；脾升则健，胃降则和；脾以阳气为主，胃以阴津为要。《伤寒论》中“辨阳明病脉证并治”与“辨太阴病脉证并治”两篇，分而论之、分而治之。后人多提倡脾胃同调，如巢元方在《诸病源候论·脾胃诸病候》载：“脾者脏也，胃者腑也，脾胃二气相为表里，胃受谷而脾磨之，二气平调则谷化而能食。”李东垣也强调：“善治病者，惟在调和脾胃。”说明脾胃既相辅相成，又相反相成。辨治脾胃病，应分治有别，用药有度，关键在于二者之平调；所谓治胃不离调脾，治脾不离养胃。由于脾胃具有相反的属性，若临床治疗胃病没有兼顾脾的特性，常常导致治胃伤脾。

1　清胃泻火药，过则伐脾阳

张仲景在《伤寒论》中早已明示：“太阴为病……设当行大黄芍药者，宜减之。”这告诫医者对于脾虚之人，苦寒类药物（如大黄）应不用或慎用。近人多脾胃分论而混治，趋同西医病名而脾胃不分，用药不明纳化升降、寒热补泻。如关于胃炎的治疗，有些医生主张按“胃痈”论治，将炎症与胃火证进行对应，使用大量的清热泻火药。此类药物大多苦寒，用量过大或用时过长，均可导致治胃伤脾、损及脾阳的情况。胃火亢盛只是为胃炎的一个证型，除此以外，还有脾胃虚寒、肝胃不和以及寒热错杂等证，其中以寒热错杂、脾胃同病者居多，故不可偏执现代医学之“胃炎”而忘乎“脾主健运”的中医理论。

元代医家罗天益在《卫生宝鉴》中专列“滥用苦寒药辨”及“妄投药戒”等篇，告诫医者不可不辨虚实而妄用苦寒攻下法。正如仲景所云：“伤寒呕多，虽有阳明病，不可攻之。”因此，白教授主张在治疗胃病过程中，苦寒药的用量不宜过大，应中病即止，务必避免克伐脾阳、伤及脾之温运功能。

2 温胃散寒药，过则伤脾阴

胃寒分虚实，而其中之虚寒大多与脾虚并见。针对胃寒之证，有些医家不分虚实，大量使用温胃药物。此类药物大多辛温燥热，最易劫阴，用量过大或用时过久，容易引起脾阴虚证。《伤寒论》载："趺阳脉浮而涩，浮则胃气强，涩则小便数，浮涩相搏，其为脾约。"若脾阴不足，不能润养胃气，则胃之燥气偏盛，以致胃强脾弱。脾约之后，脾阴亏虚，不能为胃行津液于肠，从而出现大便难。明代王纶曰："近世论治脾胃者，不分阴阳气血，而率理脾胃，所用之药，又皆辛温燥热，助火消阴之剂，遂致胃火愈旺，脾阴愈伤。"缪希雍也指出："胃气弱则不能纳，脾阴亏则不能消，世人徒知香燥温补为治脾虚之法，而不知甘凉滋润益阴之有益于脾也。"故而，临床运用温胃散寒之品，当勿过之而伤及脾之滋运。白教授在临床使用温热药物的同时，常常配伍沙参、麦冬等滋阴之品，以免辛温燥热药物劫伤脾阴。

3 理气导滞药，过则耗脾气

胃主受纳，为传化之腑，喜通降而恶壅滞。如脾失健运或枢机不利，则会导致传化失调、升降失司、郁滞自生，此时需要用导滞降气之法。但临床中须分郁滞之虚实，是因虚而滞，还是因滞而虚。如果不辨虚实，见有郁滞之症状即用理气导滞药，有时会犯"虚虚"之戒。这是因为有些消导药（如莱菔子、槟榔）久用或用量过大容易耗伤脾气，对于因虚而滞的患者，会使脾虚更重或引发脾气下陷。

张元素强调治疗脾胃病应慎用攻积之峻药，主张以扶正为主，祛邪为辅，亦即"养正积自除"。他在《内外伤辨惑论·卷下·辨内伤饮食用药所宜所禁》中指出："峻利药必有性情，病去之后，脾胃安得不损乎？"白教授临证对于脾虚气滞食停之痞满证，变《金匮要略》枳术汤为枳术丸，并加重白术的用量，以补养脾胃为主，补中兼消，从而不伤脾之健运功能。

4 活血化瘀药，过则损升运

叶天士《临证指南医案》云："大凡经主气，络主血，久病血瘀；初为气结在经，久则血伤入络。"张景岳云："久痛者多虚，暴病者多实。"白教授认为胃病日久，多瘀且必夹虚，瘀在胃而虚在脾；活血药多为味苦气浊之品，苦主沉降，脾弱者慎用，有滑肠之弊。如当归辛润苦降，活血滑肠。脾气受伤，轻则中气不足，运化无权；继则中气下陷，升降失司；再则伤及脾阳，虚寒内生。正如《素问·生气通天论》所云："味过于苦，脾气不濡，胃气乃厚。"陈念祖《时方歌括》中丹参饮原方主治气滞血瘀心胃诸痛，为了防止丹参活血伤脾，以砂仁佐助。白教授在治疗胃炎、胃及十二指肠溃疡时，如患者病程较长，常喜用赤芍药、没药等活血药物，同时配伍桔梗、柴胡、黄芪等升提中气的药物，以固护脾之升运。

5 益胃养阴药，过则滞脾气

益胃养阴药，质滋多黏腻，易助脾湿，阻遏气机，内伤脾运。脾伤不能为胃行津液，聚而成湿，留则为饮，停则为痰，甚则水气病生焉。叶天士在《临证指南医案》中指出：“脾胃体用各异，太阴湿土，得阳始运；阳明燥土，得阴自安，以脾喜刚燥，胃喜柔润也。”故白教授认为，对于胃阴虚的治疗，一定要注意健运脾土，若滋补过甚容易导致腻膈，即补而滞气，出现腹胀、纳呆等症状，因此对于有些滋阴药物（如黄精）一定要慎用。《本草便读》中说：“黄精，为滋腻之品，久服令人不饥，……恐其腻膈也。”此外，熟地黄、阿胶用之过久也会产生腻膈滞气之弊。

6 治胃西药久服，过则脾失健运

西医抗幽门螺杆菌药物（如甲硝唑等）、质子泵抑制剂（如奥美拉唑等）是治疗胃炎的常用药物，部分患者服用后出现恶心、食欲不振、胀气、腹泻或上腹痛等症状，其相当于中医之脾虚不运、食滞内停，为典型的“治胃伤脾”。对于此类患者，白教授临证常运用一些健脾化滞中药，如党参、黄芪、陈皮、莪术、厚朴、枳实、炒山药、鸡内金等，以取“治胃健脾”之效。

7 结语

上述几种情况均属临床常见的“治胃伤脾”现象。白教授认为临床治疗胃病，在辨证准确的前提下，还要兼顾脾胃各自的生理特点和病理特征，注重脾胃功能的协调平衡，包括升降、寒热、消补、润燥等；在治胃的同时兼顾调脾，注意“治胃勿伤脾”。如在寒凉清泄的处方中配以温热药，在通降导滞的处方中配以升散药，在滋养胃阴的处方中配以香燥药，在攻下消积的处方中配以补益药，可避免单一治法的偏颇而导致“治胃伤脾”。另外，要掌握用药的度和量，以确保脾胃功能的平衡协调，保护胃气，则有利于疾病的治疗。

（张天奉，白长川）

中医辨证论治霉菌性食管炎

霉菌性食管炎，亦称白色念珠菌食管炎，是由于白色念珠菌侵入食管黏膜而引起的溃疡性伪膜性食管炎，患者临床表现常与食管黏膜损害程度相关，出现咽痛、吞咽困难和吞咽痛，有时伴胸骨后痛，并有较多患者并无食管相关症状，而表现出无特征性的上消化道症状，临床易误诊及漏诊。霉菌性食管炎一般只限于机体免疫力低下，抵抗力不足者，或者见于上消化道直接损伤，长期大量使用抗生素，细胞毒性药物，激素和免疫抑制剂，长期大量使用强力抑酸药物等患者，特别是喜欢食用腌卤食品和直接食用冷藏冷冻食品的患者更易并发此病，近年来本病呈明显上升趋势。西医治疗除尽可能去除病因外，多选用抗真菌药物口服，虽有较好的杀灭真菌作用，但在基础疾病无法去除时仍颇难有效或易于复发，甚至可能产生耐药性。

霉菌性食管炎为现代医学病名，在中医学上属于“噎膈”“胸痹”“胃痛”等范畴，其病因主要为饮食药毒所伤，七情内伤，年老体衰。

1 饮食药毒所伤

嗜酒无度，过食肥甘，恣食辛辣，助湿生热，酿成痰浊，阻于食管、贲门，或津伤血燥，失于濡润，使食管干涩，均可引起进食噎塞疼痛。饮食过热，食物粗糙发霉，服药不当，药毒所伤，既可损伤食管脉络，又可损伤胃气，气滞血瘀阻于食管、贲门，而成本病。如《临证指南医案·噎膈反胃》曰：“酒湿厚味，酿痰阻气，遂令胃失下行为顺之旨，脘窄不能纳物。”又如《医碥·反胃噎膈》曰：“酒客多噎膈，饮热酒者尤多，以热伤津液，咽管干涩，食不得入也。”

2 七情内伤

七情因素中，以忧思恼怒多见。忧思伤脾则气结，脾伤则水湿失运，滋生痰浊，痰气相搏；恼怒伤肝则气郁，气结气郁则津行不畅，瘀血内停，已结之气，与后生之痰、瘀交阻于食管、贲门，使食管不畅，久则使食管、贲门狭窄，而成本病。如《临证指南医案·噎膈反胃》曰："噎膈之症，必有瘀血、顽痰、逆气，阻隔胃气。"再如《医宗必读·反胃噎塞》曰："大抵气血亏损，复因悲思忧恚，则脾胃受伤，血液渐耗，郁气生痰，痰则塞而不通，气则上而不下，妨碍道路，饮食难进，噎塞所由成也。"

3 年老体衰

年老体衰，脾肾亏虚，脾虚则运化失常，痰湿凝聚，肾虚则精血渐枯，食管失养，干涩枯槁，发为此病。如《医贯·噎膈》曰："惟男子年高者有之，少无噎膈。"又如《金匮翼·膈噎反胃统论》曰："噎膈之病，大都年逾五十者，是津液枯槁者居多。"若阴损及阳，命门火衰，脾胃失于温煦，脾胃阳虚，运化无力，痰瘀互结，阻于食管，亦成本病。

中医学认为，本病之病位在食管，归胃气所主，总属本虚表实之证，病因以饮食药毒所伤，七情内伤，年老体衰为主，且三者之间常相互影响，互为因果，共同致病，形成本虚标实的病理变化，病机为脾胃亏虚，肝胃失和，气机郁滞，痰浊内生，蕴而化火、化腐，以致吞咽疼痛不利，胸膈及胃脘闷痛烧灼不适诸症。

4 病案举例

患者，男，52 岁，2017 年 3 月 11 日初诊。主诉：胃脘痛半年。现病史：近半年来反复出现胃脘部疼痛，呈隐痛，饥饿痛，进餐可改善，无反酸、胃灼热，肠鸣，便溏，遇凉则欲排便；平素烦躁郁怒，善太息，口干，尿黄，舌暗红苔白厚腻，脉弦细。查体：腹平软，中上腹胃脘处压痛，无反跳痛，墨菲氏征阴性，肝区轻叩痛。辅助检查，胃镜：霉菌性食管炎，慢性浅表性胃炎（中度），十二指肠炎。幽门螺旋杆菌检查：阳性。彩超：空腹胆囊壁增厚（0.4cm）。西医诊断：①霉菌性食管炎。②慢性浅表性胃炎。③十二指肠球炎。④慢性胆囊炎。中医诊断：胃脘痛，土虚木乘。治法：健脾祛湿，疏肝理气。处方：四君子汤合三合汤化裁：党参 25g，茯苓 50g，炒白术 20g，炙甘草 15g，炒白芍 20g，香附 15g，乌药 15g，川楝子 10g，延胡索 15g，黄芪 20g，薏苡仁 50g，防风 15g。水煎服，日 1 剂，早晚各 150mL 温服。

总览该例，其证候主要有两个方面，一是以饥痛食缓、畏寒便溏等为主的脾虚之象，苔厚腻即湿盛之征；二是以郁怒烦躁、善太息等为主的肝气郁滞之象，兼口干、尿黄即气郁化热之征。据此该患病机之根本在于土虚木乘，故初诊着重健脾祛湿，疏肝理气。方以四君子汤益气健脾，以自拟三合汤（芍药甘草汤、青囊丸合金铃子散）疏肝理气止痛，加黄芪、薏苡仁以助健脾益气化湿，加防风而呈痛泻要方之义。

二诊：服药 14 剂后，胃脘痛减轻，发作次数减少，情绪改善，便溏每日 1 次，舌暗红苔白腻，脉弦细。处方：前方加柴胡 15g，黄芩 10g，山药 20g。脾虚湿盛已有所改善，郁滞之肝气亦舒，此时方加柴胡、黄芩，加强理气清热之力，而无耗气之忧，并加山药以助健脾化湿之效。

三诊：服药 14 剂后，胃脘痛明显减轻，近 1 周发作 1 次，情绪舒缓，便不成形，1 次 / 日，舌暗红苔白略腻，脉弦细。处方：前方去黄芩，加莪术 15g。肝郁脾虚明显改善，热象不显，故去黄芩，此时方加用莪术，不虑其破气伤血，乃取其行气破血之功，以改善微循环障碍，促进黏膜修复。诸药合用，理气不耗气，健脾不滞脾，化湿通瘀，祛邪生新，故使病愈。再服 14 剂，诸症均消，舌脉如常，嗣后 3 个月复查胃镜示轻度慢性浅表性胃炎，霉菌性食管炎痊愈。

白教授认为，中医以辨证为治病之依据，虽然对于一种疾病的总的病机判断相似，但由于个体素质的不同，其气血、阴阳、寒热以及脏腑虚实的不同，其病机亦有些许差异。本病乃虚实夹杂为患，气虚、脾虚为本，痰湿、肝郁为标，中医辨证施治需从扶正和祛邪两方面着手。《黄帝内经》："真气从之，精神内守，病安从来"，"正气存内，邪不可干"。就本病而言，霉菌作为致病因子、攻击因子即是发病之"邪气"，食道黏膜的屏障功能、再生能力则是御病之"正气"。因此，扶正祛邪应为本病之治则所在，对于本病的中医辨治需注意以下几方面。

5 论证

5.1 脾虚与肝郁

该患者为土虚木乘之证，张仲景言："见肝之病，知肝传脾，当先实脾。"况此脾虚木犯，故当以补脾益气为先，疏肝理气为辅。因此首诊之时，处方以四君子汤为主方，方中党参易人参为君，甘温益气，健脾养胃；臣以苦温之白术，健脾燥湿，加强益气助运之力；佐以甘淡茯苓，健脾渗湿，苓术相配，则健脾祛湿之功益著；使以炙甘草，益气和中，调和诸药；四药配伍，共奏益气健脾之功，现代研究也发现四君子汤具有显著的增强免疫作用。疏肝理气之法为辅，因四君子补气在前，故理气则不虑耗气，方用三合汤。其中青囊丸为《串雅》所载，言之"游方之祖"，功可理气解郁，行气止痛；金铃子散素有疏肝泄热，活血止痛之功效；芍药甘草汤中芍药酸寒，养血敛阴，柔肝止痛；甘草甘温，健脾益气，缓急止痛。二药相伍，酸甘化阴，调和肝脾，有柔筋止痛之效。此三合汤以"胃痛"为切入点，三方均有止痛之功，青囊丸、金铃子散偏于理气止痛，芍药甘草汤侧重缓急止痛，既有疏肝理气之效，也有柔肝养阴之功，故不忌香燥伤阴。青囊丸偏温，金铃子散偏凉，凉温共用而药性中正和缓。辅以黄芪加强补气之功，防风辛能散肝郁，香能舒脾气。

5.2 升清与降浊

本病之治以脾胃为核心，脾胃互为表里，二者纳化相协，共同完成对饮食物的吸收、转化。同时，脾胃位于中焦，二者升降相合，为一身气机之枢。治脾胃者，不可不明升降之理。

本病治以健脾益气为本，更需升清，方能使精微输布周身乃至受邪之处以御邪，故首诊用黄芪不仅有补气更有升气之功。首诊用防风，二诊用柴胡更取风药升发、向上之特性。若言升清，不离降浊。二诊之时脾虚湿盛已有所改善，郁滞之肝气亦舒，加用柴胡、黄芩，柴胡升清阳，黄芩降浊火。二药相合，升清降浊，调和表里，和解少阳。

5.3 祛湿与化瘀

肝郁脾虚为病机核心，本虚标实，虚实夹杂为病机特点。脾虚不运，痰湿内生，肝气郁滞，血瘀不行。痰瘀为病理产物，也是致病因素之实邪。在扶正的同时，施以祛邪之法，方为标本同治。健脾即可祛湿，首诊即以大剂量薏苡仁利水渗湿，而理气之药则兼有活血之功。嗣后正气充盛之时，以莪术行气破瘀，方不会有伤正之弊。

故言中医治病，辨证足矣。本病虽有霉菌致病，但不表现食管症状，以胃脘痛为主症，以症测证，辨证施治，拟定理法方药，以复脏腑气血之常。故不用所谓抗真菌中药，如苦参、土茯苓、黄柏等，而病愈。

（李翌萌，白长川）

湿秘的辨证及直肠前突的治疗经验

湿秘是便秘的一种类型，目前尚未被广大医务工作者认识，然而，在古代宋朝时期已有记载。所谓湿秘，是指大肠传导功能失常，导致大便秘结，排便周期延长；或周期不长，但粪质干结，排便艰难；或粪质不硬，虽有便意，但便出不畅的病证。

直肠前突（Rectocele，RC）是指直肠前壁成囊带状突向前方，并且囊带深度＞0.6cm者，又称直肠前壁膨出，是排便困难的主要因素之一。RC 所导致的便秘的特点：患者虽大便困难但不干燥，便意频频而排不，小腹胀满、肛门下坠。排便困难主要由于用力排便时腹压增高，粪块在压力的作用下冲向前突处，停止用力后粪块又被挤回直肠而造成。由于粪块积存在直肠内，患者即感下坠，排便不尽而用力努责，结果腹压进而增加，使已松弛的直肠阴道膈承受更大的压力，从而加深前突，如此形成恶性循环，少数患者需在肛周、阴道内加压协助排便，部分患者有便血及肛管疼痛。

大凡湿邪伤人，不逾三条，一者久居沿海湿地，湿邪外受，内蕴肠道，《素问·至真要大论》曰：“湿淫所胜……大便难”；其二，饮食失调，过食肥甘，内生痰湿，阻滞肠道之气机；其三，情绪不畅，脏腑功能失常，则气结湿停，（清）石寿南《医原》中说：“思虑过度则气结，气结则枢转不灵而成内湿。”以上三者致使痰湿之邪，滞碍大肠气机对粪便之传导。湿性黏滞重浊，故而大便黏滞不爽，排出困难，肛门重坠。湿邪困脾，必伤中气；久服减肥泻下之剂，更致脾胃气虚，推动无力，加之临厕久蹲努责，耗伤中气，而气逾虚则气逾滞。湿停气滞兼杂气虚，互为因果，恶性循环，缠绵难愈。

湿为阴邪，影响脾之运化功能，水谷糟粕并趋一窍而下，病当溏泄，此乃常理。湿秘是湿邪阻滞了胃肠气机的升降运动，影响了大肠气机对粪便的推动及传导，因而致秘。正如《景岳全书》中说：“湿岂能秘，但湿之不化，由气之不行耳，气之不行，即虚秘也。”湿邪致秘，古已有之。《济生方·大便门》：“夫五秘者，风秘、气秘、湿秘、寒秘、热秘是也。”《古今医统大全》说：“湿秘者，湿热蕴结，津液不行而秘涩也。”虽名湿秘，非湿致秘，乃湿邪滞气，气之不行，推动无力所致，正如清·陆子贤所谓：“湿病气机必滞”，故湿滞乃湿秘病机。气为生命原动力，气行则湿化，六腑以通为用，大肠传导全赖气之升降，气行则便通，故化湿必先畅达气机。再者脾运则湿化，健脾也有助于化湿。《黄帝内经》云：“谨守病机，各司其属。”中医辨证论治的核心是抓病机、认主证，针对病机确定治疗法则。见湿化湿是病因治疗，见秘治秘是对症治疗，化湿浊调气机是病机治疗。见湿不治湿，理气健脾湿自化；见秘不治秘，脾健气行便自通。

目前西医多采用保守治疗，不主张采用峻泻剂和灌肠。强调三多，多食粗制食品和富含纤维的水果蔬菜；多饮水，每日总量达 2000～3000mL；多活动。通过 3 个月的治疗，症状会有一定的改善，疗效不明显者可考虑手术治疗，但手术效果多不佳。

中医中药辨证施治对该病有很好的疗效。临证以升降导滞汤化裁治疗，方由黄芪、党参、枳壳、厚朴、莱菔子、瓜蒌、乌药、槟榔、升麻组成。方中黄芪补气利湿、升举阳气，可用至 50～100g；党参健脾益气，正如《本草正义》所说：“党参健脾运而不燥，滋胃阴而不湿……鼓舞清阳，振动中气。”枳壳利气通塞，《本草纲目》云：“枳壳利肠胃……大肠秘塞、里急后重，又以枳壳为通用。”现代多用于脏器下垂之证，以增强益气升提之作用；厚朴化湿下气宽肠，湿在大肠可引而导之，病重者少佐大黄仿承气汤以承顺胃气；莱菔子顺气化滞，用量在 50～75g，替代大黄久服且无伤正之弊，《医学衷中参西录》中说：“能顺气开郁，消胀除满，此乃化气之神品，非破气之品。”瓜蒌入大肠，利气散结开痹，故《本草纲目》云：“利大肠”也；乌药快气宣通，疏散凝滞；槟榔下气破滞，缓泻以通便，《济生方》中一味槟榔散，“治肠胃有湿，大便秘涩”；升麻升清，佐参、芪以升清阳而降浊阴，用量不宜过大，应把握在 5～12g，以防升提太过。湿秘之湿，非化湿药所宜，因其辛温香燥，耗气伤阴，对便秘者不可多用。方中仅用一味治疗湿阻的要药厚朴，既可化湿浊、行无形之滞气，又可清除肠胃中有形之粪便积滞。现代药理研究诸药均有调节胃肠运动，加强肠管收缩的作用。总之，上方配伍，补中有泻，泻中有补，补泻相得；升中有降，降中有升，升降相济，诸症悉除。

典型病例：女，50 岁。服用减肥药物 4 年余，停药后便秘。大连大学附属医院排便造影：直肠前突。前期投以增液汤、润肠丸加减不效，改服黄芪汤后虽略有好转，但效果不佳，故而来诊。大便 2～3d 1 次（口服大黄茶或芦荟胶囊维持），大便不干但排出困难，黏滞不爽，便条变细，便不尽，肛门下坠感，面色不华，头昏沉重，脘腹胀满，纳呆，舌淡红，边有齿痕，苔白腻，脉沉弦细。诊断：湿秘（RC）。辨证：脾虚气滞，痰湿内阻。治法：健脾益气升清，行气化湿降浊。方药：黄芪 50g，党参 25g，枳壳 25g，厚朴 15g，升麻 5g，莱菔子 50g，槟榔 20g，瓜蒌 35g，乌药 15g，酒大黄 6g。每日 1 剂，常规水煎服。嘱其多饮水，多食蔬菜、水果，多运动。药渣复煎坐浴，并做提肛锻炼。每日清晨定时如厕，停服大黄茶和芦荟胶囊。二诊：服上方 7 剂后，纳增，大便渐通畅，便前腹不适，肠鸣急迫欲便，便后肛门下坠感，矢气，舌淡红，苔白腻，脉弦细。上方去酒大黄，黄芪加量至 75g，升麻加至 10g，加生木香 5g。继服 14 剂。三诊：服上方后，每日清晨如厕可通畅排便，便前腹不适、肠鸣消失。唯感便后不尽，肛门下坠，上方槟榔减为 15g，瓜蒌减为 20g，乌药减为 10g。继服 14 剂。四诊：诸症悉除，为巩固之，上方每剂服 2 天，继用 1 个月。

（白长川）

白长川教授治疗肠易激综合征的经验

肠易激综合征（IBS），是一种常见的消化系统功能性疾病，是以肠道功能障碍所导致的下消化道症状为主的临床综合征。白教授临床尤精于脾胃病，诊治本病，疗效显著。笔者有幸从白教授读研，随师侍诊，现将白教授治疗本病的经验总结如下。

1　病因病机探析

白教授指出，IBS 作为一种以腹痛或腹部不适伴排便习惯改变为特征的功能性肠病，现代医学对其病因和发病机制尚不十分清楚。一般认为，IBS 属多因素的生理心理疾病，其病理生理学基础主要是胃肠动力和内脏感知异常，临床分为腹泻型、便秘型、腹泻便秘交替型，多以解痉剂、止泻药（或导泻药）、肠道动力感觉调节药、抗抑郁药等进行治疗，但作用局限，停药后复发率较高，难以满足临床需要。

白教授指出，根据 IBS 的主要临床表现，可将其归属到中医腹痛、泄泻、便秘等病证范畴。祖国医学对其的认识有着悠久的历史，《灵枢·邪气脏腑病形》曰："大肠病者，肠中切痛而鸣濯濯，冬日重感于寒，即泄，当脐而痛，不能久立。"《素问·举痛论篇》曰："怒则气逆，甚则呕血及飧泻。"《证治要诀》曰："气秘者，因气滞后重迫痛，烦闷胀满，大便结燥而不通。""气秘由气不升降，谷气不行，其人多噫。"等，这里所描述的症状与 IBS 的概念基本符合。白教授认为，本病致病因素不外乎六淫外侵、情志失调、饮食不节等，而其病机则是多方面的。《素问·宝命全形论篇》云："土得木而达。"《素问·阴阳应象大论篇》云："清气在下，则生飧泄。"故若肝气失和，郁结不疏，横逆克脾，或脾气虚弱，则脾失健运，升降失调，清浊不分，水湿并走肠间即见腹泻，《素问·厥论篇》又云："少阴厥逆，虚满呕变，下泄清。"故久病命门火衰，脾失温煦，寒自内生，不能温化水谷，脾气下陷则虚满、下泻清谷。本病亦有便秘之症，可因肝郁气滞或脾伤气结，腑气郁滞，通降失常，传导失职所致，正如《金匮翼·便秘》曰："气秘者，气内滞，而物不行也。”亦可因脾胃受损，阳气不足，气虚阳衰，气虚则大肠传导无力，阳虚则肠道失于温煦，阴寒内结，导致便下无力，大便艰涩，如《景岳全书·秘结》云：“凡下焦阳虚，则阳气不行，阳气不行，则不能传送，而阴凝于下，此阳虚而阴结也。”纵观本病病机，白教授认为IBS虽为肠道之病，但其本应责之脾胃，脾气虚为本病关键，又与肝、肾有密切关系。

2 辨证施治

脾胃虚弱型：症见腹痛隐隐，脘闷不舒，肠鸣腹胀，餐后即泻，大便时溏时泻，夹有黏液，面色萎黄，肢体倦怠，舌淡苔白，脉沉细弱。治以益气健脾，方选参苓白术散加减。食滞、纳差者，加莱菔子、鸡内金、焦三仙；四肢不温、便溏甚者，加山药、肉豆蔻、藿香；久泻不愈、肛门下坠重者，加柴胡、黄芪、升麻。

肝郁脾虚型：症见常因抑郁恼怒，精神紧张，肠鸣腹痛，少腹为甚，腹痛即泻，泻后痛减，矢气频作或与便秘交替出现，伴胸脘痞满，嗳气纳呆，舌淡红，苔薄白，脉弦细。治以抑肝扶脾，方选痛泻要方加减。口中异味、口干甚者，加黄芩、黄连、栀子；胸胁脘腹胀痛甚者，加香附、乌药；大便黏滞、便下不爽者，加藿香、厚朴、佩兰；大便干结、欲便不得出者，加酒大黄、槟榔、枳实。

脾肾阳虚型：症见脘腹隐痛，畏寒喜温，腰酸软，神疲肢冷，清晨腹痛泻，大便稀溏或秘结不畅，泻后腹痛不减，舌淡胖，苔白，脉沉细。治以温肾固肠，方选四神丸加减。夜寐不安、多梦者，加炒枣仁、合欢皮、首乌藤；便干、排出困难者，加肉苁蓉、牛膝。

白教授指出，对于本病的治疗，审因辨证、明确治法及主方固然关键，随症加减亦十分重要。辨证分型明确了治疗的主要方向，但个体差异不同，其病证的寒、热、虚、实亦必定又存在着差异，因此，在确定证型及主方的基础上，进一步分析症状、细化病机，进行有针对性的治疗用药，可以使疗效更加显著。

3 用药经验

3.1 脾胃为本，升降相宜

脾胃乃后天之本，气血生化之源，二者同居中州，为气机升降出入之要枢，而对于本病，更应以脾胃为根本。盖本病之病位在肠，其本则在于脾胃。《素问·阴阳应象大论》篇云：“清气在下，则生飧泄。”临床可见腹泻型IBS有大便次数增多、便后便不尽感、脘腹坠胀等症，此皆因脾之清阳不升，若但治以健脾益气，恐又致中土气壅，脘胀更甚，白教授常在健脾益气之四君之外配以升麻、葛根等药，使脾之清阳补而得升，则脾运自健。对于便秘之症，《素问·阴阳应象大论》篇云：“中满者，泻之于内。”临床多有泻之不下者，此时当知升降乃是一对相反的运动，若使当升者升，则当降者才可降，故白教授在治疗便秘之症时，常于泻下之药中配以少量升提之品，则升降相得，腑气自通。

3.2 抑肝扶脾，调畅气机

本病多由情绪变化而发，此因郁怒伤肝，肝气不疏，横逆克脾，升降失调；或忧思伤脾，脾气不运，土虚木乘，升降失职。《金匮要略·脏腑经络先后病脉证》云：“见肝之病，知肝传脾，当先实脾。”白教授在辨证治疗本病时，十分注重抑木扶土，调理肝脾，常以柴胡、香附、枳壳等理气疏肝之品与党参、白术、陈皮等健脾和中之品相伍，使肝脾相和，气机顺畅。

3.3 审证求因，不吝峻药

《伤寒论》云：“观其脉证，知犯何逆，随证治之。”白教授在诊治本病过程中，时时以中医的辨证论治为指导，审证求因，并不局限于某一学说或学派的影响，而是全面地分析病情，确定其病因病机，从而拟定治法、用方，辨证施治，亦常以半夏泻心汤、苓桂术甘汤等为主方治疗本病，取得良好疗效。白教授辨证用药谨遵病机，“有是证则用是药”，当下之证，不吝用承气之品；久泻久痢之患，涩肠之品如诃子甚米壳之品亦不吝投之，此盖如《素问·六元正纪大论》篇云：“有故无殒，亦无殒也。”

（李翌萌，白长川）

白长川教授谈溃疡性结肠炎中西医结合辨治

溃疡性结肠炎（UC）是一种发生于结肠的慢性非特异性炎性反应性疾病，病变主要发生在远端结肠，如直肠、乙状结肠，炎症、溃疡病变位于黏膜层和黏膜下层，现代医学目前此病的病因以及发病机制尚未完全明确。主要临床表现为腹泻、黏液脓血便、腹痛、里急后重等症状，主要肠道并发症包括息肉、出血、穿孔、中毒性巨结肠以及癌变，也可发生营养要素缺乏所致贫血、低蛋白血症，并可诱发其他器官的自身免疫异常而出现关节炎、结节性红斑、原发硬化性胆管炎等疾病。癌变是 UC 的严重并发症之一，占到患者死亡原因的 10%~15%。国外研究统计发现，UC 癌变的风险随着病程的延长而呈现逐年累加的状况，病程 10 年，风险为 2%；20 年为 8%；30 年为 18%。目前尚没有方法能够治愈 UC，而 UC 反复发作，难以长期有效缓解，严重影响了患者的健康状态、寿命，并造成了巨大的社会消耗。近年来，中医药治疗 UC 的研究逐渐受到学界的重视，证实中医药疗法对 UC 维持缓解、黏膜愈合等方面有积极作用。

白教授精研中医古籍经典，对各家学说均有涉猎，通过发掘中医药典籍对于 UC 的论述，来丰富应用中医药诊治本病的理论基础。根据本病的里急后重、黏液脓血便症状，历代医家命名不同，如“肠澼”“大瘕泄”“下利”“滞下”“休息痢”等。早在《黄帝内经》中即有相似描述，如《素问·太阳阴阳》言：“饮食不节，起居不时，阴受之……阴受之则入五脏……入五脏则瞋满闭塞，下为飧泄，久为肠僻。”《素问·至真要大论》则言：“少阴之胜……腹满痛、溏泄，传为赤沃。”《难经·五十七难》则称：“大瘕泄者，里急后重，数至圊而不能便，茎中痛。”仲景称之“下利”，于《金匮要略》中著有“呕吐哕下利病脉证治”一章。隋时《诸病源候论·痢病诸候》中则有“休息痢”一论，孙思邈在《备急千金要方·脾脏下》中又有“滞下”一说。另根据患者的主要症状不同，又可将本病归属“腹痛”“便血”“泄泻”等病证范畴。

1 发病机制与病因病机

现代医学对UC的发病机制尚未完全明确，目前普遍认可其是遗传易感个体在一定条件刺激下发生的黏膜免疫过度激活，导致持续的黏膜炎症。目前认为，遗传易感性、饮食抗原、肠道菌群是UC发病的主要原因，病理核心是免疫过度，病理基础是黏膜炎症及血管生理异常。中医学认为UC的病因是先天不足、饮食所伤、外邪侵袭、情志失调，导致脏腑功能的受损，造成大肠腑局部湿热蕴结、气血不畅，从而发病。

1.1 基因组学与先天不足

近年来的现代医学研究发现，UC的发病与表观遗传中基因表达改变相关，此时的序列并不发生变化，而这种发生改变的基因表达是可遗传的，内外环境因素的刺激通过表观遗传修饰的作用渠道，使得基因表达发生改变，从而导致黏膜的过度免疫、炎症。中医学认为，肾乃先天之本，秉承了父母的先天之精气，是生命活动的本源，又是人体脏腑功能强弱、生长发育的原动力，即可看作是秉承了遗传基因。“脾为后天之本”，肾中精气也由后天之精所充养，脾的生理功能正常，可充养先天之本，可能修补先天不足之处，易感基因不会表达，如若后天失养，则不仅先天不足不能得到修补，更会使先天之本失于充养，而造成遗传物质的改变，易于发病。简而言之，先天造就后天，后天影响先天；后天培育依赖于基因，而基因也要求后天培育。

1.2 食物抗原与饮食所伤

现代医学认为，UC的病理基础是黏膜免疫的过度上调，研究发现一些食物抗原可刺激肠道免疫启动，影响相应基因的过度表达，从而发生黏膜的持续炎症。目前研究证实，糖分摄入过度，如巧克力、可乐等食物是本病的危险因素。中医学则认为，饮食不节，恣食肥甘辛辣酒炙之品，可致脾之运化不及，湿浊内生，郁久化热，湿热之邪蕴蒸，气血瘀滞化为脓血而发病；过食瓜果寒凉，损伤脾胃，中阳受损，脾虚不运，寒湿内停，“寒性凝滞”，肠腑气血津液凝泣，化为脓血白冻，即见此病。

1.3 肠道微生态与外邪侵袭

肠道益生菌参与体内多种物质的合成代谢过程，肠道微生态平衡是肠道黏膜屏障、免疫反应正常的重要前提。现代医学研究普遍认同，肠道微生态在UC的发病机制中起着十分重要的作用。目前有研究认为，肠道微生态的平衡可被视为中医正气的一种表现，而肠道菌群的平衡被破坏，所表现的一些症状与中医“脾虚证”的临床表现相一致。大量的现代研究证实，在UC患者的肠道中，条件致病菌增多，益生菌减少。有学者认为，某些致病菌、病毒作为始动因素对肠道微生态、黏膜屏障产生影响，进而发生UC，并在UC的病程中持续发生作用。出生时人的肠道是无菌的，出生后微生物通过空气、食物等途径进入肠道。国外有学者发现，人体四周的空气中存在着“微生物云”，其中的微生物分布与寄生于人体皮肤、口腔、鼻腔乃至肠道的微生物相一致。因此，致病菌、病毒并非仅仅从饮食途径侵及肠道，呼吸途径也可造成致病菌的感染。中医学认为，外感六淫之邪是人体发病的重要原因之一，对于本病而言，湿邪是最重要的外感之邪，湿邪又往往兼夹寒、热、暑邪成寒湿、湿热、暑湿之邪侵袭，导致脏腑失调，气血壅滞而发病。此湿邪可自肌表、饮食等途径侵袭人体，一定程度上，现代医学致病菌的感染方式与之有相通之处。

1.4 精神心理因素与情志失调

现代医学研究发现，机体处于长期的紧张状态，如焦虑、抑郁状态，可使得肾上腺皮质激素、胰高血糖素在血液中的含量升高，造成神经递质和炎性介质的释放受到影响，从而诱发肠道炎症。中医学认为，肝喜条达，郁怒伤肝，肝气不疏，横逆犯脾，饮食难化，气滞血涩，日久胶结，渐成下痢赤白黏冻；思虑伤脾，运化失职，水谷失于运化，停积滞中，气行不畅，血运不通，与稽留之水谷互相胶固，即作此病。

中医学认为 UC 病位在大肠，与脾肾肝密切相关。先天不足，脾肾亏损是内因，饮食所伤、外邪侵袭、情志失调是外因，二者相合，湿热、气血壅滞是病理核心。

2 中医辨治的要点

现代医学对于 UC 的研究认识是逐步扩展、深入的，从局限于黏膜的描述，到炎症介质、肠道菌群、免疫机制、遗传研究等，目前普遍认为本病的发病机制是多因素、多环节的，治疗手段应从多渠道着手，同时也认为，对于本病的诊治不能局限于肠道，而应该面向全身免疫机制的调控。目前医学界普遍认为，对于 UC 的将来，预期方向的核心是靶向治疗、个体化治疗。中医学的整体观念和辨证论治，将局部器官与整个机体相结合，将人体与自然、社会环境相结合，通过局部疾病的特征来观察整个机体状态，从整体出发，个体化的辨治疾病，从这一方面来看，现代医学与中医学在 UC 的诊治方面是相通的。应用中医药辨治 UC，要做到整体观念和个体化治疗相结合，需把握以下几个方面。

2.1 辨证论治

中医学的核心是对于疾病的正确认识，以“证”称之，也有称“病”，二者在一定程度相通，如仲景所云：“……病脉证治。”古言“有是证用是药”，通过对症状的分析、总结，把握其证，判断病机，选定方、药，才是正确的方法。现在有很多研究证实，许多中药、复方、治法对 UC 有疗效，也探讨了其作用途径、靶点，但不能在治疗之时生搬硬套。因为，中医药的治疗是以整体观念为基础来进行个体化的治疗，固然在疾病的发生、发展中具有其一定的规律性、共同性，但个体的不同，其也必然存在着差异性，而对于共同性和差异性的正确把握，才能准确判断病机，是诊治疾病的原则之一。

2.2 健脾温肾

“肾为先天之本，脾为后天之本”，先天温养后天，后天补养先天，二者是人体阴阳平衡，脏腑协调、气血冲和的根本。中医学认为，脾主运化水湿，“湿盛则濡泻”，脾土充盛，自能胜湿，无湿则不成泄，诸般所伤，脾虚不运、则水不化而成湿、谷不化而成滞，精微不输，合污下降而致泄。肾阳乃一身阳气之根本，脾脏正常运化水谷精微和水湿需要肾阳的温煦才能进行，肾阳虚衰，命门之火不足，不能温助脾阳，腐熟运化水谷，而见泄泻；UC 多缠绵反复，久病及肾，亦致脾肾阳虚。《景岳全书·痢疾》曰：“凡里急后重者，病在广肠最下之处，而其病本，则不在广肠而在脾肾。”《医宗必读·痢疾》亦谓：“愚按痢疾之为证，多本于脾肾。”有学者研究认为，当机体气虚，即能量供给不足时，Cajal 间质细胞发生自噬，肠壁 Cajal 间质细胞不同程度地减少、缺失或超微结构改变导致肠动力紊乱，从而表现为里急后重。因此，在辨治之时，当以健脾温肾为根本。健脾多言气，常用人参、党参、黄芪、白术、甘草等品，温肾多言阳，常用熟地黄、肉桂、小茴香、菟丝子等品。“清气在下，则生飧泄”“脾主升清”，健脾益气同时，合用升举阳气之品，方能补气而不滞中，常用荆芥、升麻、枳壳等品。

2.3 化湿、理气、活血

《难经》云：“湿多成五泄。”《医宗必读》云：“无湿则不泄。”脾失运化，湿盛蕴结，湿邪既是致病因素，又是病理产物，并贯穿于 UC 的整个病程演变的始终。有学者研究认为，脾失运化，湿聚水生所导致的黏膜水肿，可以通过患者结肠黏膜的毛细血管通透性升高从而引起黏膜水肿来解释，也与因其蛋白质吸收障碍导致血浆胶体渗透压减低，进而引起组织水肿之间有相通之处。因此，化湿无疑是诊治的基本原则之一，而贯穿于整个治疗过程中，临证常用苍术、薏苡仁、藿香、厚朴、砂仁等品。本病多有肝气郁滞，横逆犯脾，湿为阴邪，阻遏气机，气滞则水停，二者交互影响，辛温芳香之理气药也有燥湿、化湿之效，故应施理气之品，以助化湿之功。UC 之泄有其特点，即下利赤白，此由气血凝滞，其肠腑脂膜和血络受损所致，故血瘀是本病的局部的病理改变。《丹溪心法·肠风脏毒》云：“赤痢属血，白属气。”并言“行血则便脓自愈，调气则后重自除。”《素问·病机气宜保命集》指出：“调气则后重自除，行血则便脓自愈。”认为行气、活血是本病治疗必需的两个方面。现代医学研究发现在 UC 的发病机制中，微血管结构和功能障碍，无功能的新生血管生成，血栓栓塞所造成的黏膜缺血在病程中持续发挥作用。因此，化湿、理气、活血既是针对病因的治疗靶点，又是对病理状态的治疗措施。

2.4 分阶段治疗与内镜辩证

UC 的现代医学治疗共识提出要根据活动期、缓解期进行分期治疗。中医药诊治中，同样应根据病情的发展阶段，进行针对性的辨治。中医的辨证施治，主要是对证的把握，证不仅反映了机体阴阳、脏腑、气血、经络等的状态，更是对疾病一定发展阶段（即时间维度）的机体病理状态的描述。物质存在的状态是绝对运动与相对静止的统一，《黄帝内经》曰：“升降出入，无器不有。”即机体的存在必然是运动的，疾病状态下的个体，不管是现代医学概念中的炎症介质、免疫状况、黏膜缺血等，亦或是中医学概念中的脏腑盛衰、气血充虚、经络瘀滞等，在疾病的不同阶段，都必然存在着不同的状态。现代医学对于UC的治疗从5-氨基水杨酸制剂、皮质激素到免疫抑制剂等，根据UC的不同时期，针对不同的靶点进行治疗。中医学对于疾病状态的描述更加细致，因此对于UC的不同阶段应分而治之。白教授认为，从中医学角度出发，UC的发病基础是脾肾阳虚，湿热、气滞、血瘀是主要病理改变。早期，气滞为主，血瘀、湿热不甚；后期，血瘀为主，湿热明显，脾肾阳虚更甚。活动期，湿热、血瘀为甚；缓解期，脾肾阳虚明显。而就UC活动期而言，辨证也有一定的规律性，在冬春之时，天气寒冷，多见气滞血瘀甚为；夏季炎热，多见湿热；秋季则脾肾阳虚多见。这些都是概而言之，在辨治过程中当详细甄别，随证治之。中医学的辨证论治以四诊所得为依据，UC的病变位于结肠黏膜，而内镜检查作为中医望诊的延伸可以直接观察黏膜病变，病理组织学更可以详细描述血管、细胞性质形态变化，微观辨证与宏观辨证相结合，可以对UC的辨证进行更加精确地判断。一般来说，根据内镜下见结肠黏膜以中医望诊之原则进行判断，如黏膜下血管透见消失，黏膜细颗粒状改变，以虚为主，湿、瘀不甚，凡见溃疡、脓苔则湿热壅盛，出血程度不一则血瘀轻重不同，若见假息肉、黏膜桥形成则为痰瘀内结。

总而言之，中医学与现代医学虽然对于疾病的描述不同，但只要其是有效的，二者在对疾病本质的认识方面，必然有相通之处，仅仅是表达不一。目前现代医学对于UC的发病机制、治疗措施研究在逐渐深入。中医药辨证治疗与现代医学有相通之处，但更有其特殊性。中医药对于UC的认识是局部疾病与整体状态的统一，有诸多的研究证实中医药的治疗是多靶点、多途径的，可能与抗炎、改善血管微循环、免疫调节、抗氧化、清除自由基及抑制肿瘤坏死因子等方面的综合作用相关。脏腑、阴阳、气血、津液、经络、正邪、六淫等，都是中医学看待疾病的方法。因此，在UC的中医辨治中，一方面要把握共性规律，另一方面要善于从中发现不同患者疾病特点中的个性，才能准确地判断疾病，进而施以有效的治疗措施。

3 病案举例

患者女，32岁，2015年3月13日初诊：腹痛、黏液血便反复发作1年。近1年出现便溏，8～10次/天，夜间3～6次，量少，夹黏液及少量血液，便前及便时下腹痛，于外院确诊为溃疡性结肠炎，口服美沙拉嗪4g/天，症状无明显改善，现并食少、饥时胃痛、喜侧卧、平卧则腹痛、烧心、反酸、眠差、入睡难、乏力、心烦、易怒、足底畏寒，月经每月5～7天，量可，色可，血块少，末经3月11日，量少，色可，舌淡紫苔薄，舌尖红，脉沉细。既往史：痔疮10余年。2014年12月结肠镜：乙状结肠、直肠可见散在糜烂与浅溃疡，周围黏膜充血、水肿，直肠多发，直径0.3～0.5cm，并见较多黄白色脓性分泌物。诊断：溃疡性结肠，直肠、乙状结肠活动期，中度。病理：符合溃疡性结肠炎改变（活动期)。处方：茯苓50g，炒白术15g，苍术15g，炙甘草15g，姜半夏15g，木香10g，诃子15g，紫苏梗15g，海螵蛸35g，浙贝母10g，炙黄芪50g，仙鹤草25g，防风20g，炒白芍25g，香附15g，乌药10g，生薏苡仁50g，炒山药25g，砂仁5g，焦栀子10g，黄苓 15g，生龙骨、生牡蛎各 50g，龙血竭 2g。日 1 剂水煎，早晚各 150mL 温服；另取中药汤 100mL 调锡类散，晚睡前保留灌肠；嘱其避风寒，畅情志，忌劳累，进食少渣、低脂、易消化食物。随症加减，连续用药 2 个月余，腹痛、纳差诸症渐消，软便 2 ~ 3 次 / 天，无黏液脓血便。嗣后随症加减，间断用药。8 个月后复查结肠镜示：乙状结肠、直肠黏膜散在充血、发红，可见散在糜烂，未见浅溃疡及脓性渗出物。诊断：溃疡性结肠炎缓解期。病理：慢性炎症改变。

按语：白教授对本病例辨证为脾肾阳虚，虚阳浮越，表现为上热下寒证，临证选方用香砂六君子汤健运脾胃；真人养脏汤温肾暖脾、涩肠止泻；黄芪建中汤温中散寒；补中益气汤益气升阳举陷；茯苓车前饮健脾和中、渗湿止泻，即“利小便而实大便”；乌贝散止酸敛疮止痛；三七活血不破血，止血不留瘀，能促进肠黏膜血供，改善其新陈代谢，消除黏膜充血水肿，亦可抗炎，缩短出凝血时间；龙血竭止血不留瘀，有修复血管内皮的作用，能抗炎镇痛，对多种细菌、真菌有抑制作用，并能促进角质形成细胞的游走作用从而修复创面；仙鹤草药性平和，有收敛止血、止痢之功，兼能补虚，治疗劳伤脱力，故对于血痢及久病泻痢尤为适宜；薏苡仁健脾渗湿止泻、清热排脓，现代研究有增强免疫力和抗炎作用；青囊丸、紫苏梗、木香等理气行气之品，乃宗河间“行血则便脓自愈，调气则后重自除”之旨。中医外治法也是以整体观念和辨证论治为出发点。将药物直接施于病变局部。以达到祛除病邪，扶助正气，调整机体平衡的作用。锡类散源于《金匮翼》，有消炎消肿、敛疮生肌之功；其中青黛可凉血解毒、杀菌消炎，研究证实对志贺氏痢疾杆菌等多种病原微生物均有抑制作用；人工牛黄可清热解毒、化痰定志，研究证实能显著提高巨噬细胞的吞噬活性，抑制毛细血管通透性，增加多形核细胞游走及肉芽组织增生从而起到抗炎作用，并对肠平滑肌痉挛有明显的拮抗作用；冰片有消肿止痛、去腐生肌之效，研究证实对大肠埃希菌等，在试管内均有明显抗菌作用，具有拮抗前列腺素 E 和抑制炎性介质释放的作用；珍珠可解毒生肌，研究证实有降低脂褐素水平及清除自由基的作用，并有抑制肠管及抗肿瘤的作用；象牙屑可清热解毒生肌，《医学入门》谓之“生为末，主诸疮痔瘘，生肌填口最速”，《本草经疏》谓之“治恶疮，拔毒，长肉，生肌，去漏管。”诸药合用，并以中汤药调用，直接作用于病变黏膜，能收敛生肌、祛腐生新，促进黏膜溃疡的愈合。此例内外兼治，整体与局部相结合，修复局部黏膜破损，协调机体平衡，故 2 个月即诸症明显改善，便次接近正常，脓血便消失，嗣后肠镜复查证实破损黏膜得以修复。

4 结语

白教授认为，应用中医药辨治 UC，主要把握住脾肾阳虚的病机基础，辨清湿、气、血 3 个病变病理要点，从整体观念出发，而不是“头痛医头，脚痛医脚”，方能取得好的疗效。目前的医学不断进展，不再将视野局限于结肠来研究本病，认为 UC 的发病机制涉及基因、免疫、微生态、黏膜缺血等诸多层面，治疗上也需要多个层面的措施共同推进。许多研究证实中医药治疗措施，不同的治则治法、单药复方等，在对治疗中是针对其多个靶点进行干预，故而表现出良好的疗效。如有研究发现，白头翁汤可能通过调节细胞因子网络平衡及诱导中性粒细胞凋亡，调节 IL–8 释放，从而控制炎症，缓解 UC；四逆散可能通过促进实验性大鼠 IL–4 的分泌及调节促炎因子和抗炎因子之间的平衡，从而干预实验性 UC；四神丸可能通过调整抗炎因子与抑炎因子的平衡，纠正了肠道异常免疫反应。不同患者的免疫应答状态、微生态平衡、黏膜缺血程度等有所不同，从中医学辨证思维出发乃气血阴阳、寒热虚实等相异。现代医学对患者的治疗在统一诊治共识的同时，也在逐渐进行个体化用药的探索。我们应用中医药治疗 UC 就是根据不同个体，通过准确地以症推证，把握病机所在，从而针对性地拟定个体化的治疗方案来治疗疾病。人生存于自然、社会之中，机体的健康不仅是个体内环境的独立存在，而必然受外界环境影响。不论从现代医学还是中医学角度来看，UC 都与生活环境、饮食结构、社会心理因素等有所关联。因此，对于 UC 患者要根据病情，去除包括饮食、环境、社会心理等不良因素，对于促进疾病康复及减少复发亦十分必要。

（李翌萌，白长川）

白长川教授从“滞”论治大肠癌手术联合化疗后便秘经验

大肠癌是我国最常见的消化道恶性肿瘤之一，其发病率和死亡率分别位居第 3 位和第 5 位。目前，该病的主要治疗手段有手术、放化疗、分子靶向药物治疗联合免疫治疗等，其中手术联合化疗仍是根治该病、降低复发率的主要手段之一。但有研究表明，大多数患者在接受上述治疗后，可出现“大便异常”症状，其中便秘约占 30%。结合便秘特点，可将病因分为大肠无力性、外动力缺乏性、肠壁刺激匮乏性、肠蠕动抑制性 4 种，并产生了“生物—心理—社会医学模式”效应。因此，“便秘”成为大肠手术及化疗后亟待解决的临床问题。

白教授应用中医思维指导中医药临床运用，进而减少癌症患者在临床治疗中出现的不适症状及并发症，取得了良好的临床疗效。兹将白教授临床从“滞”论治大肠癌手术联合化疗后便秘经验总结如下。

1　对大肠癌的认识

大肠癌属中医学“肠蕈”“锁肛痔”等范畴，亦有“肠风”“脏毒”表现。从脏腑而言，虽大肠为病，实则发病主责于脾、肾。从病因而言，发病主责于正气、饮食、起居、外邪、情志之失宜。从病机而言，发病不外乎气滞、血瘀、痰凝、痰湿、湿热、虚损之久不能去。而疾病发展关键在于正气的强弱，进而影响病邪的盛衰。因“六腑以通为用”，大肠为传导之官，且居中下焦，故必以“通”为用，以“滞”为病。因此，白教授认为大肠癌病在“滞伤于内”，进而影响人体肠道局部气血运行，致阴阳失和，正气亏虚，邪踞于内，故而成病。滞不消，则病不去，病邪久留，则积滞愈甚，正气大亏。

2 对大肠癌手术、化疗的认识

现代医家多认为，手术、化疗等治疗手段在消瘤同时损伤正气。现代医学研究表明，手术、化疗等治疗手段可杀死大量肿瘤，但也是促癌因素。白教授认为，手术、化疗适度可间接扶正，但过度则伤及正气，而扶正与伤正与祛邪与助邪的关键在于量及体质。《素问·五常政大论》云："大毒治病，十去其六，常毒治病，十去其七，小毒治病，十去其八，无毒治病，十去其九，谷肉果菜，食养尽之，无使过之，伤其正也"。手术、化疗虽可伤及气血，但亦祛除瘤邪，以防进一步耗伤气血，避免"恶病质"发生。《素问·五常政大论》云："能毒者以厚药，不胜毒者以薄药，此之谓也。"因此，白教授善于因时、因地、因人采用中西医结合治疗疾病，以"损有余，而补不足"，以追求"阴平阳秘"的生存状态。对于手术、化疗不足者，治以"损其有余"，兼顾"补虚"以"扶正"。对于手术、化疗太过者，则治以"补其不足"，兼顾"祛邪"以"扶正"。

3 对大肠癌手术、化疗影响排便的认识及治疗

不论何种手术、化疗，其治疗均会使患者气血精津液虚损，而以五脏六腑功能减退为表现，以痰、瘀、湿内蕴为病机，归其根本为气的功能减退，进而出现虚实夹杂，气机停滞、呆顿。三焦气滞则脏气滞，故实邪满溢，腑气滞则实不能去。经大肠癌手术联合化疗后，人体肠腑受损，气虚不行，大肠气机停滞，进而传导失司，则魄门不畅，便秘始成。

白教授指出，在肠癌手术及化疗后，肠道功能存在因虚而滞，因滞致虚的特点。结合六邪致病与六郁致病理论，将便秘总结为 4 种证型，并提出从"滞"论治。

3.1 气虚而滞型

证见大便质不甚硬，欲便不畅，努挣则出，便后倦怠，自汗，短气，面色萎黄，神疲懒言等。舌淡，边有齿痕，苔白，脉细弱。治宜健脾益气，行气导滞以通便。予六君子汤、枳实消痞丸、五仁丸化裁。白教授取上方相合为用，取六君子汤补脾益气和中，枳实消痞丸化裁消痞除胀，五仁丸化裁通便。全方共奏补气、消滞、通便之功。

3.2 血虚而滞型

证见大便秘结，面色少华，头晕时作，视物模糊，心悸，健忘，爪甲苍白，口唇淡白等。舌淡，苔白，脉沉细而弱。治宜补血润肠，活血消滞以通便。予膈下逐瘀汤、四物汤、圣愈汤、润肠丸化裁。取四物汤补血活血；圣愈汤化裁补血摄血，兼益气；膈下逐瘀汤化裁逐中下焦之瘀结；润肠丸化裁滋养润肠通便。全方共奏补血益气、活血化滞、润肠通便之功。

3.3 痰湿阻滞型

证见大便质黏或干结，欲便不畅，便后不爽，胃脘痞闷，身重，倦怠乏力，恶心欲

吐，时咯白痰，口中黏腻，嗳气，纳呆，小便略黄、不畅等。舌质红或黯，苔厚腻，脉弦滑。治宜理气祛痰，化湿除滞以通便。予二陈汤、平胃散、三仁汤化裁。二陈汤理气燥湿化痰；平胃散化裁燥湿行气运脾；三仁汤祛三焦之湿热，畅通气机。全方共奏燥湿利水、行气导滞、祛痰通便之功。

3.4 瘀滞而秘型

证见大便干燥，涩滞难出，甚则呈粪球，便色黑，腹胀，腹痛有定处，多怒善忘，不思饮食，渴喜温饮，面色紫黯等。舌质黯兼夹瘀斑，苔薄白，脉沉涩。治宜活血通腑，通幽导滞以通便。予自拟通腑导瘀汤。药物组成：川芎 20g，当归 10g，大黄（后下）10g，川楝子 25g，青皮 10g，香附 15g，桃仁 10g，炙甘草 10g。方中川芎、当归活血行气，为君药；大黄破积化瘀攻下，川楝子疏肝行气止痛，香附理气止痛，均为臣药；青皮破气消积化滞，桃仁助川芎、当归活血，助大黄润肠通便，均为佐药；炙甘草补脾和中，调和诸药，为使药。诸药相合，共奏行气活血、化滞通便之功。现代药理研究表明，川楝子中川楝素对多种肿瘤有抑制和杀灭作用，并可作为钙离子通道激动剂诱导钙离子内流促进胃肠蠕动。张科等通过网络药理学研究发现，川芎—当归药对配伍可通过激素调节、信号传导通路、一氧化氮（NO）合成来改善肠道平滑肌局部组织的缺血，进而改善人体功能状态，起到促代谢、抗凋亡作用。白教授认为上述“因滞而秘”的分型其本质为气滞，是人体气、血、水在气机运行过程中反作用于气的一种表现状态。

4 重视引经药和引经方

白教授在治疗疾病过程中，重视归经与引经，提倡引经药及引经方的使用，并提出肿瘤中医靶向治疗概念。其治疗目的是运用中医归经理论将药物功效与病变位置紧密结合，直达病所。白教授认为，便秘病位主要在结肠、直肠和肛门，病位在结肠，取生大黄为引经药，取麻子仁丸、大承气汤为引经方；病位在直肠、肛门，取槟榔为引经药，取木香槟榔丸、补中益气汤为引经方。白教授认为，经方、时方是基于六经辨证、三焦辨证、卫气营血辨证、八纲辨证而制定，方中药物作为君、臣、佐、使，相互协同与制约，取单味药多向性的归经，具有更强的定位准确性，并有更广泛的网络药理学治疗靶点及通路。因此，在引经药、引经方的运用中，白教授应用“病轻者药引之，病重者方引之”之法，突出个体化治疗特点，使药味直达病所。

5 典型病例

徐某，女，30 岁。2018 年 7 月 31 日初诊。主诉：发现直肠占位 2 年余，直肠癌根治术＋化疗后伴恶心、反酸、便秘 1 年余。现病史：患者于 2 年前因长期工作压力大及熬夜后出现下腹痛、便秘、黏液脓血便。遂至外院查结肠镜取病理示：（直肠）腺癌。行直肠癌根治术，术后病理：中分化腺癌。术后行奥沙利铂＋亚叶酸钙＋氟尿嘧啶（FOLFOX）方案化疗 6 个周期，未行放疗，后出现恶心、反酸、便秘。患者曾自行口服通便药及住院行对症治疗，效果欠佳。二诊：大便 1～3 天一行，便量少，不成形，黏滞不爽，便不尽，肛门下坠感，恶心，尤以晨起明显，反酸，头昏沉重，周身乏力，时有胃脘胀，无腹痛，手足心热，双膝以下部位可因行走过远和（或）久立有肿胀感，纳可，眠差，入睡困难，休息差时则头痛，小便调。月经史：14 岁初潮，25～26 天一行，经期为 3～7 天，末次月经：2018 年 7 月 7 日。月经时有提前 3～7 天，量少，色深，有血块，有痛经史，经前乳胀、腰痛。舌质红，苔白腻，脉弦滑而数。西医诊断：习惯性便秘；直肠中分化腺癌术后。中医诊断：湿秘。证属脾虚、痰湿阻滞。治宜化痰祛湿，理气通便。方予小柴胡汤合三仁汤、橘皮竹茹汤、六君子汤、枳实消痞丸化裁。药物组成：柴胡 10g，姜半夏 10g，党参 20g，黄芩 10g，生姜 10g，大枣 10g，竹茹 25g，厚朴 15g，枳实 15g，薏苡仁 25g，杏仁 15g，白豆蔻（后下）5g，陈皮 25g，茯苓 25g，黄柏 15g，炙甘草 10g。日 1 剂，水煎 2 次取汁 300mL，分早、晚 2 次温服，共 7 剂。同时选双侧三阴交、上巨虚针刺治疗，每日 1 次，治疗 7 天。2018 年 8 月 7 日二诊，患者大便渐通畅，成形，纳增，头昏、胃脘胀感好转，乏力减轻，肛门后重，矢气、手足心热及双下肢肿胀感消失。舌淡红，苔白略腻，脉弦滑。2018 年 8 月 15 日三诊，上症悉除，继服二诊方 14 剂巩固疗效。1 个月后随访，患者便秘问题得到解决。

按语：该患者因长期情志因素及作息不规律发为肠积。后行手术及化疗，损伤脾气，水湿停聚，三焦不通，阻滞气机，而有便秘发生。因湿化热致秘，故为湿秘。《古今医统大全》指出："湿秘者，湿热蕴结，津液不行而秘涩也。"初诊时，因患者存在明显湿、滞之象，故白教授予小柴胡汤疏利肝气，和解少阳，调畅三焦气机，使脏腑之气得通。因湿性黏滞，缠绵难去，易于从化。白教授云："湿在冬则寒化，在夏则热化。"就诊时正处于盛夏时节，且有湿热伤阴之象。《温病条辨》云："头痛恶寒，身重疼痛，舌白不渴，脉弦细而濡，面色淡黄，胸闷不饥，午后身热，状若阴虚……三仁汤主之。"故予三仁汤宣上，化湿，渗下，使湿邪分消于三焦，进而通畅阳气，清利湿热。正如叶天士《温热论》云："通阳不在温，而在利小便。"对于橘皮竹茹汤的运用，《金匮要略》云："哕逆者，橘皮竹茹汤主之。"《医方考》云："大病后则中气皆虚，余邪乘虚入里，邪正相搏，气必上腾，故令呃逆。脉来虚大，虚者正气弱，大者邪热在也。是方也，橘皮平其气，竹茹清其热，甘草和其逆。"故合用橘皮竹茹汤降逆止呃，益气清热。六君子汤益气健脾，燥湿化痰。枳实消痞丸去黄连、麦芽健脾和胃，消痞除胀。黄柏清热燥湿，消除湿热引发的下肢肿胀症状。同时选用双侧上巨虚、三阴交行针刺以调节经络，恢复脏腑功能。上巨虚为大肠之下合穴，具有调节大肠气机功效；三阴交为足三阴经气血交汇之处，故有"妇人三阴交"（《针灸甲乙经》）之说，《针灸甲乙经》曰其治"足下热，胫痛不能久立，湿痹不能行，惊不得眠。"现代临床研究表明，三阴交可治疗妇科病、脚底肿胀、手足冰冷、冷感症等。二诊时，患者湿阻、便秘、乏力症状均较前好转，但仍有肛门后重、矢气。刘完素《素问病机气宜保命集》云："调气则后重自除"，故予木香、槟榔行气导滞。现代药理研究表明，槟榔提取物能明显促进小白鼠胃肠蠕动和吸收功能，促进肛门排便。全方调畅肝胆气机，阳气得通，湿滞得化、得下，孤热不存，奏通便之效。

6 结语

中医学认为便秘“秘者，闭也”，并分为虚实两类。虚以气、血、津、阴、阳之虚为主，实以冷、热、气、瘀、痰湿、食之实为主。宋·严用和《严氏济生方》中更将便秘分为风秘、气秘、湿秘、寒秘、热秘5类。白教授研究发现，大肠癌手术联合化疗后的便秘以因虚而滞之证居多，表现为虚实夹杂，病因以大肠蠕动乏力居多。对于消化系统疾病的治疗，白教授认为在运，不在健，故创立“七运”之法，分别为健、升、通（降）、和、疏、温、滋（润）。治疗便秘白教授强调重用“疏运”以通便，提倡应用小柴胡汤消滞扶正，使阴阳调和，三焦畅通。其理论依据可追溯至《伤寒论》第230条：“阳明病，胁下硬满，不大便而呕，舌上白苔者，可与小柴胡汤，上焦得通，津液得下，胃气因和，身濈然汗出而解。”叶天士亦云：“再论三焦不得从外解，必致成果结，里结于何？在阳明胃与肠也。”因此，白教授指出，便秘亦与肝胆相关。明·薛立斋《内科摘要·卷下》“肝主疏泄”，并认为其具有畅达一身气机之用，使气通、散而不停滞。若肝气郁结，失于疏泄，则木郁土壅，浊气不降，则大肠气机不畅而出现大便秘结。同时，胆汁全赖肝疏泄之力，方能濡润小肠及促脾胃运化，清浊得分。若肝失疏泄，则胆汁分泌不畅，无以濡润小肠及促脾胃运化，导致痞气内生，屎结于内，发生便秘。《严氏济生方》云：“摄养乖理，三焦气涩，运掉不得，于是乎壅结于肠胃之间，遂成五秘之患。”指出了三焦气机通畅是决定人体正常新陈代谢的关键因素，其中包括排便的顺利进行。《素问·六微旨大论》云：“升降息则气立孤危……非升降，则无以生长化收藏。”《伤寒论》第148条云：“伤寒五六日……大便硬，脉细者，此为阳微结，必有表，复有里也……此为半在里半在外也。脉虽沉紧，不得为少阴病。所以然者，阴不得有汗，今头汗出，故知非少阴也，可与小柴胡场。设不了了者，得屎而解。”认为少阳为气枢，属半表半里，气机出入之通道，故少阳和，则气机调匀畅达。伤寒大家郝万山也曾说少阳位居胸胁，处表里之间，能转输阳气，犹如枢纽，故少阳之气主枢。基于此，白教授从“滞”论治大肠癌手术联合化疗后便秘时，强调调肝胆气机，以畅通三焦；遣方用药时善辅以小柴胡汤疏利肝胆，调和少阳，畅达三焦之气，宣上、通下以解便秘之苦。方中君药柴胡，《神农本草经》云：“柴胡气味苦、平，无毒。主心腹肠胃中结气，饮食积聚，寒热邪气，推陈致新。久服轻身、明目、益精。”正合《黄帝内经》所云：“土得木则达。”

胃肠功能障碍是大肠癌手术治疗的主要并发症之一，加之化疗损伤，延迟消化系统功能恢复，对胃肠蠕动及其协调性产生了诸多的不良影响，临床上常有恶心、呕吐、腹痛间断发作、腹胀进行性发作、便秘、肠梗阻、大便溏泄、时时欲便等症状发生，进而造成肠道内环境改变，使人体代谢及免疫功能处于较低水平，不利于肿瘤患者预后和生活质量的改善。因此，大肠癌手术、化疗后胃肠动力障碍已逐步引起现代医家认识和重视，并达成一定的治疗共识，但仍有新问题有待解决，如心血管事件等。白教授认为，大肠癌是大肠因滞而虚，邪气遂凑而成癌，而大肠癌手术联合化疗后的肠道功能状态是因虚而滞，虚甚则滞甚，滞必生虚，人体此时胃肠功能紊乱，其核心问题是气机运动的停滞和呆顿，即气滞，其并发症之一便秘中又以湿秘最为缠绵难愈。因此，白教授从“滞”论治大肠癌手术联合化疗后便秘，善用内外同治、针药合治的方法，使中医经典与临床实践紧密结合，取得了良好的临床疗效。

（钟富强）

急下存阴救阳明，结者散之疗腑实

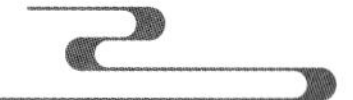

纵观《伤寒论》条文398条，仅有321条的“自利清水”才可找到“热结旁流”的最早概念雏形，该条见于《伤寒论》少阴三急下证，即“少阴病，自利清水，色纯青，心下必痛，口干燥者，可下之，宜大承气汤。”张仲景并未提出“热结旁流”之名，而是清代医家吴又可在《温疫论·大便》提出来的，即“热结旁流者，以胃家实，内热壅闭，先大便闭结，续得下利纯臭水，全然无粪，日三四度，或十数度，宜大承气汤，得结粪而利立止。”两位医家均用大承气汤急下存阴，散结腑实，该证临床上较少见，并且容易误诊失治。白长川教授对热结旁流证具有独到的见解，在用大承气汤急下存阴救治阳明同时，将《黄帝内经》“结者散之”之法运用于热结旁流腑实之证中。笔者侍诊白教授左右，悉听教导，勤撷其验，故将白长川教授运用大承气汤加减化裁散结腑实治疗热结旁流证病案作以详叙，以飨同道。

1 “急下存阴”救阳明

“急下存阴”作为中医治病的一种重要法则，首用于张仲景《伤寒论》阳明病篇和少阴病篇。在阳明病篇，阳明急下三证具备了阳明腑实证即可用大承气汤泄热散结，急下存阴。而在少阴病篇，少阴急下三证应该同时具备阳明腑实和少阴阴伤的表现，才可符合运用大承气汤釜底抽薪、急下存阴的治疗法则。

1.1 急下

《伤寒论》有阳明三急下证和少阴三急下证，阳明三急下证即《伤寒论》条文252条、253条、254条，少阴三急下证即《伤寒论》条文320条、321条、322条。这6条合称“急下证”，均用大承气汤釜底抽薪、峻下热结，而这六条条文中仅有321条即“少阴病，自利清水，色纯青，心下必痛，口干燥者，可下之，宜大承气汤”所描述的症状与热结旁流证相应。今人定义热结旁流证是以自利清水为特点，泻下物纯为稀水，不夹渣滓，臭秽难闻，其病机为燥屎内结，不能自下，迫液下奔而旁流。热结旁流证多见于久病年老或术后体弱之人，因此类患者多属气阴两虚或素体阴虚阳亢，气虚则大肠传导无力，糟粕易于滞留肠中；阴虚则易化燥化热，徒耗肠中津液；阳亢则可助燥热与糟粕搏结与肠中。该证依然属于大承气汤证范畴，故当用大承气汤峻下散结。

1.2 存阴

存阴是指保存或顾护阴液，阴液即津液，泛指机体一切正常水液的总称，包括由饮食物化生的以水为主体的各种营养物质，津液由津和液组成，津的质地较清稀，流动性较大，主要布散于体表、皮肤、肌肉和孔窍，并能渗入血脉之内，发挥滋润的作用；液的质地较浓稠，流动性较小，主要灌注于骨节、脏腑、脑、髓等组织中，起着濡养的作用，如《灵枢·五癃津液别》谓："水谷皆入于口，其味有五，各注其海，津液各走其道，故三焦出气以温肌肉、充皮肤，为其津，其流而不行者为液。"阳明三急下证是因外感热病传入阳明出现大便难，目睛不了了；或阳明病发热汗多，津液亏耗较速；或误汗后出现腹满腹痛所致阳明腑实证，这一类患者的共同特点是阳明燥热耗灼胃肠津液，真阴耗损太迅，故当急下，异证同治，用大承气汤釜底抽薪，散泻燥结，以保存残留的阴津。少阴三急下证 3 条条文依然各自具有各自的辨证要点，320 条以口燥咽干为主症；321 条以自利清水为主症；322 条以腹胀、不大便为主症，三条主症不同，但病机相同，均为燥热伤津、燥屎内结所致，故用大承气汤釜底抽薪，急救真阴。用大承气汤釜底抽薪，保存津液可以体现张仲景固本扶正的思想。正如（清）陈修园《医学三字经》谓："长沙论，叹高坚，存津液，是真诠（存津液是全书宗旨，善读书者，读于无字处……承气汤急下之，不使邪火灼阴，亦养液也）。"根据阳明三急下证和少阴三急下证，存阴当分为保存胃津和肾阴，即存阳明和存少阴。《伤寒论译释》谓："热邪结于肠胃，使中焦之津液干枯，而上下之气亦不能升降，非气味苦寒力猛性速者，不足攻其滞而顺其气也。"阳明三急下证泄热散结固当保存中焦津液，而少阴三急下证 320 条和 321 条并未言明阳明腑实之证，322 条言有"腹胀，不大便"之论述，无论言明还是未言明，虽属少阴，然邪气复归于阳明，因阳明位居中焦，五行应土，万物所归，无所复传，正如（清）钱潢《伤寒溯源集》谓："然但口燥咽干，未必即是急下之证，亦必有胃实之证、实热之脉，其见证虽属少阴，而有邪气复归阳明。即所谓阳明中土，万物所归，无所复传，为胃家实热之证据，方可急下而用大承气汤也。"然 321 条"自利清水"、322 条"腹胀，不大便"亦是如此，故均用大承气汤泄胃肠之燥热，急救胃肠残留之津液，避免土燥水更竭之危候。

2 "结者散之"疗腑实

"结者散之"首见于《素问·至真要大论》，散法虽然作为《黄帝内经》提及的治疗方法之一，但是《黄帝内经》对散法的理论释义和具体应用方法却少有论述。散法作为中医治病的一大治疗法则，适用于临床各科具有结证的病证。所谓结，如明·张景岳《类经》谓："邪留而不去，故曰结"，成无己《注解伤寒论·辨脉法第一》谓："结者，气偏结固，阴阳之气不得而杂之。阴中有阳，阳中有阴，阴阳相杂以为和，不相杂以为结。"散结是通过药物内治的方法调理脏腑，平衡阴阳，疏通气血，燮理阴阳，散结痰食积滞燥屎等。如《景岳全书》谓："以散药而散于肌表经络者，谁不知之，惟散于脏腑则知者少矣。以散为散者，谁不知之，惟不散之散，则玄之又玄矣。余因古人之未及，故特吐其散邪之精义有如此。"结者，散之，结具有结聚，收束，聚合之义，阳明腑实证是泄热与糟粕搏结停留结聚于大肠所致，如（清）程国彭《医学心悟·阳明经病》谓："假如邪已入腑，发热转为潮热，致有谵语、燥渴、便闭、腹胀等症，是为邪气结聚，则用承气汤下之。"可见阳明腑实证可归属于结证范畴，《灵枢·卫气》谓："六腑者，所以受水谷而行化物者也……知六腑之气街者，能知解结契绍于门户。"《类经》进一步解释"六腑主表，皆属阳经，知六腑往来之气街者，可以解其结聚"。六腑的特性是传化物而不藏，以通降为顺，若升降失常，腑气不通，定当导致大肠传导失司，热邪壅滞，燥屎内结。

3 "热结旁流"病例

患者，男，64 岁，2018 年 7 月 25 日初诊。该患者大便五六天甚至 10 余日一行，3 年有余，无腹痛、腹胀，时有便意，每次临厕仅有恶臭清水流出。现症：不大便伴自利清水 1 周，每因嗳气夜间醒来，时间为 1:00—3:00，伴烦躁不安，自觉胃中灼热，渴喜冷饮，食欲尚可，小便少赤，舌红苔黄厚腻而乏津，脉沉弦。查体：脐周轻度压痛，未见肌紧张及反跳动。既往脑血栓病史 3 年，现肢体活动自如，但略显迟缓。白教授将其诊断为热结旁流证，治以泄热散结、燥湿祛痰、降逆止呃；方用大承气汤加味：酒大黄 10g，枳实 15g，厚朴 15g，姜半夏 15g，竹茹 25g，旋覆花 10g，代赭石 20g，荷梗 15g，焦栀子 10g，淡豆豉 10g，连翘 10g，黄芩 15g，芒硝 5g（冲服）。3 剂水煎服，嘱中病即止。患者于 2018 年 7 月 25 日晚开始服药，服药后腹部偶有不适，呃逆减轻，于 2018 年 7 月 27 日 7:00 左右排便，大便未见球状燥屎和稀水样便，而是先干后稀，排便量较多，臭秽熏鼻，颜色较暗，便后顿感神清气爽，胸腹通畅，烦躁大减。嘱其停服该药，继以健脾润肠，滋阴清热，缓剂图之，病情稳定，至今未复发。

按语：（1）热结旁流证之鉴别诊断。该病例症见自利清水这一主症，结合不大便五六天即可诊断为热结旁流证，但究患者病证之病因病机却纷繁复杂，常难以论断。首先是阳明三急下证与少阴三急下证的鉴别。白教授认为阳明三急下证为外感热病失治误治后，病由太阳传入阳明，形成阳明腑实证，但细究三条原文，并未涉及热结旁流证的一般症状，故该病不属阳明三急下证。论及自利清水者，见于《伤寒论》少阴三急下证之 321 条，即"少阴病，自利清水，色纯青，心下必痛，口干燥者，可下之，宜大承气汤"。前文已论述张仲景并未提出"热结旁流"之名，而是清代医家吴又可提出来的，两位医家均主张用大承气汤治疗热结旁流证。该病证已锁定《伤寒论》321 条，并且已寻得病名出处及所用之方。其次鉴别的是少阴三急下证与阳明温病之热结旁流证，后者见于（清）吴鞠通《温病条辨》，该书对热结旁流证进一步论述谓：“阳明温病，纯利稀水无粪者，谓之热结旁流，调胃承气汤主之。热结旁流，非气之不通，不用枳、朴，独取芒硝入阴以解热结，反以甘草缓芒硝急趋之性，使之留中解结，不然，结不下而水独行，徒使药性伤人也。”吴氏认为热结旁流证应用调胃承气汤治疗，不应该用枳实、厚朴。细细品读两位医家之著述，便可明了其中的蹊跷，吴鞠通所论及的是阳明温病，并非伤寒阳明病，也非伤寒少阴病，结合现代临床，根据舌脉即可准确辨证，《温病条辨》指出运用大承气汤必验舌，明确提出舌苔老黄方可用大承气汤下之，而伤寒少阴急下证可以见到舌红苔黄厚腻，只是《伤寒论》中很少提及舌苔而已，故该证依然定位为少阴三急下证之321条。

（2）热结旁流证之遣方用药。方从证出，药随法变，既是热结旁流证，主方定为大承气汤，白老依法据症化裁，处方减少了厚朴用量，该药味辛苦，性温，归脾、胃、肺、大肠经，具有燥湿行气、消积除满之功效，该患者未见腹痛、腹胀等脘腹气机壅滞之象，只有“不大便五六日”燥屎郁滞肠中的表现，故减轻其用量，辅他药寓攻于补，寓寒于温，达到攻补兼施、寒温并行之功效，如（元）徐彦纯《本草发挥》谓：“燥淫于内，治以苦温，厚朴之苦以下结燥……大热药中兼用，结者散之，乃神药也。”大黄，别名将军，功如其名，（明）贾所学《药品化义》谓：“大黄，苦重能沉，带辛散结，气味重浊，直降下行，走而不守，有斩关夺门之力，故号为将军”。大黄苦寒沉降，荡涤肠胃，通散涩滞，推陈致新，可使浊阴下降、清阳上升。白教授遵仲景之法，酒洗大黄替为酒大黄，以缓解其峻下之力，并且有一定的活血作用，可以改善肠道血运，如《药品化义》谓：“制熟以酒，性味俱减，仅能缓以润肠”，《此事难知》谓：“大黄，用酒浸，治不大便，地道不通行。酒上行，引大黄至巅而下。”芒硝性味咸、苦、寒，归胃、大肠经，具有泻热通便、润燥软坚的功效。金元时期医家张元素《医学启源》谓：“《主治秘要》云：芒硝性寒味咸，气薄味厚，沉而降，阴也。其用有三：治热淫于内一也。去肠内宿垢二也。破坚积热块三也。”芒硝的泻下药理作用为内服后其硫酸离子不易被肠黏膜吸收，存留肠内成为高渗溶液，使肠内水分增加，引起机械刺激，促进肠蠕动。枳实辛、苦、微寒，助大黄荡涤胃肠、清泄燥热，寒可平热，辛能润燥。大承气汤四味药配伍可概括为（明）许宏《金镜内台方议》谓：“热淫所胜，治以咸寒，芒硝是也；燥淫所胜，以苦下之，大黄、枳实是也；燥淫于内，治以苦温，厚朴是也”。该患者症见嗳气凌晨1:00—3:00加重，乃肝经当令之时，肝木克阳土，故致胃虚痰阻，用旋覆花咸消结气，代赭石镇虚除嗳，半夏辛散逆气，三药去旋覆代赭之意；寐差、烦躁、不安加焦栀子、淡豆豉各10g取其酸苦涌泄胸中无形之邪热；黄芩、连翘清热、燥湿、散结，配伍竹茹25g以化黄厚腻之浊邪，配伍荷梗升举浊邪郁闭之清阳。白教授精准辨证，区区几药，两日之隔，病祛神爽，效如桴鼓，真是药不贵繁，惟取其效。中病即止，嘱其停服，此乃《素问·六元正纪大论》谓：“有故无殒，亦无殒也……大积大聚，其可犯也，衰其太半而止。”

4 结语

综上所述，典型热结旁流证在临床上遇之寥寥，今笔者有幸，侍诊白老巧遇该证，白教授依据《黄帝内经》《伤寒论》《温疫论》等经典理论，精准选药，直达病所，用大承气汤散在肠之结，急下存阴救治阳明，结者散之，阴液得复，瘀滞通泄，可谓塞通正复，此乃恰如景岳“散”之精髓也——“散在脏腑”。

（刘　淼，白长川）

第 4 部分

范颖教授经验传承

范颖教授介绍

范颖教授，女，辽宁省本溪市人，1962 年 2 月出生。辽宁中医药大学教授、主任医师，博士研究生导师，辽宁省名中医，辽宁省教学名师。1980 年就读于辽宁中医学院（现辽宁中医药大学），1985 年大学毕业同年考入辽宁中医学院攻读方剂学专业硕士学位，在读研期间，主攻脾胃方向，完成了《论脾胃病治疗不一途而取》硕士学位论文。1988 年毕业后留校任教，在辽宁中医学院基础部方剂学教研室从事教学、科研工作。在省级刊物上，1990 年发表了《调理脾胃琐谈》，1991 年发表了《调理脾胃方纵横》等学术论文。2000 年考入北京中医药大学攻读方剂学专业博士学位，2003 年毕业获博士学位。2004 年进入北京中医药大学东直门医院中西医结合临床博士后流动站，2007 年出站。在做好教学、科研的同时，范颖教授积极参加中医临床工作，多年来一直坚持在教学、科研、临床第一线。

范教授在教学工作中注重教书育人，作为大学教师她时时刻刻将医德放在心中，在课堂之上每每以此教诲学生。注重学生能力的培养，做到紧扣时代脉搏，使学生了解所学知识的前沿和社会的最迫切需要。以才华智慧服务学生，以奉献精神感染学生，令同学们感到受益匪浅，受到学生们一致的好评。甚至毕业后的学生也曾说过：范教授为人师表的严谨作风，深深地影响着他们日后的工作。医学是至精至微之事，医生是治病活人的职业，学不勤何以知医，术不精何以活人？使学生感知习医者必须精勤不倦、深入钻研，既要思求经旨，又要把所学知识融会贯通地用于临证诊治。2000 年起任硕士研究生导师，2004 年起任博士研究生导师，至今已培养 25 名硕士研究生和 13 名博士研究生。本着“严师出高徒”的精神，严格要求并指导学生开展学术研究工作，获国家奖学金 3 人次，荣获校级三好学生等各种荣誉称号 10 人次。2010 年被评为沈阳市“三育人”优秀个人，2011 年被评为辽宁省教学名师，2016 年被评为沈阳市“师德建设”先进个人，2020 年被评为沈阳市优秀研究生导师。

范教授主要从事方剂配伍规律研究、中药小复方优化筛选与应用开发研究、中医脾胃病研究。开展了黄芪不同配伍的科学研究，如黄芪与当归配伍，研究补气生血的科学内涵，主持承担了中国博士后基金项目 1 项；黄芪与葛根配伍，研究脾气亏虚，清气不升，津不上承之中消，主持承担了国家自然基金项目 1 项；黄芪组分配伍，研究黄芪不同功效与组分之间的关联关系，主持承担了国家自然基金项目 1 项。此外，主持承担省部级 10 项。在此期间，围绕黄芪、附子等开展了当归补血汤、黄芪葛根汤、芪附汤、参附汤、姜附汤等传统中药小复方的研究；围绕五味子开展了抗疲劳、调节睡眠、保肝等中药小复方的中药保健品开发与应用，获授权发明专利 3 项，授权转让 1 项。在学术刊物上发表了 200 余篇学术论文，主编出版《实用临床方剂学》《药对配方理论与应用》《中医学的理性选择》《药性觅踪稽古录》等学术论著 5 部，主校点评《本草蒙筌》《汤液本草》《本草衍义》《本草从新》等古籍 4 部。2010 年被评为沈阳市优秀科技工作者。

范颖教授注重中医脾胃理论的研习，深刻理解并把握中医脾胃理论思想的精髓，对治疗脾胃病传统名方的辨析与应用，更是得心应手。在治疗脾胃病（胃痛、胃痞、呃逆、泄泻、便秘、吐酸等）、消化系统疾病（食管炎、慢性胃炎、功能性消化不良、肠易激综合征，结肠炎等）方面积累了丰富的经验，如灵活运用枳术丸、香苏散、平胃散、越鞠丸、四逆散、逍遥散、痛泻要方、四神丸等传统名方治疗功能性消化不良、食管炎、慢性胃炎、肠易激综合征，结肠炎等，取得良效。尤其是在药对的应用方面，具有独到的体会，如香附配紫苏梗、白术配枳实、香橼配佛手、浙贝母配蒲公英、浙贝母配玄参、陈皮配竹茹、白术配车前子等治疗脾胃病，获效甚佳。注重遣药组方模式及其规律性的研究，通过考察和分析古代中医名家名方的组方模式，以理解先贤制方的基本思路，进一步揭示方剂、药物与病、证、症之间的关系，验证和挖掘古代方剂治疗病、证、症的机制，阐释方证相关等方剂学基本问题。通过对方剂遣药组方模式的考察有助于发现某些药物组合的潜在规律以及药物的效用与机体状态之间的关联关系，以便能准确把握古代方剂遣药组方的基本思路，为临床科学合理地运用方剂、创制新方提供理论依据和基本范式。

范颖教授积极投身社会活动，现兼任中华中医药学会方剂学分会副主任委员，国家药典委员会委员，并担任《中华中医药杂志》《中国实验方剂学杂志》审稿专家，于 2021 年被评为第二批《中华中医药杂志》百名优秀审稿专家。

范颖教授作为一名教师，她把师德看作是自己的生命，以求真、细致、勤勉作为学术道德的基础，以严格、关爱、帮助为从师道德的前提，为人师表、关爱学生、教书育人成了她一生不懈的追求；作为一名医生，满怀恤痛慈爱之心，把维护生命、解除疾病作为医生的崇高职责和头等任务，对待患者无论是“贵贱贫富，长幼妍蚩，怨亲善友，华夷愚智”都一视同仁，平等相待，受到了患者的好评。把师德、医德集于一身、贯穿一生，把承前启后、教书育人看作是自己生命中最伟大的事业，这是范教授作为一名教师和一名医生的最高追求。范教授虽已过花甲之年，但仍严格要求自己，孜孜以求，不断进取，为弘扬中医药事业，培养高层次中医药人才奋斗在教学、临床第一线。

范颖教授调治脾胃病的方法与经验

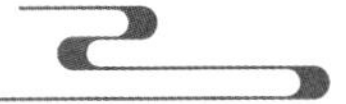

脾胃同居中焦，职司运化，为后天之本、气血生化之源，是气机升降出入的枢纽。脾与胃纳运协调、升降相因、燥湿相济，以维持人体饮食物的消化、吸收和输布的功能活动。反之则消化功能失常，产生各种病变。现将多年来治疗脾胃病的方法与用药配伍特点进行解析，并结合其临床经验，附以典型医案，以供参考。

1　健脾和胃，调理纳运

脾气健运，则机体的消化、吸收功能才健全，才能为化生气血、津液、精等提供足够的养料，使全身脏腑组织得到充分营养，以维持正常的生理活动。脾的运化功能，是以脾的阳气为主，凡饮食不节，或过服消导克伐之剂，以及情志失和，或过于劳倦，皆可损伤脾气。脾气虚衰，则脾失健运，多表现为消化、吸收功能减弱。若临证仅见食少乏力、面色萎黄、舌淡脉沉细等症，属于单纯脾胃气虚者，以四君子汤治之。方以人参为君，配伍苓、术、草，重在补气健脾。脾胃气虚进一步发展，可导致脾胃阳虚。其临床表现，除一般脾失健运、运化机能减退等证候外，尚有明显形寒肢冷、脘腹冷痛、自利呕吐等里寒现象者，常用理中丸治之。方以干姜为君，配参、术、草，重在温中散寒。如见脾胃伤于食滞，腹胀痞满，以张元素创制的枳术丸（由白术 2 两，枳实 1 两组成）加味治之。由于饮食水谷是人出生后维持生命活动所必需的营养物质的主要来源，也是生成气血的物质基础，而饮食水谷的运化，则由脾胃所主。若饮食不节、暴饮暴食而损伤脾胃，致脘痞腹胀、恶食嗳腐者，常选用保和丸加减治之。该方以山楂为君，使之消一切饮食积滞，尤善消肉食油腻之积；辅以神曲，消食健脾，更化酒食陈腐之积；莱菔子下气消食，长于消谷面之积。三药同用，消各种食物积滞；佐以半夏、陈皮、茯苓理气化湿、和胃止呕、健脾止泻；连翘清热散结。诸药相配，具有消食和胃之功，适用于一切食积，但以食积不甚者为宜。平素脾胃虚弱，饮食稍有不慎，即致食积内停、食积化热，见有食少难消、脘腹痞闷、便溏、苔腻微黄者，常用健脾丸治之。方用四君子汤补益脾胃，以助中焦受纳运化、腐熟水谷之功；辅以山楂、神曲、麦芽消食化滞；木香、砂仁、橘皮理气和胃；山药、肉豆蔻健脾止泻；黄连清热燥湿。诸药合用，具有健脾消食之功，使脾虚得健、食积得消、中焦气机和畅，诸证可除。对于脾虚不运，食积内停，阻滞气机者，若脾虚重于积滞，则宜用枳术丸，方以白术为君，意在健脾化积；若食积气滞重于脾虚，则宜用枳实消痞丸，方中重用枳实、厚朴，意在行气以消痞。健脾丸、枳术丸、枳实消痞丸，三方均属消补兼施之剂，但前二方均补重于消，而后方则消重于补。脾主运化，胃主受纳，范教授认为脾与胃一纳一运，密切配合，则消化功能正常。若胃不能受纳腐熟水谷，则食欲减退或不欲饮食；若脾失健运，则出现消化不良、食后饱胀、便溏。由于脾与胃在病理状态下相互影响，故脾胃纳运失调症状往往同时并见。因此在治疗上，通过调理脾胃，旨在恢复脾胃纳运功能，使之协调平衡。

2　运脾濡胃，调济燥湿

脾喜燥恶湿，为“太阴湿土之脏”，能运化水湿，以调节体内水液代谢平衡。脾虚不运，则最易生湿，而湿邪过胜，又最易困脾，“湿喜归脾，以其同气相感故也”。脾具有恶湿的特性，且对湿邪具有特殊的易感性。外湿侵袭人体，脾即受困，湿邪困脾，气滞于中，致脘腹胀满、口淡无味、怠惰嗜卧者，常用平胃散治之。方用苍术燥湿健脾为君，与厚朴、陈皮、甘草相合，行气健脾以化湿。四药合用，功专燥湿，以“燥化”达醒运脾土之目的。对于寒湿伤于脾胃，致脘腹胀痛、不思饮食、苔白滑者，则用厚朴温中汤治之。方以辛温苦燥的厚朴行气除满为君药，配伍草豆蔻温中散寒，与陈皮、木香相合以行气宽中，干姜、生姜温脾暖胃以散寒，茯苓、甘草渗湿健脾以和中。

胃为阳土，喜润恶燥。叶天士指出：“胃易燥。”“胃为阳明之土，非阴柔不肯协和。”若过食辛辣温热之品，致胃热炽盛，耗伤胃阴，而见饥不欲食，口干咽燥，大便干结，舌红少津则用益胃汤化裁治之，方以重用生地黄、麦门冬养阴清热，与玉竹、北沙参相合养阴生津，全方甘凉清润，重在益胃，清而不寒，润而不腻。

脾喜燥恶湿，胃喜润恶燥，燥湿适度，水谷乃化。若湿邪困脾，则易于致水湿停滞为患；若脾失健运，水不化津，亦易于生湿，故脾病多寒多湿，药宜温燥；热邪灼伤胃津而化燥，药宜凉润。总之，通过运脾濡胃，调济燥湿，使燥湿协调，维持正常的生理功能。

3　补脾益胃，调燮升降

脾主升清，胃主降浊；脾宜升则健，胃宜降则和。脾的升清功能正常，水谷精微等营养物质才能正常吸收和输布，气血冲盛，人体生机盎然。脾气升发，又能使人体内脏不致下垂；反之，脾气虚弱，气虚下陷，而致少气懒言、便溏体倦，甚或脱肛、胃下垂等，以补中益气汤化裁治之，即可补气健脾，以治气虚之本；一则升提下陷阳气，中阳得升，清升浊降，脾胃和调，脏器下垂者可自复其位。

胃气贵于通降，以下行为顺。饮食不节或治不如法，损伤胃气，胃气虚弱，除胃之受纳功能减退外，还可出现胃失和降，气机上逆之嗳气、呃逆等。

脾胃升降，相互为用，清气不升，必致浊气不降；浊气不降，必致清气不升，即“清浊相干而病作”，但总以恢复脾胃升降为要。脾气主升与胃气主降既对立又统一，共同完成饮食物之消化、吸收和输布。

4 病案举例

4.1 健脾行气法治疗胃痞案

杨某某，女，51岁。患者自述经常胃脘痞闷疼痛，食后不易消化，于2022年8月29日来院治疗。现症状：胃脘痞闷疼痛，饮食不慎即易腹泻，时大便干燥，睡眠不实，舌白略腻，脉滑。病属脾虚气滞夹湿，治宜健脾行气之法，用枳术丸加味治之，药用枳实12g，白术12g，香附12g，荔枝核12g，刘寄奴10g，木香12g，茯神30g，延胡索6g等加减治疗，共服28剂后，胃脘痞闷疼痛自除。

按语：脾主运化，胃主受纳。因饮食失调，脾胃受损，气机运行不畅而见胃脘痞闷疼痛；脾胃受纳运化功能失调，则食后不易消化，治宜调理脾胃纳运功能，故以张元素创制的枳术丸为基础，加香附、木香、荔枝核、延胡索、刘寄奴，重在健脾益胃，行气止痛，患者服用后，获取良效。

4.2 燥湿健脾法治疗腹胀案

周某，男，36岁。患者自述近一个月胃脘胀满，食后尤为明显，口中黏腻有异味，不思饮食，便溏，肢体沉重倦怠，苔厚腻色白，脉滑。病由湿邪困脾，治当燥湿健脾，方用平胃散化裁治之，药用佩兰12g，厚朴12g，苍术12g，薏苡仁30g，陈皮12g，连服28剂，胃脘胀满渐解。

按语：脾主运化，喜燥恶湿，喜利恶滞。制水在脾，湿邪最易伤脾。若饮食失节而致湿滞中焦，运化失司，健脾则能化湿。湿为阴邪，其性重着黏腻，最易伤人阳气，其中人缓，其入人深，能阻塞气机，能滞留成水，病难速愈。本案例乃湿邪困脾，治宜燥湿健脾，以平胃散化裁治之，正如前人所谓“性味从辛、从燥、从苦组成，而能消、能散、惟有滞、有湿、有积者宜之。”本方功专燥湿，以“燥化”达醒脾之目的。该方体现了“苦辛芳香温燥”之用药特点，苦降辛开能消除胀满，芳香化湿能醒脾和胃。诸药相合，通过燥湿化浊，健脾助运等相互作用，使湿浊得化，气机得畅，胃气得降，脾运得复。

4.3 理气和中法治疗恶心案

陈某某，女，63岁。患者自述新冠感染半个月，时恶心，偶咳嗽，自觉周身气窜，饮食正常，大便1天 2次，苔薄白，脉缓。病由外感邪气，脾胃气机阻滞所致。治宜疏散外邪，理气和中之法，方用香苏散化裁治之，药用香附12g，陈皮12g，紫苏梗20g，甘草 12g，乌药 12g，旋覆花 20g，清半夏 12g，茯苓 20g。上述药方 7 剂，1 天 1 剂，水煎服，早、晚饭后各服 1 次。2023 年 1 月 16 日二诊，患者自述服用上次药方后，恶心减轻，偶呃逆腹胀，饮食正常，大便 1 天 2 次，苔薄白，脉缓。处方：上方减紫苏梗、甘草、乌药，加紫苏子 12g，莱菔子 12g，枳壳 12g，川芎 12g，厚朴 12g。上述药方 7 剂，1 天 1 剂，水煎服，早、晚饭后各服 1 次。

按语：脾胃是气机升降的枢纽，由于感受外邪，影响脾胃气机不得舒畅，脾胃升降失和。肺合皮毛，其经脉还循胃口，邪气袭表，肺胃失和。肺气不利则咳嗽，胃气上逆可见恶心、呃逆。本方证以脾胃气滞升降失和为主。费伯雄在《医方论》中指出本方能“外疏风而内行气”，亦如吴昆《医方考》所谓：“香附、紫苏、陈皮之辛芬，所以疏邪而正气，甘草之甘平，所以和中而辅正尔。”

4.4 润肠通便法治疗便秘案

张某某，女，60 岁。患者主述习惯性便秘 10 余年，大便干结，排便非常费力，3～4 天排便 1 次，舌红少津，脉虚数。病属于肠胃燥结，治当润肠通便，药用火麻仁 20g，郁李仁 10g，杏仁 12g，柏子仁 20g，陈皮 20g。连服 60 剂，便秘缓解。

按语：脾胃虚损，运化乏源，津液亏虚，阴血不足，使肠腑传导失司，导致大便艰难，治宜润肠通便，方中火麻仁、郁李仁、杏仁、柏子仁皆是富含油脂的果仁，均能润肠燥，通大便，且润而不泻；陈皮理气醒脾行滞。诸药合用，具有理气润通之妙。

4.5 降逆和胃法治疗呃逆案

李某某，女，35 岁。患者平素易怒，近 1 个月出现呃逆，胃脘痞闷，两胁胀痛，苔薄白，脉弦。治当降逆和胃之法，药用旋覆花 20g，姜半夏 12g，生姜 12g，陈皮 12g，竹茹 12g，香附 12g，苏梗 12g，连服 28 剂，呃逆减少，胃脘及两胁不适自除。

按语：脾胃病，在五脏中与肝脏关系最为密切，所以在治疗脾胃病时常常配伍疏肝药。本例患者属于肝气犯胃，胃失和降，胃气上逆而致呃逆，胃脘痞闷，两胁胀痛等症，治宜降逆止呃，疏肝和胃。本案例以旋覆代赭汤化裁治之，方中旋覆花降逆止呃，故有“诸花皆升，旋覆独降”之说。半夏与生姜、陈皮与竹茹，此二组药对与旋覆花配伍重在降逆下气，和胃止呃；香附与紫苏梗相伍，偏于疏肝和胃。诸药合用，以达降胃气，疏肝气，止呃逆之效。

有关脾胃病的治疗方法，正如陈潮祖在《中医治法与方剂》中指出：“脾胃病变的治法虽多，总在补其虚损，固其滑脱，导其滞塞，调其升降。补虚在于恢复脾胃功能健运，充实基础物质的亏损；固脱在于固涩津血，不令丢失；导滞在于使积者去而塞者通，保持肠道和津气通畅；调其升降在于使逆乱的津气恢复升降出入正常，使当升者升，当降者降，当出者出，当入者入……总之，脾胃治法，当着眼于气液的盈亏，立足于脾胃的升降。”

（范　颖）

脾胃病的遣药组方特点

脾胃仓廪之官，主受纳司运化，故有“脾为后天之本”之说。脾胃在人体生理活动中发挥重要的作用，如心血的化源，肺气的充沛，肾精的滋养，肝血的归藏，皆与脾胃运化水谷之精微有密切的关系。正如《景岳全书》谓：“脾胃为水谷之海，得后天之气也。人之始生，本乎精血之原；人之既生，由于水谷之养，非精血无以立形体之基，非水谷无以成形体之壮”。张景岳诠释了脾胃对人体的重要作用。所以脾胃有病，可影响其他脏腑；其他脏腑有病，也可影响脾胃。故而脾胃病亦比较复杂、广泛，危害人民的身体健康也比较严重。

脾胃之为病，其证候不外虚实寒热。临床上常见的病症有胃痛、胃痞、呕吐、呃逆、反胃、噎膈、泄泻、痢疾、便秘、腹痛、吐酸、嘈杂、吐血、便血等。包括现代医学之食管炎、慢性胃炎、胃肠功能紊乱、消化性溃疡、胆囊炎、结肠炎等疾病的某种表现。

1　健脾行滞，补消并用

脾主运化，胃主受纳。承受和腐熟水谷的作用属胃，吸收和输送营养的作用属脾。受纳、腐熟、运化是脾胃主要生理功能，饮食失节，脾胃受损，可致受纳运化障碍，表现为厌食、食欲不振、食后不化症状。故治疗脾胃病时，应侧重健脾益胃以助运化，常用的方剂有四君子汤、异功散、参苓白术散、枳术丸、枳实消痞丸、健脾丸等，药物有党参、白术、茯苓、枳实、陈皮、半夏、鸡内金、神曲、麦芽等。其病机涉及脾胃气虚，纳运失调，湿浊内生，气机不畅，治宜益脾胃，渗湿浊、行气滞。四君子汤用于脾气虚证，采用补气药（人参、白术、炙甘草）+渗湿药（茯苓）合用，其用意补中寓通，使补而不滞；异功散在四君子汤基础上增加了理气醒脾的陈皮，此属于补气+行气的组合，以补为主，用于脾气虚兼气滞证；枳术丸（枳实、白术）中白术倍于枳实，意在以补为主，补脾益胃+消食化滞组合，适宜于脾气虚兼积滞之证，脾虚重于积滞；参苓白术散由四君子汤加渗湿药、理气药组成，宜于脾虚湿盛而致泄泻、饮食不化等症；枳实消痞丸由四君子汤、枳术汤、半夏泻心汤化裁而来，用于脾胃虚弱，寒热互结，气壅湿聚而见心下痞满，食少倦怠，大便不调等，但其证属于实多虚少，意在以行气消痞为主。健脾丸由四君子汤加消食药、理气药而成，用于脾虚食积而见食少难消，大便溏薄，脘腹痞胀，倦怠乏力等症。由此可见，治疗脾胃虚损之疾病，不仅要补其不足，还要注意患者的脾胃运化功能，脾胃运化功能正常，才能发挥补益药的作用。若一味地滋补，易造成脾胃气机壅滞，使得脾胃纳运功能低下，达不到有效治疗的目的。而在补益方药中可适当的加入理气醒脾之品，畅运脾胃气机，有助于脾胃纳运功能恢复。上述诸方充分体现了补消并用，并根据虚实的轻重，或以补为主，或以消为主，进而达到健脾行气以化滞，消食导滞以助运。正如蒲辅周所谓“补而勿滞”“气以通为补，血以和为补”，有其临床指导意义。

2　升清降浊，调畅枢机

气机升降是人体生理活动的基本形式，正如《素问·六微旨大论》说：“出入废则神机化灭，升降息则气立孤危。”气机升降，各脏皆有，然而气机升降的枢纽则在脾胃。脏腑气机升降受脾胃升降的影响，脾胃升降运动的维持也有赖于其他脏腑升降的协调。

脾主升，胃主降，一升一降，共同完成人体饮食水谷的消化吸收。若无脾胃之升降运动，则清阳之气不能敷布，后天之精不能归藏，饮食清气无法进入，废浊之物亦不能排出。脾胃居于中焦，通连上下，心肺在上，肝肾在下，精气在脏腑间流通，有赖于居于中焦脾胃的升降，故脾胃是气机升降出入的枢纽。脾升胃降，包括清浊升降、精气升降。脾胃运化水谷，分泌清浊，清者上输于肺而敷布全身，浊者糟粕下降于肠。调治脾胃时，应首先斡旋升降，中气下陷者，宜补而举之；胃失通降，浊气上逆者，宜和胃降逆；升降反作，清浊相淆者，宜升清降浊。

脾胃受损，升降失常，浊气上攻则出现呕吐、呃逆等，清气下降则出现泄泻、脱肛、脏器下垂等。若脾胃气虚而致清阳之气不升，则不能营养四肢九窍，出现肢软乏力、气短、头晕、视物不清、耳鸣等症，常用的方剂补中益气汤、升阳益胃汤、益气聪明汤、举元煎等。有关升发清阳药物的应用，李东垣《脾胃论》中曾明确指出：“甘温补中，辛味升阳。”常用升麻、柴胡、葛根、防风、桂枝、羌活、白芷等辛味药物。其中补中益气汤用补气药（黄芪人参白术炙甘草）与升阳药（升麻、柴胡）相伍，以升阳举陷，宜于中气下陷之证。正如张景岳所云：“补中益气一汤，允为东垣独得之心法，本方以升麻、柴胡助升气，以参术归芪助阳气，此意诚尽善矣。”升阳益胃汤以补气药（黄芪人参白术炙甘草）与升阳药（防风、柴胡）相合，同时配伍了渗湿之品，旨在健脾祛湿，升发阳气，宜于脾气虚损而致肺气不足，即“土不生金”而见“怠惰嗜卧，四肢不收”等脾虚症状，“洒淅恶寒、惨惨不乐，面色恶而不和”等有关肺脏病变的症状，通过升发脾之清阳，使之达“脾气散精，上归于肺”，诸症自愈。举元煎由补气药（黄芪人参白术炙甘草）与升阳药（升麻）合用，而达益气升陷之用，宜于气虚下陷而见血崩、心悸气短、面色㿠白等症。升陷汤以黄芪配合升麻、柴胡、桔梗，治疗胸中大气下陷而见气短不足以息等症。

正如柯琴所谓："补中之剂，得发表之品而中自安；益气之剂，赖清气之品而气益倍，此用药有相须之妙也。"

胃不降浊，浊气停留产生脘腹胀痛、不欲纳食及噎膈、便秘等病症，若胃气上逆则见嗳气、干呕呃逆、恶心呕吐、反胃、呕血等。多因饮食不当，饥饱失常，脾失运化，胃失和降，发为反胃。常用的方剂旋覆代赭汤、橘皮竹茹汤、丁香柿蒂汤等，而降胃气常用的药物有半夏、竹茹、旋覆花、莱菔子、生姜等。旋覆代赭汤以降胃气药（旋覆花代赭石半夏生姜）与益脾胃药（人参炙甘草）相合，而达降逆和胃之效，使气逆得降，胃虚得补，呃逆呕吐自除。生姜泻心汤重用生姜配半夏以和胃降逆，干姜与芩连相配取其辛开苦降，配参草枣以补益脾胃，诸药合而用之，以调理脾胃，而复升降之职。正如《吴医汇讲》推崇东垣学说云："余尝考治脾胃之法，莫详于东垣，求东垣治脾胃之法莫精于升降。"叶天士在《临证指南医案》中也指出："脾胃之病，其于升降二字尤为重要。"足以说明调理气机升降在治疗脾胃病中的重要地位。脾胃是气机升降的枢纽。脾胃病则升降失常，清浊不分。故治疗脾胃病以恢复中焦脾胃升降功能，使清升浊降，各行其道为关键所在。

脾胃有病，可影响其他脏腑；其他脏腑有病，也可影响脾胃。脾胃之纳运升降功能，有赖于肝木的疏泄条达。肝木疏泄，中焦气机才通畅。一旦脾胃有病，应该加以疏肝为主，药用香附、柴胡、川楝子、郁金、延胡索等。

3　燥润相合，刚柔并济

脾喜燥，胃喜润，脾与胃分工合作，互相依存，互相为用。脾胃之功能特点可以概括为纳和运、升和降、湿与燥。脾具有把水谷化为精微，并将精微物质吸收转输至全身的生理功能，胃具有腐熟水谷之功；脾主升清，胃气主降，以降为和。升降反常，燥湿不济，是脾胃病的主要病理机制。正如叶天士所谓："纳食者胃，运化者脾，脾宜升健，胃宜降则和。太阴湿土，得阳始运，阳明燥土，得阴自安，故脾喜刚燥，胃喜柔润。"叶天士认为："脾为湿土得阳始运，胃为燥土，得阴自安，脾喜刚燥，胃喜柔润。"

对于湿浊困脾者，代表方剂平胃散、藿朴夏苓汤、六和汤等，常用甘温或苦温的白术、苍术、厚朴、佩兰、石菖蒲等燥湿药。平胃散以苍术为君药，配伍厚朴、陈皮，重在燥湿健脾，适宜于湿困脾胃，气机壅滞，纳运失职而见脘腹胀满、不思饮食等症。藿朴夏苓汤主治湿浊滞于中焦而见胸闷口腻、肢体倦怠等症，方中以藿香、白豆蔻、厚朴芳香化湿以祛黏腻湿浊；以半夏燥湿运脾，以茯苓、猪苓、薏苡仁、泽泻渗湿于下，诸药合用，燥湿芳化为主，以振奋脾阳，醒脾燥湿。六和汤以藿香、厚朴、砂仁、半夏配伍白术、白扁豆等以祛湿化浊，和胃止呕，适宜于饮食不调，内伤生冷所致呕吐泄泻、肢体困倦等症。正如吴昆所谓："六和者，和六腑也。脾胃者，六腑之总司，故凡六腑不和之病，先于脾胃而调之。此知务之医也。香能开胃窍，故用藿、砂；辛能散逆气，故用半、杏；淡能利湿热，故用苓、瓜；甘能调脾胃，故用扁、术；补可以去弱，故用参、草；苦可以下气，故用厚朴。开胃散逆，则呕吐除；利润调脾，则二便治。补虚去弱，则胃气复而诸疾平。盖脾胃一治，则水精四布，五经并行，虽百骸九窍，皆太平矣，况六腑乎？”

对于胃阴不足者，代表方麦门冬汤、益胃汤、增液汤、沙参麦门冬汤、玉液汤等，常选用天花粉、北沙参、石斛、玉竹、麦冬等甘凉或甘平的药物以养胃阴。其中麦门冬汤重用甘寒滋润麦门冬配伍辛温燥烈半夏，组成润燥降逆之剂，适宜于胃阴不足而见呕吐、咽干口渴等症。正如喻嘉言：“此方治胃中津液干枯，虚火上炎，治本之良法也。”益胃汤由北沙参、麦冬、玉竹、生地黄组成，功能清养胃阴，适宜于胃阴不足而见口干舌燥等症。增液汤由玄参、生地黄、麦冬组成，具有增液润燥之功，适宜于阳明温病、津液不足而致大便干结，口渴等症，属于“液干多而热结少者”，本方药少力专，“妙在寓泻于补，以补药之体，作泻药之用，既可攻实，又可防虚。”

综上，脾胃之病，其用药补中有消，消中有补，补而不滞，消而不伤正，燥而不伤阴，润而不碍运，寒温并用，升降以平，以恢复脾胃生理功能，切记勿遗其偏而失其平也。

4 病案举例

4.1 脾虚气滞致脘腹胀痛案

陈某某，女，72 岁。2023 年 2 月 6 日初诊。主诉：脘腹胀痛，肠鸣，大便溏，每天 3～4 次，便量少，滞下不爽，食欲不振，睡眠一般，苔少，舌干少津，脉略滑。证属于脾胃不和，纳运失调，治宜健脾益胃之法，拟枳术丸加味治疗。处方：枳实 12g，白术 20g，槟榔 12g，厚朴 12g，火麻仁 20g，柏子仁 20g，香附 12g，延胡索 12g。上述药方 7 剂，每天 1 剂，水煎服，早、晚饭后各服 1 次。2023 年 2 月 13 日二诊，患者自述服用上次药方后，脘腹胀痛减轻，苔少，舌红少津，脉略滑。处方：上方减槟榔、厚朴，加陈皮 12g，杏仁 12g，徐长卿 20g。上述药方 7 剂，每天 1 剂，水煎服，早、晚饭后各服 1 次。2023 年 2 月 20 日三诊，患者自述服用上次药方后，大便正常，偶有腹胀，苔少，舌红，脉略数。处方：上方减枳实、柏子仁，加枳壳 12g，厚朴 12g。上述药方 7 剂，每天 1 剂，水煎服，早、晚饭后各服 1 次。

4.2 胃气上逆致呃逆案

王某，女，42 岁。2023 年 9 月 26 日初诊。主诉：呃逆 4 个月。胃病 10 余年，胃镜显示：萎缩性胃炎（C–2）。4 个月前因生气后出现呃逆，一直持续发作，胃脘痞闷，大便 10 余天 1 次，头晕，心慌，睡眠尚可，苔薄白，舌质红，脉弦。证属于肝气犯胃，胃气上逆，治宜降逆止呃，疏肝和胃之法。拟旋覆代赭汤化裁治之，处方：旋覆花 30g，代赭石 15g，姜半夏 15g，生姜 10g，陈皮 20g，竹茹 20g，枳实 10g，白术 20g，香附 20g，川芎 20g，栀子 20g，香橼 20g，佛手 20g，荔枝核 20g。上述药方 14 剂，每天 1 剂，水煎服，早、晚饭后各服 1 次。2023 年 10 月 10 日二诊，患者自述服用上次药方后，呃逆明显改善，自觉胃脘痞闷，食后明显，大便 5～6 天 1 次，睡眠一般，多梦，过敏性鼻炎 10

余年，口服氯雷他啶，注射抗过敏针剂等缓解，苔薄白，舌质红，脉弦略滑。处方：上方减栀子、川芎、代赭石，加白芷 10g，银柴胡 15g，防风 15g，五味子 10g，茯神 30g。上述药方 14 剂，每天 1 剂，水煎服，早、晚饭后各服 1 次。2023 年 10 月 24 日三诊，患者自述服用上次药方后，呃逆明显缓解，偶有呃逆，自觉小腹胀满，大便 7～8 天 1 次，排便无力，苔薄白，舌质红，脉弦略细。处方：上方加火麻仁 20g，郁李仁 10g，杏仁 9g，玄参 20g，麦冬 20g，生地黄 20g，瓜蒌 30g，白花蛇舌草。30 剂，每天 1 剂，水煎服，早、晚饭后各服 1 次。

4.3 中虚下陷致胃下垂案

安某某，女，45 岁。2023 年 8 月 14 日初诊。主诉：食后小腹胀，食少乏力，大便 1 天 1 次，形体偏瘦，舌质红，苔薄白，脉滑。钡透显示：胃下垂，位于髂嵴下约 6cm。证属于中气不足，清气下陷，治宜补中益气，升阳举陷之法。拟用补中益气汤化裁治之，处方：黄芪 18g，白术 12g，党参 12g，当归 12g，陈皮 12g，炙甘草 6g，枳壳 12g，升麻 6g，柴胡 6g。上述药方 14 剂，每天 1 剂，水煎服，早、晚饭后各服 1 次。2023 年 8 月 28 日二诊，患者自述服用上次药方后，腹胀略减，苔薄白，脉滑。处方：继续服用上方 7 剂，水煎服，早、晚饭后各服 1 次。2023 年 9 月 4 日三诊，患者自述服用上次药方后，腹胀又有所略减，苔白略腻，脉略滑。处方：继续服用上方 28 剂，水煎服，早、晚饭后各服 1 次。2023 年 10 月 23 日四诊，患者自述服用上次药方后，腹胀缓解，食欲增加，苔薄白，脉滑。处方：继续服用上方 7 剂，水煎服，早、晚饭后各服 1 次。

5 结语

脾胃之为病，其病机不外纳运失调、升降失和、润燥失宜，或因虚，或因寒，或因热，或因实而致，故治疗应针对病因进行治疗，或针对关键病机环节，或针对主症治之。与此同时，尚需考虑所脾胃的生理病理特点而加以施治用药。针对脏腑生理病理特点的遣药组方模式，其优势在于顺应了脏腑的生理特性，充分体现了中医学辨证论治思想，这既有利于疾病的治疗，又可使方剂作用于机体发挥最佳的调节作用。

（范　颖）

中医治疗脾胃病之名方辨析

中医脾胃病，泛指不欲食，痞满䐜胀，嗳气等临床症状。胃痛、胃痞、呕吐、呃逆、反胃、噎膈、泄泻、痢疾、便秘、腹痛、吐酸、嘈杂等属于脾胃病范畴。包括现代医学所谓食管炎、慢性胃炎、胃肠功能紊乱、消化性溃疡、胆囊炎、结肠炎等疾病的某种表现。西医消化系统疾病的症状具有多样性，包括食欲不振、上腹部不适、反酸、恶心、呕吐、嗳气、腹痛、腹胀、腹泻、便秘、呕血、便血等，典型症状有诊断意义。

脾升胃降，燥湿相济，共同完成水谷的消化、吸收与输布，为气血生化之源，后天之本。脾胃升降失常，则水谷的受纳、腐熟与输布等功能发生障碍，因而呕吐、呃逆、泄泻、腹胀等病症。脾胃有病，可影响其他脏腑；其他脏腑有病，也可影响脾胃。脾胃之为病，其证候不外虚实寒热。如脾胃虚证，单纯脾气虚宜用四君子汤治之；脾胃阳虚，宜用理中丸治之；脾胃实证，湿滞脾胃，宜用平胃散治之；脾胃寒证，宜用大建中汤治之；脾胃热证，宜用泻黄散、清胃散治之。若虚实夹杂，如阳虚冷积，宜用温脾汤治之；若中气虚弱，寒热夹杂，宜用半夏泻心汤治之。以下就治疗心下痞、泄泻等脾胃病的方剂，进行辨析，有助于临证准确用之。

1　治心下痞（胃痞）方的辨析

心下即胃脘。心下痞即是患者自觉心下（胃脘）有堵塞不适之感，属脾胃病变。中医传统名方枳实消痞丸、旋覆代赭汤、半夏泻心汤皆可治疗心下痞，其中枳实消痞丸出自李东垣《兰室秘藏》，旋覆代赭汤、半夏泻心汤载于张仲景《伤寒论》。临证治疗心下痞，如何准确选择枳实消痞丸、旋覆代赭汤、半夏泻心汤治之，需要明确此三方的用药与病证特点，以及治疗的主攻方向。

枳实消痞丸由枳实、黄连各五钱，厚朴四钱，半夏、人参各三钱，炙甘草、麦芽、茯苓、白术各二钱，干生姜一钱组成，其所治之证，乃由饮食失节，脾胃受损，纳运失调，升降失司，寒热互结，气机壅滞所致，气滞重于脾虚。其主症为心下痞满，恶食懒倦，故重在治疗心下痞满。方中重用枳实为君药，配伍厚朴，旨在行气消痞除满，其破气之力优，加之半夏散结消痞，干姜与黄连相伍，辛开苦降以消痞，合而用之以消痞除满，佐以人参、茯苓、白术、炙甘草、麦芽健脾和胃，使气足脾运而痞自化。

旋覆代赭汤由旋覆花 3 两，代赭石 1 两，半夏（洗）半升，生姜 5 两，人参 2 两，炙甘草 3 两，大枣 12 枚组成，其所治之证，乃由误用汗、吐、下后，胃气受损，痰浊内阻，壅滞气机，胃气上逆而见心下痞硬、噫气不除，反胃呕吐，故重在治疗噫气不除。方中以旋覆花为君药，配伍代赭石、半夏、生姜以降逆和胃，而达止噫、止呕、止呃之效，其治重在治噫气不除；尤其是旋覆花、代赭石合用，主在降气；佐以人参、炙甘草、大枣补脾益胃。诸药合用，则中焦健运，痰除气行，而痞硬、噫气、呕恶等症可解。正如唐容川在《血证论》中所谓："此方治哕呃，人皆知之……方取参草大枣以补中，而用生姜、旋覆花以祛痰饮，用半夏赭石以镇逆气，中气旺则痰饮自消，痰饮清则气顺，气顺则呃止，治病者，贵求其本，斯方有效，不为古人所瞒。"

半夏泻心汤由半夏（洗）半升，黄芩、干姜、人参各 3 两，黄连 1 两，大枣 12 枚，炙甘草 3 两组成，其所治之证，乃因少阳证误下，徒伤其中气，邪气乘虚内陷，寒热错杂于中焦，影响了气机得升降出入，结于心下而成痞满。中气既伤，则脾升胃降功能失职，以致浊阴不降而见呕吐，清阳不升而见下利。故其方重在治疗痞满吐利。方中君以半夏散结除痞、降逆止呕，干姜与黄连相伍，辛开苦降以除痞；黄芩与黄连合以泄热止下利。佐以人参、炙甘草、大枣补益胃脾以助运痞。亦如成无已在《伤寒明理论》中所云："阴阳不交曰痞，上下不通为满，欲通上下，交阴阳，必和其中。所谓中者，脾胃是也，脾不足者，以甘补之，故用人参甘草大枣为使，以补脾而和中。中气得和，上下得通，阴阳得位，水升火降，则痞消热已……。"诸药合用，寒热同用，辛苦并进，补泄兼施，以达泻心消痞，补中扶正，调和寒热之功。

综上，尽管枳实消痞丸、旋覆代赭汤、半夏泻心汤三方皆可治心下痞，但枳实消痞丸偏于行气消痞，重在治心下痞满；旋覆代赭汤功擅降逆和胃，长于治噫气不除、反胃、呃逆、呕吐等；半夏泻心汤侧重于调和寒热，善于治中虚寒热失调之痞满吐利。现代中医临床研究，枳实消痞丸、旋覆代赭汤、半夏泻心汤皆可用于慢性胃炎、胃溃疡、胆囊炎、胃肠神经功能症等。临证须加以详细辨证施治，否则差之毫厘，谬以千里。

2　治泄泻方的辨析

泄泻是以排便次数增多、粪便稀溏甚至泻出如水样为主症的疾病，是中医临床常见的脾胃疾病之一，主要包括急慢性肠炎、消化不良、肠易激综合征，功能性腹泻等以泄泻为主症者。中医临床治疗泄泻的方剂甚多，今就中医临床常用于治疗泄泻的传统著名方剂如四神丸、痛泻要方、参苓白术散加以辨析。

四神丸出自《证治准绳》，由补骨脂 4 两，肉豆蔻 2 两，五味子 2 两，吴茱萸（浸炒）1 两组成，所治之证，乃由命门火衰，在阴气极盛、阳气萌发之五更，阳气当至不至，阴气极而下行，故作泄泻。故本方重在治疗五更泄泻。其方中重用补骨脂为君药，补命门之火，配伍肉豆蔻、五味子、吴茱萸以温肾暖脾，固涩止泻，正如汪昂在《医方集解》中指出："久泻皆由肾命火衰，不能专责脾胃。"诸药合用，使命门火旺，脾得健运，大肠得以固涩，五更泄泻诸症可愈。

痛泻要方出自《丹溪心法》，由炒白术 3 两，炒芍药 2 两，炒陈皮 1.5 两，防风 1 两组成，所治之证，乃由肝旺脾虚，土虚木乘，升运失常所致之痛泻，症见肠鸣腹痛，大便泄泻，泻必腹痛等。正如《素问·气交变大论》所谓："岁木太过……脾土受邪，民病飧泄、食减、体重、烦冤、肠鸣、腹支满。"故方中重用炒白术为君药重在补脾，配伍炒白芍以柔肝，二药合用，体现了"扶土抑木"之法，伍用陈皮以理气醒脾，防风散肝舒脾。诸药合用，补中寓疏，补脾泻肝，调和气机，则痛泻可止。亦如《医方考》所指出："痛泻不止，此方主之，泻责之脾，痛责之肝，肝责之实，脾责之虚，脾虚肝实，故令痛泻。是方也。炒术所以健脾，炒芍所以泻肝，炒陈所以醒脾，防风所以散肝……或问痛泻何以不责之伤食，余曰：伤食腹痛，得泻更减，今泻而痛不止，故责之土败木贼也。"

参苓白术散出自《太平惠民和剂局方》，由四君子汤加山药、莲子肉、薏苡仁、白扁豆、砂仁、桔梗组成。原书谓其"治脾胃虚弱，饮食不进，多困少力，中满痞噎，心忪气喘，呕吐泄泻，及伤寒咳噫。此药中和不热，久服养气育神，醒脾悦色，顺正辟邪。"所治之证，乃由脾胃气虚，纳运功能失调所致。方中用四君子汤加山药、莲子肉以益气补脾止泻，配薏苡仁、白扁豆以健脾渗湿止泻，砂仁行气化湿止泻，桔梗开宣肺气，载药上行。诸药合而用之，补中有行，行中有止，既可化已成之湿，又可除生湿之源，药力平和，温而不燥，纳运调，升降和，使泄泻、呕吐诸症自愈。由于方中所用诸药多为厚味滋补之品，药力易流于下焦，故服用剂量宜轻，如原书用法明确了每次的服用量，即"每服二钱"，这也在一定程度上反映了古代医家治疗中焦脾胃虚损之证，服用剂量宜轻用药的理念，这既能避免加重脾胃负担，又有利于脾胃虚损状态的恢复，更有利于药力达于中焦，从而使脾胃升降协调中焦如衡。正如吴鞠通所说"治中焦如衡，非平不安"，此观点对于现今临床治疗脾胃病证具有指导意义。

纵观四神丸、痛泻要方、参苓白术散三方，皆以泄泻为主症，但因其病机不同，治法亦有所不同。四神丸所治泄泻，表现为五更泄泻为主，与时间因素有关，乃命门火衰所致，重在温肾涩肠；痛泻要方所治泄泻，表现为痛泻，与情绪不畅有关，乃土虚木乘所致，重在补脾柔肝；参苓白术散所治泄泻，表现为泄泻反复发作，伴有饮食不化等，与饮食因素有关，乃脾虚湿盛所致，重在补脾渗湿。临证用之，须加以细审，方证相应，效如桴鼓。

3　治胃痛方的辨析

胃痛（又称胃脘痛），是以胃脘近心口窝处疼痛为主症的疾病。现代医学急慢性胃炎、功能性消化不良、胃及十二指肠溃疡等多归属于胃痛范围。在治疗胃痛的传统中医名方中列举良附丸、丹参饮、厚朴温中汤等 3 个方剂加以辨析，有助于临证的合理运用。

良附丸出自《良方集腋》，由高良姜（酒洗、焙研），香附（醋洗、焙研）组成，且二药用量等分。原书主治“心口一点痛，乃胃脘有滞或有虫，多因恼怒及受寒而起，遂致终身不瘥。”《饲鹤亭集方》又进一步明确“胃脘气滞，胸膛软处一点疼痛，经年不愈或母子相传。”强调了良附丸所治为反复经久不愈之胃脘痛。所治之证，乃由肝郁气滞，胃有寒凝之胃脘疼痛，治宜行气止痛，温中祛寒之法。方中以高良姜与香附相伍行气祛寒以止痛。临证使用时，若寒凝重者，重用高良姜为君药；若气滞重者，重用香附为君药。二药相伍，寒凝散，气畅通，则疼痛止。

丹参饮出自《时方歌括》，是清代名医陈修园方，是治疗心胃诸痛的一张有效方剂，由丹参 1 两，檀香、砂仁各 1 钱组成，原书明确指出其“治心痛胃脘诸痛多效，妇人更效。”所治之证，乃由气滞血瘀互结于胃脘所致之胃脘疼痛，治宜祛瘀行气止痛之法。方中重用丹参为君药以祛瘀止痛，檀香、砂仁行气止痛。三药合用，瘀化气畅则疼痛渐止。

厚朴温中汤出自《内外伤辨惑论》，由厚朴（姜制）、橘皮（去白），各 1 两，炙甘草、草豆蔻仁、茯苓、木香，各 5 钱，干姜 7 分组成，原书谓其“治脾胃虚寒，心腹胀满及秋冬客寒反胃，时作疼痛。”所治之证，乃由脾胃寒湿气滞所致。由于湿滞寒凝，气机不畅而见脘腹胀痛，治宜行气止痛，祛湿除满之法。本方证之关键病机，主在气滞，治疗重在行气以止痛。方中重用厚朴为君药，配伍橘皮、木香以加强畅运脾胃之气而止痛，正如李东垣所谓：“厚朴，苦能下气，故泄实满。”沈孔庭亦运：“厚朴辛苦温燥，入脾胃二经，散满调中，推为首剂。”以草豆蔻仁、干姜祛寒燥湿，茯苓祛湿为臣佐药。诸药合用，助脾胃运转之枢，使寒湿除，气滞行，胀痛消。张景岳在《景岳全书》中认为本方治“寒滞脾胃，或为痛为痞，而中气不虚者。”在现代临床上，厚朴温中汤主要治疗胃肠道疾病，多治疗脾胃虚寒证型胃炎、功能性消化不良等。

良附丸、丹参饮、厚朴温中汤虽皆可治疗胃脘痛，但从其病因病机、证候特点等方面显示各方之异，如良附丸行气温中并施，宜于寒凝气滞之胃脘痛；丹参饮偏于祛瘀，宜于血瘀气滞之胃脘痛；厚朴温中汤重在行气，宜于脾胃寒湿气滞之胃脘痛。为此，临证须明审之，切之于病，方可发挥药效。

4 小结

以上诸方所治，或与胃痞病，或与胃痛病，或与泄泻病相关，从方剂组成、方证性质、方证部位，分别论证了它们之间的差异。这也体现了中医学思维的治病模式，既要综合考虑“病因 + 病机 + 主症”，又要结合患者体质情况，加以整体施治，而非见痛即止痛，见泻即止泻。故临证用方，须斟酌以辨。正如刘完素曾指出：“方不对证，非方也；剂不蠲疾，非剂也。”可见一个方剂组织是否确当，全在于“对证”“蠲疾”。同样一剂药可以治疗多种疾病，同一疾病又用不同的方剂来治疗，关键在于辨证，辨证正确才谈得上正确的治疗。

（范　颖）

调理脾胃名方枳术丸漫谈

枳术丸乃由金元时期著名医学家张元素所创制，由其弟子李东垣收录于《内外伤辨惑论》《脾胃论》《兰室秘藏》中，但因《内外伤辨惑论》成书最早，故一般认为本方最早见于《内外伤辨惑论》，在此书中初名“易水张先生枳术丸”，而《脾胃论》中将其改名为枳术丸。枳术丸问世后，因其疗效佳，获得了临床医家的广泛赞许。近年来在临床运用枳术丸加味治疗脾胃疾病，收效甚著，故对枳术丸的制方思想与衍化发展进行梳理，为从事中医临床工作的同道提供参考，共同传承经典名方。

1 枳术丸源流衍化

张元素创制的枳术丸，实际上是根据《金匮要略》枳术汤衍化而来。枳术丸问世后，因其药简效专，在调理脾胃疾病尤为常用，但在临床应用亦常感其不足，故而许多医家以此为基础，增加了适当的药物，扩大了其应用范围，组成了诸多由枳术丸衍变而来的成方。如枳术丸加木香，名之木香枳术丸；加橘皮，名橘皮枳术丸，诸如此类，加以简要介绍如下。

1.1 枳术汤

枳术汤出自《金匮要略》，原书指出“心下坚，大如盘，边如旋盘，水饮所作，枳术汤主之。”枳术汤由枳实 7 枚，白术 1 两组成，其用法是“右二味，以水五升，煮取三升，分温三服，腹中软即当散也。”

张元素创制的枳术丸，实际上是根据《金匮要略》枳术汤衍化而来。枳术丸与枳术汤二方，用药虽基本相同，但组成剂量、剂型、用法、功效、适应证却迥然有别，正如罗东逸说：“按东垣此方源出《金匮要略》，然一急一缓、一行一补，其用有不同者。”枳术汤证，属于气滞水停，气滞重于脾虚，治之宜急，故重用枳实，且用汤剂，旨在以消为主，偏于行气消痞。枳术丸证，属于脾虚气滞，脾虚重于积滞，治之宜缓，故重用白术，且用丸剂，意在以补为主，补脾益胃作用更优。

1.2 枳实丸

枳实丸出自《素问病机气宜保命集》一书中，但此方未用荷叶裹烧饭为丸。刘完素在书中指出“枳实丸，治气不下降食难消化，常服进食逐饮。枳实麸炒五钱，白术一两锉右为细末，烧饼为丸如桐子大，每服五十丸，米饮下。”枳实丸与枳术丸，二方中枳实与白术用量配比相同，功用主治基本一致。

1.3 橘皮枳术丸

橘皮枳术丸出自《兰室秘藏》，由枳实、橘皮各一两，白术二两组成，荷叶烧饭为丸，如梧桐子大，每服五十丸，温水送下，食远服。主治：元气虚弱，饮食不消或脏腑不调，心下痞闷。本方即枳术丸加橘皮组成，偏于理气醒脾。该方贵在行脾胃滞气，消食开胃，且舒畅中焦脾胃气机的力量优于枳术丸。

1.4 半夏枳术丸

半夏枳术丸载于《内外伤辨惑论》，由半夏一两，枳实、白术各二两组成。主治脾胃为冷物所伤。与枳术丸相比，本方偏于燥湿健脾，祛中焦脾胃之湿，行中焦脾胃之气。

1.5 木香枳术丸

木香枳术丸见于《内外伤辨惑论》，由木香、枳实各一两，白术二两组成，荷叶烧饭为丸，温水送下，食远服。破滞气，消饮食，开胃进食。本方枳术丸加木香一两组成。主治饮食积滞，胃纳不开。以枳术丸强胃消食，加木香行气醒脾。

1.6 曲麦枳术丸

曲麦枳术丸出自《证治准绳》，由炒神曲、炒麦芽、枳实去瓤麸炒各一两，白术二两组成，荷叶烧饭为丸，温水下，食远服。主治强食所致心胸满闷不快。本方于枳术丸中加神曲、麦芽，偏于健脾胃而消宿食，助脾以助运化，消积滞使心腹畅快。本方消食化积之力优于枳术丸。

1.7 香砂枳术丸

香砂枳术丸出自《景岳全书》，由木香、砂仁各五钱，枳实麸炒一两，白术米泔浸炒二两组成，具有破滞气，消宿食，开胃进食之功。香砂枳术丸是在枳术丸的基础上，增加了木香、砂仁，故行气止痛之力优于枳术丸。

1.8 橘半枳术丸

橘半枳术丸出自《医学入门》，由橘皮、半夏、枳实各一两，白术二两，为末，荷叶煨饭捣丸，梧子大，每服五六十丸，橘皮煎汤下。治饮食伤脾，痰饮停积，心胸痞闷。橘半枳术丸是在枳术丸的基础上，增加了橘皮、半夏，故可用于治疗饮食伤脾，脾虚湿停，痰阻气滞所致心胸痞闷等症。本方与香砂枳术丸均是在枳术丸的基础上加味而成，但前者偏于燥湿，后者偏于行气止痛。

1.9 木香干姜枳术丸

木香干姜枳术丸载录于《兰室秘藏》中，由木香三钱，炮干姜五钱，枳实炒黄一两，白术一两五钱组成，主治冷食积滞，脘腹痞胀。本方以枳术丸加木香、干姜而成，合而用之，共奏行气化滞以消痞胀，温中祛寒以除寒积。

1.10 木香人参生姜枳术丸

木香人参生姜枳术丸载录于《脾胃论》中，由木香三钱，人参三钱半，陈皮四钱，枳实一两，白术一两半组成，荷叶裹烧饭为丸，温水送下，食前服，忌饱食。主治：脾胃偏虚寒，饮食难消，不思食。本方由枳术丸加温暖脾胃之干生姜，行气化滞之木香，理气醒脾之陈皮，益气健脾之人参而成，重在理气醒脾开胃，补消兼顾。李东垣认为，服药期间，仍需注意饮食有节、忌饱食，以免复伤脾胃。

1.11 三黄枳术丸

本方载于《内外伤辨惑论》中，由枳实面炒五钱，白术、黄连去须酒炒、大黄湿纸裹煨、神曲炒、橘皮各一两，黄芩二两组成，主治：伤于肉食湿面辛辣厚味，脘腹填塞闷乱，心膈不快。

1.12 芍药枳实丸

本方出自《成方切用》，由白术面炒，赤芍药酒炒二两，枳实麸炒、陈皮一两组成，荷叶汤煮黄老米糊为丸，桐子参一二两。治食积痞满，及小儿腹大胀满，时常疼痛，脾胃不和等症，此方较枳术丸甚效。

1.13 健脾丸

本方出自《成方切用》，由枳实三两，白术土炒二两，人参二两，麦芽二两，陈皮二两，山楂去核半两组成。神曲糊丸，治脾虚气弱，饮食不消。此方为枳术丸之变化方，枳实用量虽重于白术，但因增加人参，故本方仍以补为主，补消并施。

1.14 消饮丸

本方载于《深师方》中，由枳实、白术、茯苓、炮姜组成。主治停饮胸满呕逆，不思饮食。

2 枳术丸立方思想

李东垣在《内外伤辨惑论》中曾谓："易水张先生枳术丸，消痞，消食强胃。白术二两，枳实麸炒黄色去瓤一两，上同为极细末，荷叶裹烧饭为丸，如梧桐子大，每服五十丸，多用白汤下，无时。白术者，本意不取其食速化，但令人胃气强不复伤也。"他在《兰室秘藏》中则指出"易水张先生常戒不可峻利，食药下咽，未至药丸施化，其标皮之力始开，便言快也，所伤之物已去，若更待一两时辰许，药尽化开其药峻利，必有情性，病去之后，脾胃即损，是真气元气败坏，促人之寿，当时设下一药，枳实一两麸炒黄色为度，白术二两，只此二味，荷叶裹烧饭为丸。以白术甘温，甘温补脾胃之气，其苦味除胃中之湿热，利腰脐间血，故先补脾胃之弱，过于枳实克化之药一倍。枳实味苦寒泄心下之痞闷，消化胃中所伤，此一药下胃，其所伤不能即去，须待一两时辰许，食则消化。是先补其虚，而后化其所伤，则不峻利矣。当是之时，未悟用荷叶烧饭为丸之理，老年味之始得，可谓奇矣。荷叶之物中央空象震卦之体，震者动也，人感之生足少阳。甲胆者，风也，生化万物之根蒂也，内经云履端于始，序则不愆，人之饮食入胃，营气上行，即少阳甲胆之气也。手少阳三焦经人之元气也，手足经同法，便是少阳元气生发也，胃气谷气元气甲胆上升之气一也。异名虽多，只是胃气上升者也。荷叶之体，生于水土之下，出于污秽之中，不为所染，挺然独立，其色青，形乃空，青而象风木者也，食药感此气之化，胃气何由不上升乎。其主意用此一味，为引用，可谓远识深虑，合于道者也。"可见，李氏对枳术丸进行了精辟的阐释，认为本方"以白术补脾胃之弱，以枳实消化胃中所伤"，乃"是先补其虚，而后化其所伤。"此为枳术丸之立方精髓。

吴昆在《医方考》中明确指出枳术丸"健脾消痞，此方主之。一消一补，调养之方，故用白术以补脾，枳实以消痞，烧饭取其香以益胃，荷叶取其仰以象震，象震者，欲其升生甲胆之少阳也。此易老一时之方，李东垣末年之悟，孰谓立方之旨易闻耶。"费伯雄《医方论》则曰枳术丸"一补脾，一去实，简当有法，勿以其平易而忽之。"

脾主运化，胃主受纳。脾胃协调，纳运正常；脾虚则运化功能低下，胃气不足则其气不降，脾胃胃气机升降出入之枢纽，若脾胃纳运升降失和，则诸症自生。张元素创制枳术丸，基于此而立方，消补并用，符合脾胃之生理病理特点用药，故可用于胃痞、胃痛、呃逆、便秘等脾胃病的治疗。

3 枳术丸制方原理

枳术丸主治脾胃虚弱，饮食停滞而致脘腹痞满、不思饮食等症。脾胃仓廪之官，主受纳司运化，一升一降，共同完成人体饮食水谷的消化吸收。今脾胃虚弱，胃虚失降则不能容受，脾虚失升则运化不及，故见不思饮食。脾虚食滞，中焦气机阻滞不畅，故见脘腹痞胀。综上分析，脾胃虚弱当补益，饮食难化宜消导，故立健脾化食，行气消痞之法。方中以白术为君药，健脾以助运化；以枳实为臣药，行气消痞。白术重于枳实一倍，乃补重于消，寓消于补之中。以荷叶烧饭为丸，取其升养脾胃清气，以助白术健脾益胃之功，与枳实配伍，一升清，一降浊，清升浊降，脾胃调和，正和“脾宜升则健，胃宜降则和”之理。各药相合，使脾健积消，诸症自除。正如李东垣所谓“更以烧饭和药，与白术协力滋养谷气而补，令胃厚再不至内伤，其利广矣大矣。若内伤脾，辛热之物、酒肉之类自觉不快，觅药于医，医者亦不问所伤，敷之集香丸、小丁香丸巴豆大热药之类下之，大便下则物去，遗留食之热性、药之热性，重伤元气则七神不炽。”

4　病案举例

4.1　枳术丸加味治疗胃痞

马某某，男，48岁。2023年6月5日初诊。主诉：胃脘痞闷10余年，未经系统治疗。食后胃脘痞闷明显，时胃痛，食物不易消化，经常呃逆，二便基本正常，平素血压偏高。既往胃镜显示：浅表性胃炎；肠镜显示降结肠低级别腺瘤（切除）。苔白略腻，脉弦滑。证属脾虚气滞，胃气上逆，治宜健脾和胃，理气行滞。拟以枳术丸加味治之，处方：枳实12g，生白术12g，清半夏12g，香附12g，延胡索12g，陈皮12g，半枝莲20g，钩藤18g。上述药方7剂，每天2次，早、晚各1次，饭后服。2023年6月12日二诊，患者述服上方后，胃脘痞闷明显改善，仍呃逆。二便正常，苔略腻，脉略弦滑。处方：上方中减去延胡索，加紫苏梗12g，竹茹12g，徐长卿20g，7剂，每天1剂，早、晚各1次，饭后服。

4.2　枳术丸加味治疗便秘

杨某，女，14岁。2023年9月18日初诊。主诉：大便2～3天1次，排便费力，肠鸣，排气多，饮食一般，苔薄白，脉略滑。证属脾胃气机壅滞，大肠传导失和，治宜健脾理气，行滞通便。拟以枳术丸加味治之，处方：枳实12g，生白术12g，火麻仁20g，陈皮12g，厚朴12g，白豆蔻6g，香附12g。上述药方14剂，每天2次，早、晚各1次，饭后服。2023年10月9日二诊，患者述服上方后，大便2天1次，排便费力减轻，肠鸣、排气多缓解，苔薄白，脉略滑。继续服用上述药方14剂，每天2次，早、晚各1次，饭后服。

4.3　枳术丸加味治疗胃脘痛

张某某，女，71岁。2023年4月10日初诊。主诉：胃脘疼痛不适半个月，右侧胁肋经常疼痛，饮食二便正常，苔白滑，脉略弦滑。证属肝脾失和，气机壅滞，治宜醒脾行滞，理气止痛。拟以枳术丸加味治之，处方：枳实12g，生白术12g，白芍12g，甘6g，陈皮 12g，徐长卿 20g，香附 12g，延胡索 12g，荔枝核 12g，刘寄奴 12g。上述药方 7 剂，每天 2 次，早、晚各 1 次，饭后服。2023 年 4 月 17 日二诊，患者述服上方后，胃脘、胁肋疼痛明显缓解，时有疼痛，苔白滑，脉略弦滑。上方减去刘寄奴、陈皮，加瓜蒌 12g、郁金 12g。上述药方 7 剂，1d 2 次，早、晚各 1 次，饭后服。2023 年 4 月 24 日三诊，患者述服上方后，疼痛又有所减轻，偶有胁肋疼痛，今日自觉咽喉不适，有少许痰，苔白滑，脉略弦滑。上方减去瓜蒌、郁金，加清半夏 12g，茯苓 20g，川楝子 12g。上述药方 7 剂，每天 2 次，早、晚各 1 次，饭后服。

按语：脾与胃，互为表里。脾主运化，又主统血，胃主受纳腐熟。脾升胃降，燥湿相济，共同完成水谷的消化、吸收与输布，为气血生化之源，后天之本。脾胃为气机升降出入的枢纽。脾胃升降失常，则水谷的受纳、腐熟与输布等功能发生障碍，因而呕吐、呃逆、泄泻、腹胀等病症。脾胃者，仓廪之官，胃虚则不能容受，故不能食。脾虚则不能运化，故有积滞。所以然者，由气虚也。若脾胃受伤，则须补益。饮食难化，则宜消导。枳术丸之变化方，或是增加补气之品，如人参补气，以助脾之运化；或是增加理气之品，如陈皮、木香等，气运则脾健而胃强矣；或是增加消导药物，如山楂、麦芽消食，故以助食之化。诸药合而用之，不致伤气也。脾胃之为病，其证候不外虚实寒热。笔者运用枳术丸加味治疗临床上常见的脾胃病症如胃痞、胃痛、泄泻、呃逆、呕吐、便秘等，颇有良效。

（范　颖）

范颖教授治疗脾胃病药对撷萃

药对是中药配伍应用的最基本形式，是针对复杂疾病某一病理环节的常用药组。古今医家在长期的临床实践中总结出诸多行之效佳的药对，对方剂的传承应用起着重要作用。范颖教授，辽宁省名中医，辽宁省名中医传承工作室指导教师，从事中医临床、教学、科研工作 30 余载，在治疗脾胃病方面积累了丰富的经验，尤其是在药对的应用方面，具有独到的体会，故选取部分药对分享如下。

1　消痞健脾，消补兼施：枳实配白术

枳实、白术配伍应用最早见于《金匮要略》枳术汤，是以枳实用量倍于白术，作汤剂，治疗“心下坚，大如盘，边如旋盘，水饮所作”，功擅行气消痞，消补并用，以消为主。至金元李东垣《脾胃论》枳术丸，白术用量倍于枳实，做丸剂，治疗胸脘痞满，不思饮食，健脾消痞，消补并用，以补为主。两方虽均并用枳实、白术，但药量大小有别，故而主治各异。考枳实、白术之药性，二药均入脾胃经，枳实辛行苦降，破气除痞，消积导滞，擅治脾胃气滞，痞满胀闷者，为消痞之要药；白术甘温健脾，苦温燥湿，投脾之所喜，为健脾之要药。范教授认为，脾胃病病程多较长，病变易反复，常常出现虚实错杂的情况，且脾胃居于中焦，为气机升降之枢，脾胃升降失常是引发脾胃病变常见病因。纵观枳实白术药对，一方面，枳实消积导滞，重在祛邪，白术益气健脾，重在补虚，两药一消一补，祛邪不伤正，补虚不留邪，实为消补兼施、调脾胃虚实要药；另一方面，枳实下气消痞使浊气下降，白术补气健脾助脾气上升，二药配伍又有协调脾胃升降之功，确为调治脾胃病变重要药对，对于脾虚气滞，胸脘痞满，食积内停，不思饮食，以及中虚痰停等症，均有较好疗效。若脾胃虚弱较甚，常加党参、黄芪、大枣等以助健脾；若兼有食积内停，多加神曲、麦芽等以消食和胃；若有泄泻，可加茯苓、车前子以渗湿止泻。

2 健脾益气，利湿止泻：白术配车前子

泄泻是一种临床常见的脾胃病证，其致病因素多样，主要有外感、内伤两端。引起泄泻的外邪有暑、湿、寒、热等，其中以湿邪所致泄泻最为多见，《黄帝内经》中就有“湿盛则濡泻”之说。而饮食不节、情志失调、脾胃亏虚、肾命火衰等均可导致内伤泄泻，其中以脾虚为其重要病因。范教授认为，脾虚湿盛是泄泻发病的关键因素，所以治疗泄泻重在健脾祛湿，临床常用白术配车前子健脾利湿止泻。白术甘苦温燥，入脾胃经，其性味甘温专补脾气，“为脾脏补气第一要药”（《本草求真》），味苦能燥脾湿，《主治秘要》云：“非白术不能去湿。”对于脾虚湿停之证，白术补气健脾，燥湿利水，有标本兼顾之功。然白术入药，有生用、炒用之别，用于脾虚者宜炒用，用于湿盛者宜生用，临证宜酌情选用。车前子甘寒，清热利尿，渗湿止泻，能利水湿，分清浊而止泻，即所谓“利小便以实大便”。张景岳认为：“凡泄泻之病，多由水谷不分，故以利水为上策。”对于湿盛之大便水泻，小便不利者，功擅利水的车前子尤为适宜。白术与车前子合用，健脾益气，利湿止泻，无论证属虚实，均可应用。对于脾虚湿盛之泄泻者，白术健脾燥湿，车前子利水渗湿，使脾健湿祛则泄泻止。对于湿盛泄泻，白术配车前子燥湿利湿，使湿自体内消散，从小便而出，以收止泻之功。临证使用时，若脾虚较甚，可合用四君子汤以助健脾益气，若湿邪较甚，可加入茯苓、猪苓、泽泻、薏苡仁等药以助利水渗湿。

3 润肠通便，兼安心神：火麻仁配柏子仁

便秘既是一种独立的疾病，也可见于多种疾病的发病过程中，其发病可见于各类人群，尤以老人、儿童居多。老人脏腑功能已衰，儿童脏腑娇弱，大黄、芒硝等峻猛之品均应慎用，故仁类润肠之品多为医生喜用，范教授尤其喜用火麻仁、柏子仁这一药对。火麻仁甘平质润多脂，入脾、胃、大肠经，为润肠通便之主药，随症配伍可用于多种大便秘结，《药品化义》谓其：“能润肠，体润能去燥，专利大肠气结便闭。凡老年血液枯燥，产后气血不顺，病后元气未复，或禀弱不能运行者皆治。”火麻仁能入脾经，有一定滋脾生津作用，对于胃肠燥热，脾不能为胃行其津液之脾约证尤为适宜。柏子仁甘平质润，入心、肾、大肠经，富含油脂，润肠通便，药性平和，老人、病后、产后等阴血亏虚，大肠津枯之便秘，均可使用。因其能入心经，有养心安神之功，对于便秘伴有神志不宁，心烦失眠者尤为适宜。《本草纲目》云其“性平而不寒不燥，味甘而补，辛而能润，其气清香，能透心肾，益脾胃，盖上品药也，宜乎滋养之剂用之。”火麻仁与柏子仁的配伍使用，可追溯至《本草衍义》，该书记载以柏子仁、大麻子仁（即火麻仁）、松子仁三药等分研末，熔白蜡为丸，以少黄丹汤食前送服，治老人虚秘。范教授认为，高龄、精神心理因素对便秘的发病具有重要影响，随着人口老龄化的加剧，精神压力过大人群的增加，便秘的发病率有逐年增高的趋势，通便药物的选择也应随之变化。火麻仁、柏子仁润燥滑肠，药性平和，且均有一定补益作用，火麻仁能滋脾生津，柏子仁能润肾燥而益脾胃，柏子仁又兼能养心安神，所以常用本药对加味治疗多种便秘，如虚人便秘、习惯性便秘、功能性便

秘等，临床均获得了较佳的疗效。

4　疏肝理脾，和胃止痛：香附配紫苏梗

香附与紫苏梗配伍源自《太平惠民和剂局方》香苏散。原方以香附与紫苏叶为主药，主治外感风寒，内有气滞证，症见恶寒发热，头痛无汗，胸脘痞闷，不思饮食等。用紫苏叶辛温升散，解表散寒，理气宽中，解在表之风寒；用香附行气解郁，去在里之气滞，得紫苏叶又能透表逐邪，此乃表里同治之法。然紫苏叶与紫苏梗药源虽相同，亦同入肺、脾经，紫苏叶则轻清升散偏于走表，以解表散寒为主；紫苏梗则偏入于里，重在理气宽中。范教授将紫苏叶易为紫苏梗，使得香、苏药对的功能由表里双解巧妙转为调畅肝脾气机。范教授认为，肝主疏泄调畅气机，脾胃为气机升降之枢，且肝木能疏脾土，若肝失疏泄，则脾胃升降失常，故脾胃病变与肝失疏泄密切相关，疏肝理脾和胃则为治疗脾胃病变之常法。香附味辛行散，微苦能降，微甘能和，入肝经疏肝解郁，入脾经理气宽中，兼通十二经气分，为气病之总司，肝郁气滞、脾胃气滞者均可使用，尤为疏肝理气解郁之要药。紫苏梗性味辛温，入脾经，理气宽中除胀，和胃止呕止痛，药性较为平和，适用于胸膈痞闷，胃脘疼痛，嗳气呕吐诸症。两药配伍，疏肝理脾，和胃止痛，对于脾胃气滞，胸脘胀痛者，香附、紫苏梗能理气宽中，行气止痛，对于肝脾、肝胃气滞者，香附主入肝，紫苏梗能入脾胃，合则疏肝理脾和胃，气机调畅则病除。

5　理气化痰，降逆止呕：陈皮配竹茹

陈皮、竹茹配伍首见于《金匮要略》橘皮竹茹汤，治疗中虚胃热，胃失和降，气机上逆之哕逆，用橘皮、竹茹配伍以降逆止呃。陈皮为橘皮之陈久者，其性辛香温燥，入脾、肺经，功能理气健脾，燥湿化痰，为脾胃气滞湿阻所致脘腹胀满、食少吐泻之常用药。因其苦降下气，能“疗呕哕反胃嘈杂，时吐清水。”（《本草纲目》）故又为治呕吐、呃逆佳品。竹茹甘而微寒，入胃经能清胃热而降逆止呕，为治胃热呕逆要药，虽为化痰止呕祛邪之品，而药性较为平和，故呕恶病情属虚，甚或妊娠恶阻呕逆，亦可使用。两药配伍使用，降逆止呕，理气化痰，可用于脾胃气滞、湿阻、痰停所致的各类呕呃之证。范教授认为，呕恶呃逆之证虽有外感、内伤之别，虚、实、寒、热之异，总以和胃降逆为基本治疗大法，且脾胃病变，虚实并见、寒热错杂者居多，用药不宜峻攻峻补，当以平和为佳。陈皮性温，竹茹微寒，陈皮理气化痰，健脾燥湿，下气止呕，竹茹清热化痰，降逆止呕，两药配伍，一则药性较为平和，二则止呕同时兼能理气、化痰、燥湿、对于胃气上逆，呕恶哕逆，无论虚实寒热均可使用，故为范教授所喜用。临证时，可随病情变化随症加减，如常加呕家圣药生姜助温胃止呕；若呕逆甚，常加半夏以增和胃降逆之功；兼胃热，加黄连；胃阴虚者加石斛、麦冬等。

6　药对应用举例

何某，男，64 岁，以胃痞多年为主诉来诊。现症见：胃脘痞闷不适，呃逆，大便

1d 1次，时干时溏，滞下不爽，睡眠欠佳，入睡困难，多梦，舌苔白而干，脉寸关沉略滑。胃镜提示：慢性浅表性胃炎伴糜烂，胃息肉；肠镜提示：结肠多发息肉，直肠多发息肉。处方：枳实20g，白术20g，陈皮20g，清半夏9g，竹茹20g，茯神50g，柏子仁20g，合欢花20g，天花粉20g，香附20g，荔枝核20g，刘寄奴20g，佛手20g，香橼20g。14剂，早中晚各1次，饭后服。

服药2周后复诊，自述服上方后症状有改善，胃脘稍胀，无便意，睡眠欠佳，疲乏无力，舌苔白，脉略滑。处方：枳实10g，白术20g，陈皮20g，火麻仁20g，清半夏9g，竹茹20g，柏子仁20g，杏仁20g，茯神60g，虎杖10g，香附20g，紫苏梗20g，徐长卿20g。14剂，服法同前。

按语：患者胃痞多年，伴呃逆，大便不畅，睡眠欠佳等症，证属脾胃功能失和，治宜调和脾胃。两次处方中所用到的枳实配白术，陈皮配竹茹，香附配苏梗，火麻仁配柏子仁药对，均为前文所述范教授调理脾胃常用药对。枳实、白术药对，首次处方枳实、白术等量使用，消痞健脾，升清降浊，是消补兼施；二次处方因患者出现疲乏无力，恐枳实下气消痞而伤气，故用量减半，是补重于消。陈皮配竹茹药对，是为呃逆而设，陈皮理气健脾，竹茹降逆止呃，两药药力平和，和胃止呃不伤正，虽复诊呕逆近消，亦继续服用以巩固疗效。香附配紫苏梗药对，首次处方，以香附配伍荔枝核、香橼、佛手使用，疏肝和胃力强而易伤正气，二次处方时胃痞减轻，故去荔枝核、香橼、佛手，仅以香附伍用紫苏梗，疏肝和胃，是病轻而药亦轻之意。火麻仁配柏子仁药对，首次处方时因患者便秘不甚且有睡眠不佳，故用柏子仁润肠通便与养心安神兼顾，复诊时患者大便不畅缓解不明显，故配伍火麻仁以助润燥滑肠，且加杏仁降肺气通肠腑，此乃随症加减之深意。

（张红梅）

从肝论治脾胃病谈古方今用

脾胃为病，可影响其他脏腑；其他脏腑异常，亦可影响脾胃功能，其中肝肾与脾胃关系尤为密切。早在《黄帝内经》中就曾指出："木郁之发……民病胃脘当心而痛。""胃病者，腹膜胀，胃脘当心而痛。上支两胁，膈咽不通，食饮不下，取之三里也。"由此表明，胃痛与肝、脾有关。脾胃位于中而最易受伤，仲景在《金匮要略》中指出："见肝之病，知肝传脾，当先实脾。"人体脏腑之间正常情况下互相滋生，发生疾病时则又互相有影响，即存在着生克制化的关系，内脏有病，可以传变。

1　从肝论治脾胃病的理论基础

脾胃病是中医临床常见病，它的发生与外感寒邪、饮食不节、情志因素与脾胃虚弱等有关。现代研究证实，情志因素对脾胃病的影响甚为明显。

肝在志为怒，脾在志为思。忧思恼怒，伤肝损脾。怒伤肝，肝气郁结，肝气横逆，克脾犯胃，使脾失健运，胃失和降而致胃痛、胃痞、呕吐、呃逆、噎膈、腹痛、泄泻、便秘等脾胃病，在其发病的病因中均与情志失调有关。情志因素与肝、脾胃均有密切的关系，因此情志改变可以导致肝之疏泄失常，从而引起脾胃升降异常，所以情志因素与脾胃的关系也很密切。

所谓肝主疏泄，是指肝具有疏通、舒畅、条达以保持全身气机疏通畅达，通而不滞，散而不郁的作用，这一作用亦是保证机体多种生理功能正常发挥的重要条件。肝主疏泄，关系着人体气机的调畅，肝病最易及脾，肝脾两脏病变又是相互影响的。朱丹溪在《格致余论》中首次明确"司疏泄者，肝也"之论。肝主疏泄的生理功能，是关系到人体全身的气机调畅。气机，即气的升降出入运动。肝的疏泄功能，对全身各脏腑组织的气机升降出入之间的平衡协调，起着重要的疏通调节作用。肝的疏泄功能正常，则气机调畅、气血和调、经络通利，脏腑组织的活动也就正常协调。

肝主疏泄，可以帮助脾胃对饮食物的消化；脾得肝之疏泄，则升降协调，运化功能健旺。正如何梦瑶在《医碥》中所谓：“木能疏土而脾滞以行。”亦如周学海《读医随笔》所云：“脾主中央湿土，其体淖泽……其性镇静是土之正气也。静则易郁，必借木气以疏之。土为万物所归，四气具备，而求助于水和木者尤亟……故脾之用主于动，是木气也。”

脾主运化，胃主受纳；脾主升，胃主降。胃气主降，受纳腐熟水谷以输送于脾；脾气主升，运化水谷精微以灌溉四傍。脾胃为气机升降出入的枢纽，肝的疏泄功能正常，是保持脾运胃纳、脾胃升降协调运行的重要条件。通过协调脾胃的气机升降，达到促进脾胃消化吸收功能而实现的。

脾主运化，为气血生化之源。脾气健运，水谷精微充足，可不断地输送和滋养于肝，肝方能得以发挥疏泄作用。而肝之疏泄功能正常，则脾胃升降和合，纳运化协调，即所谓“土得木而达”“木赖土以培之。”“肝为木气，全赖土以滋培，水以灌溉。”（《医宗金鉴·删补名医方论》）“木虽生于水，然江河湖海无土之处，则无木生。是故树木之枝叶萎悴，必由土气之衰，一培其土，则根本坚固，津液上升，布达周流，木欣欣向荣矣。”（《程杏轩医案辑录》）可见，肝与脾在生理联系密切，在病理上相互影响。

肝属木，脾胃属土，土得木而达。如唐容川在《血证论》中所谓：“木之性主乎疏泄。食气入胃，全赖肝木之气以疏泄之，则水谷乃化。设肝不能疏泄水谷，渗泄中满之证在所难免。”可见，饮食水谷的消化吸收与肝的疏泄功能密切相关，肝主疏泄功能正常，既可以助脾之运化，使清阳之气升发，水谷精微上归于肺，又能助胃之受纳腐熟，促进浊阴之气下降，使食糜下达于小肠。若肝失疏泄，犯脾克胃，必致脾胃升降失常，则可见肝气郁结之胁肋胀痛，胃气不降之嗳气脘痞、呕恶纳减等肝胃不和症状，又可见脾气不升的腹胀、便溏等肝脾不调的症状。

2 从肝论治脾胃病的古方今释

四逆散、越鞠丸、逍遥散、柴胡疏肝散等传统方剂皆以疏肝理气作用为主，然理清其证治方药之异尤为重要，以便临证准确用之。四逆散、逍遥散、柴胡疏肝散三方均以柴胡为君药，但其证一法一方一药，亦有所差异。越鞠丸以香附为君药，虽亦可疏肝，但重在行气解郁。左金丸、金铃子散均可治疗肝郁化热之证，但左金丸则以清肝火作用为主，属于“清法”；金铃子散偏于疏肝泄热，属于“消法”。为此，弄清楚各方之制方思想与用药理念，实属必要。

四逆散出自《伤寒论》，由柴胡、白芍、枳实、甘草各等分组成。原书主治“少阴病四逆，其人或咳或悸，或小便不利，或腹中痛、泄利下重”，乃因伤寒少阳之邪传入少阴，肝胆之气为外邪所遏，不得疏泄，进而致使脾胃之气亦困，导致阳气内郁，清阳之气不达四末，故见手足不温。由于肝脾气滞，阳气内郁，使得肝脾气机运行失和而见胁肋胀痛、脘腹疼痛或泄利下重等症。其病机以肝脾失和为主，治宜疏肝理脾之法，重在调和肝脾。方中柴胡疏肝解郁以调畅气机，白芍柔肝敛阴，缓急止痛，二药相伍，疏肝气而助肝用，肝体得养，肝郁得伸；枳实理脾气以泻脾气之壅滞，调中焦之运化，甘草益脾气，与枳实相配，行气而不耗气；补气而不滞气。枳实配芍药相合，调气和血。诸药合用，具疏肝柔肝，理脾健脾之功，使肝脾调和，诸症自除。

逍遥散出自《和剂局方》，由柴胡、当归、芍药、茯苓、白术、炙甘草组成，主治肝郁血虚脾弱证，症见两胁作痛，头痛目眩，口燥咽干，神疲食少，治宜疏肝解郁，养血健脾之法。方中以柴胡为君药，疏肝解郁，配伍当归、芍药以补肝体而助肝用；木郁则土衰，茯苓、白术、甘草益气健脾。诸药合用，可使肝郁得解，营血得充，脾运得健，诸症自愈。

柴胡疏肝散出自《证治准绳》，由柴胡、枳壳、芍药、陈皮、香附、川芎、炙甘草组成，主治肝气郁滞证，症见胁肋疼痛，善太息，脘腹胀满，或嗳气等，治宜疏肝解郁，行气止痛之法。方中柴胡为君药，疏肝气；香附疏肝，川芎行气活血；木郁土壅，陈皮理气醒脾，枳壳行气疏壅，芍药养血柔肝，缓急止痛；甘草调和药性。诸药合用，虽可肝脾同调，但以疏肝解郁为主。

越鞠丸出自《丹溪心法》，由香附、苍术、川芎、栀子、神曲组成，主治六郁，即气郁、血郁、火郁、湿郁、食郁、痰郁，乃因肝脾气机郁滞所致。气郁、血郁、火郁责之于肝，湿郁、食郁、痰郁责之于脾。证候既可见肝郁气滞之胸膈痞闷，又见脾胃气滞、健运失职之脘腹胀痛、嗳腐吞酸、恶心呕吐、饮食不消等症。纵观本方所治，以气郁为主，其病机以肝郁脾滞为要，治宜行气解郁之法。方中香附行气解郁，以治气郁；川芎活血祛瘀以治血郁；栀子清热泻火以治火郁；苍术燥湿健脾以治湿郁；神曲消食导滞以治食郁。本方以行气解郁为主，临证运用时，须随诸郁的轻重之异，而变更其君药。

四逆散证属于肝脾气滞，逍遥散证属于肝郁脾虚证，柴胡疏肝散证属于肝气郁结证。但四逆散因肝脾气滞而致肝脾失和，逍遥散证因肝郁脾虚而致肝脾失和，此二方虽均具调和肝脾之功，属于“和法”；柴胡疏肝散属于肝气郁滞证，重在疏肝气、解肝郁，属于“消法”。

左金丸出自《丹溪心法》，由黄连、吴茱萸按6∶1组成，主治肝火犯胃证，症见胁肋疼痛，嘈杂吞酸，呕吐口苦等症，治宜清泻肝火，降逆止呕之法。方中重用黄连为君药，一是清心火，使心火降而不刑金，金旺制木，体现“实则泻其子”；二是清肝火，三是清胃热；吴茱萸降逆止呕，辛散以疏肝气，并制约黄连之寒性。二药相伍，使肝火得清，胃气得降，诸症自愈。

金铃子散出自《太平圣惠方》，录自《袖珍方》。由金铃子、延胡索组成，主治肝郁化火证，症见胸腹胁肋脘腹诸痛，治宜疏肝泄热，活血止痛之法。方中金铃子为君药，行气疏肝，清泻肝火；延胡索为臣药，活血止痛。二药相伍，既可疏肝泄热，又能行气活血止痛。

左金丸重用黄连为君药，长于清肝热，适宜于肝火犯胃，胃气上逆之胁肋疼痛，吞酸，呕吐等症，金铃子散以金铃子为君药，长于行气止痛，适宜于肝气郁结化火之胸腹胁肋脘腹诸痛。

3 从肝论治脾胃病的古方今用

在消化系统疾病治疗方面，现代中医临床运用四逆散、逍遥散、柴胡疏肝散、越鞠丸、左金丸、金铃子散及其化裁主要用于治疗慢性胃炎、胆汁反流性食管炎、消化性溃疡、功能性消化不良等。

现代药理研究显示，四逆散具有抗溃疡、增强胃肠排空、抑制肠痉挛等作用，对多种方法所致的急、慢性胃溃疡均有明显的治疗及预防作用。逍遥散具有调节胃肠功能紊乱、缓解痉挛的作用。柴胡疏肝散具有改善胃肠吸收，缩短食物在胃肠停留时间，有效地促进胃肠动力的作用，通过调控胃肠道激素、抑制胃组织细胞凋亡或自噬等途径而治疗功能性消化不良。左金丸具有抗溃疡、抑制胃酸分泌、保护肠黏膜、抗幽门螺旋杆菌及镇痛作用，并可用于调节和治疗胃肠道运动亢进引起的胃肠功能紊乱。金铃子散具有抗炎、镇痛作用，方中延胡索具有抑制胃酸分泌、抗溃疡作用。

现代临床研究显示，四逆散加味治疗慢性非萎缩性胃炎，可改善患者临床症状和胃镜下胃黏膜炎性改变，提高 Hp 转阴率，降低 Hp 阴性者复发率。四逆散加味在治疗胆汁反流性胃炎中有较好的疗效。逍遥散加味能改善胃黏膜萎缩、肠化、异型增生、炎性反应，从而改善肝郁脾虚型慢性萎缩性胃炎（CAG）胃脘痛、胸胁胀痛、嗳气泛酸、大便稀溏、口苦等临床症状，提高疗效，且安全性好。逍遥散亦可用于治疗慢性糜烂性胃炎，属土壅木郁者，适应证为肝郁血虚脾弱证。逍遥散化裁治疗用于慢性胃炎、慢性萎缩性胃炎、胆汁反流性胃炎、消化性溃疡、反流性食管炎、溃疡性结肠炎等。可见，逍遥散化裁可以广泛治疗消化系统疾病。

柴胡疏肝散加减治疗慢性浅表性胃炎属于肝胃不和证患者，可提高患者临床症状治疗有效率，同时发现柴胡疏肝散提高幽门螺旋杆菌根除率及胃黏膜改善有效率，且疗效确切。柴胡疏肝散加味治疗慢性萎缩性胃炎属于肝胃不和证者，可改善临床症状，减轻胃黏膜萎缩、肠上皮化生、异型增生。柴胡疏肝散能有效改善胆汁反流性胃炎患者的临床症状、有效提升肝郁脾虚型功能性消化不良患者临床疗效，改善患者焦虑、抑郁的情绪。柴胡疏肝散合左金丸加减治疗慢性糜烂性胃炎，能显著改善其胃黏膜的病理状态，减轻临床症状，缓解其病情。越鞠丸及其化裁可用于治疗慢性浅表性胃炎、慢性萎缩性胃炎、胆汁反流性胃炎、食管炎、功能性消化不良、消化性溃疡等疾病。越鞠丸能够改善慢性胃炎患者的胃脘痛、胀满、纳呆、嗳气、反酸等症状，越鞠丸治疗肝气犯胃证胆汁反流性胃炎，越鞠丸加味治疗肝胃不和证慢性萎缩性胃炎。

金铃子散具有抗炎镇痛作用，临床上治疗胃溃疡疼痛甚者，常以此方为基础加味治疗；本方可有效改善胃黏膜血液循环，抑制异常增生组织，消除炎症，调节免疫，逆转胃黏膜萎缩，治疗萎缩性胃炎的临床疗效显著。左金丸加味可治疗胃食管反流病，左金丸加减治疗慢性浅表性胃炎肝胃不和证，可以明显缓解缓和临床症状。左金丸化裁治疗幽门螺杆菌相关性胃炎疗效显著，能明显改善患者临床症状，提高幽门螺杆菌根除率。现代中医临床运用左金丸加味治疗可用于慢性胃炎、糜烂性胃炎、胆汁反流性胃炎、反流性食管炎等，其中更多的是用于胆汁反流性胃炎。

4　小结

情志不遂是脾胃病的重要致病因素之一。怒伤肝，思伤脾；怒则气上，思则气结。郁怒不畅，使肝失条达，而致肝气郁结；思虑过度，易致脾气壅滞。中医认为，肝气郁结、横逆犯中焦，肝脾气机失和，故用药应针对肝体阴用阳的特点，达到“木郁达之”。现代医学亦认为，当人情绪波动时，胃液分泌及胃蠕动和胃液未分泌等都要受到影响，出现消化道症状。主要运用疏肝、理脾、和胃之法，常使用中药柴胡、香附、陈皮、紫苏梗、枳实、白芍、茯苓、白术、半夏等，多采用四逆散、逍遥散、柴胡疏肝散等方剂进行治疗。在使用过程中，应注意疏肝理气不可过于温燥太过，否则伐伤肝阳或胃阴，更易致郁结。

（范　颖）

范颖教授运用调畅气机法治疗脾胃病之我见

脏腑运行，气机为要。人之脏腑百骸的功能活动，全赖气以维持推动。脾胃居于中焦，在纳运水谷、输化精微、充养形体，以及气血营卫运行中，具有枢纽作用，在协调脏腑阴阳升降的过程中，亦是升降的中心环节。在生理状态下，脾胃之气的升降出入，运转有序。反之，则可见脾胃纳运之功能阻滞、气机之升降悖乱而导致脘腹胀满，呕吐呃逆等症。饮食失节，情志内伤，劳役过度常可导致脾胃气机运行失调，故调畅气机在脾胃病治疗中具有重要作用。在临证跟师的过程中，范颖教授常运用调畅气机法治疗脾胃病，今就脾胃与气血冲和、气血怫郁的关系，谈谈调畅气机法治疗脾胃病的认识。

1 气血冲和与脾胃

脾胃为后天之本，气血生化之源。脾主运化，胃主纳谷，脾宜升则健，胃宜降则和。脾胃和则运行健，脏腑得养而安；脾胃衰则谷难运化，诸脏失济而危。五脏六腑是统一的整体，是以脾胃为枢纽，通过阴阳升降，保持机体内外的动态平衡。正如朱丹溪所云："脾具坤静之体而有乾健之运，故能使心肺之阳降，肝肾之阴升而成天地交泰矣。"脾胃健运，则阳降阴升，天地交泰，气血冲和。

饮食水谷进入胃中，能输脾、归肺、散肝、归心、流百脉、充皮肤、通水道、下膀胱等，均是禀气于胃而输布水精，营运气血，奉养全身，以适应四时气候变化，以五脏为主体的内外调节和推动"阴阳胜复"的活动规律，从而形成新陈代谢的有机整体。这是以胃纳脾运为枢纽而形成的整体动态平衡。

《灵枢·经脉篇》云："人始生，先成精，精成而脑髓生，骨为干，脉为营，筋为刚，肉为墙，皮肤坚而毛发长。谷入于胃，脉道以通，血气乃行。"可见，对于人体而言，其所经历的生、长、壮、老、已，实质上是气血由盛而衰的过程。人之生而有形，有赖于脾胃；长而既成，与脾胃仍不可须臾离之。亦如朱丹溪所言，人既老又须凭“天生胃气之尚尔留连，不致阴虚阳旺，孤阳飞越”。可见，生、长、壮、老的生理过程与脾胃密切相关。气血的充盛与否，与脾胃的运化息息相关。正如朱丹溪所谓：“胃气者，清纯冲和之气，人之所赖以为生者也。”脾胃健运是保证“气血冲和，万病不生”的基础。脾胃在气血畅达与否这一过程中具有关键的作用。

2 气血怫郁与脾胃

朱丹溪曾指出：“气血冲和，万病不生，一有怫郁，百病生焉。”可见，气血的畅达与否，与五脏功能正常与否关系密切，与疾病的发生有着重要的关系。若六淫所伤、饮食失节、情志过极等，导致脾胃受损，则“气血两亏，痰客中焦，妨碍气机，不得运行，以致十二官失其职”。如脾胃虚弱，使胃之受纳、脾之运化功能障碍，抑或脾之清阳不升、胃气不降，则恶心、呕吐、反胃、呃逆等诸疾蜂起。故调畅气机，健运中土，使中土职司复常，气血津液各行其道，气血怫郁自除。

“脾为湿土，胃为燥土”，胃气宜降，脾气喜升。在生理情况下，脾与胃，阴阳调和，燥湿相得。若大怒则易致肝气郁结犯脾，思虑过度则易致脾气壅滞，破坏脾胃平衡，导致脾胃气机失调，纳运升降紊乱，气血怫郁。调畅脾胃气机，可维持脾胃的纳运、燥湿、升降之协调平衡。脾胃之气调，则五脏六腑皆安。思虑过度，气机结滞，一旦气机调畅，诸病皆除。

调畅脾胃气机，须明逆者应降，陷者宜升，湿宜淡渗，燥须清润，虚则平补以健运，滞应消泄以通塞。更须详察所病脏腑的寒热虚实及气血之郁滞，以明确治之从标从本、主兼先后，审慎权衡，方可达除疾愈病之效。

3 饮食致病与脾胃失和

李东垣认为“饮食不节，先伤及胃，胃伤而后脾病。”“形体劳役则脾病，脾病则怠惰嗜卧，四肢不收，大便泄泻，脾既病，则其胃不能独行其津液，故亦从而病焉。”

《黄帝内经》指出：“饮食自倍，肠胃乃伤。”暴饮暴食常致脾失健运，食滞中焦，阻碍气机而发生胃脘痛、腹痛；食滞不化，气机不利，胃失和降，胃气上逆，发为呕吐。饮酒嗜辛，皆能导致热盛伤阴；而“酒为湿热之水”，伤于酒者，总以湿热为著，气机失调。饮食过少可致脾气虚弱，运化乏力，湿浊内停，阻滞气机。过食肥甘厚味则易伤脾胃，酿湿热痰浊而致气机不利，痰气交阻于胃脘，发为噎膈。过食生冷，脾阳受损，阴寒内盛致气机阻滞而见腹痛；寒积于中，胃阳被伤，以致胃脘痛。脾阳不足，阴寒之气下行而见泄泻；寒积于中，食停不化，胃气上逆而成呕吐、呃逆。过食生冷，损伤脾阳，清浊混淆而致吐泻腹痛。

饮食失节是引起脾胃升降失调而发病的重要因素，如饥不得食者，易致胃气虚而成虚证；过饱则可致饮食停滞而成实证。对于饮食不洁引起的脾胃疾病亦应予以重视，此乃脾胃病的重要原因之一。

4 情志不畅与脾胃病

气之于人，生死攸关。七情是人的精神意识对外界事物反应的生理神志活动，但七情过极，则可导致脏腑功能的失常、气血的失调、升降的失度而引起疾病。朱丹溪指出："人身诸病，多生于郁。""七情"过极可导致人体的脏腑、气血、阴阳失和，使脏腑的气机发生紊乱。七情中和脾胃关系最密切的是"思"和"忧"。人体正常的生理活动均靠气的运行不息，而气机失调则导致各种疾病的发生。

思伤脾，思则气结，思虑过度，脾胃气机壅滞而见脘腹胀满。脾在志为"思"。张景岳说："但苦思难释则伤脾。"胃气失调，脾气不运，加之脏气偏虚，如外有所感，内有情志所伤，或因饮食不当，常易引起恶心、呕吐、反胃、噎膈的发病。

怒伤肝，情志不畅，肝失疏泄，肝气横逆，犯胃克脾，胃不和降，气机不通而致胃脘胀痛。肝郁为病，气机不得宣调，郁气不得升散，乘其所胜，加临脾胃，发为肝胃不和。《杂病源流犀烛》指出："胃痛、邪干胃脘病也……惟肝气相乘为尤甚，以木性暴且正克也。"《素问·天元纪大论》则谓："肝郁之发，民病当心而痛。"木乘土，忧思恼怒，情志不畅，肝失疏泄，肝气横逆，犯胃克脾，胃不和降，气机不通而致胃脘胀痛。

治气之道，莫贵于通，审其证候虚实，或补而通之，或行而通之。内伤气滞，宜益气与理气兼用，补中有通，可防补之壅滞，有助于气机之流畅。脾胃之气调，则五脏六腑皆安。因此，调整失调的气机，使之畅达乎顺，则成为治病的旨归。一旦气机调畅，诸病皆除。

总之调畅气机之法，使气机顺行，血亦顺行，气血往复无阻，病亦易愈。但用疏利气机之药，需防过量伤气。善用疏利气机药，治疗气实证，医皆易之，而治气虚证，能用理气药，可谓善用矣。

5 医案举隅

5.1 枳术丸加味治疗胃痞案

刘某，女，50岁。2022年10月24日初诊。主诉：食后胃脘痞闷，口中异味，心悸，睡眠欠佳，腰酸，大便偏干1～2天1次，食欲尚可，苔薄白，脉略弦滑。证属脾胃不和，气机失调，拟以张元素创制的枳术丸加味治之。处方：枳实6g，白术10g，佩兰6g，厚朴6g，陈皮6g，茯神20g，龙齿10g，萆薢10g，钩藤10g。14剂，早晚各服1次，饭后服。2022年10月31日二诊：患者自述服上方后口中异味明显缓解，但食后胃脘痞闷无明显改善，偶呃逆，睡眠一般，苔薄白，脉略沉弦。处方：枳实6g，白术10g，佩兰6g，厚朴6g，香附6g，茯神20g，乌药10g，陈皮6g，竹茹10g。14剂，早晚各服1次，饭后服。2022年11月7日三诊：患者自述服上方后胃脘痞闷明显缓解，睡眠一般，汗出烘热，时耳鸣，苔薄白，脉略弦。处方：麸炒枳实6g，厚朴6g，香橼10g，栀子10g，煅龙骨30g，百合10g，生地黄10g，知母10g，浮小麦20g，煅牡蛎30g。28剂，早晚各服1次，饭后服。

5.2 枳术丸加味治疗口中异味案

杨某某，男，11岁。2023年3月25日初诊。主诉：患者2年前自觉口中异味，未予以系统治疗。现饮食二便正常，睡眠尚可，苔薄白，脉略滑。证属脾胃失和，湿浊积滞内停，治宜健脾祛湿，消食导滞。拟以枳术丸加味治之。处方：麸炒枳实10g，白术20g，白芷20g，佩兰20g，炒麦芽30g，神曲20g，鸡内金20g。14剂，早晚各服1次，饭后服。2023年4月8日二诊：患者自述服上方后口中异味改善，苔薄白，脉略滑。处方：麸炒枳实10g，白术20g，白芷20g，佩兰20g，炒麦芽30g，神曲20g，鸡内金20g，豆蔻5g。14付，早晚各服1次，饭后服。

按语：案例1的主症是胃痞，案例2的主症是口中异味，两例共同点为脾胃不和，纳运失司为其主要病机。脾主运化，胃主受纳，脾与胃一纳一运，密切配合，则消化功能正常。由于脾与胃在病理状态下相互影响，故脾胃纳运失调症状往往同时并见。因此在治疗上，注重理脾气与降胃气，使脾胃气机畅达，以恢复脾胃纳运功能，使纳运协调平衡，故运用枳术丸加佩兰、炒麦芽、神曲等药以健脾祛湿，理气化积，则胃脘痞闷、口中异味等诸症自除。枳术丸（张元素方）由枳实1两、白术2两组成，由其弟子李东垣予以录存，初名“易水张先生枳术丸”见于《内外伤辨惑论》中，后经《脾胃论》改名为枳术丸。本方具有健脾理气之功，消补兼施，但白术倍于枳实，补重于消，二者相合，具有促进胃纳脾运的作用，畅运中焦脾胃气机。只有把握枳术丸的制方思想，才可在临床上灵活运用枳术丸治疗饮食内伤而导致的脾胃病。

5.3 香苏散加味治疗胃痞案

高某某，女，64岁。2023年6月5日初诊。主诉：胃脘痞闷，胃灼热，呃逆4个月，食欲下降，肠鸣，大便干燥2~3天1次，苔腻微黄，脉象弦滑。胃镜显示：糜烂性胃炎。原发性高血压1年余，现口服降压药，经常饮酒20~30年。证属肝脾不和，治宜疏肝理气和中。拟香苏散加味治之。处方：醋香附6g，陈皮6g，紫苏梗10g，姜半夏6g，蒲公英15g，麸炒枳实6g，白术6g，火麻仁10g，厚朴6g，14剂，早晚各服1次，饭后服。2023年6月19日二诊：患者诊自述服上方后胃脘痞闷、胃灼热、呃逆明显缓解，肠鸣减轻，食欲增加，大便干燥2~3天1次，性情郁闷，眼睛干涩，时心慌，苔白略腻，脉略滑。处方：醋香附6g，陈皮6g，紫苏梗10g，蒲公英15g，竹茹6g，麸炒枳实6g，白术6g，火麻仁10g，谷精草6g，茯神15g。14剂，早晚各服1次，饭后服。

5.4 香苏散加味治疗胃痛案

徐某某，男，61岁。2023年6月30日初诊。主诉：胃脘部不适10年。患者10余年前突然出现胃部痉挛不适，头晕、心前区不适，上吐下泻，于某医院急诊治疗，症状较前缓解。近10年来症状反复发作，情绪急躁，饮食不慎即可出现胃脘部不适疼痛，面色晦暗，饮食可，睡眠及二便正常，舌淡苔薄白，脉弦滑。证属肝脾不和，治宜疏肝理气和中。拟香苏散加味治之。处方：醋香附 6g，紫苏梗 10g，陈皮 6g，白芍 6g，醋延胡索 6g，麸炒枳实 6g，甘草 6g，白术 6g。14 剂，早晚各服 1 次，饭后服。

按语：案例 1、2，主要是由于饮食失节，脾胃受伤，气机失调，故以枳术丸治之；案例 3、4，主要是久病胃脘不适，情绪不畅，主要病机是肝脾气郁，故以香苏散加味治之，即香苏散与枳术丸合方加味取其疏肝理气和中之意，达气机畅而痞闷消的目的。同时加入延胡索行气止痛，白芍酸甘养阴，柔肝止痛，两药配伍既能加强止痛之功，又无辛散温燥伤阴之忧。诸药合用，共奏疏肝健脾和胃，消痞止痛之功，每获良效。

6 结语

人之脏腑百骸的功能活动，全赖气以维持推动。气是由先天与后天之精升华而成，脏腑各以气为用。脾胃位居中焦，其气的升降出入之机规律有序，常则运转和协，异则滞逆衰乱。脾胃为后天之本，生化之源，胃主纳谷，脾主运化，脾胃和则运行健，脏腑得养而安；脾胃衰则谷难运化，诸脏失济而危。正如吴澄《不居集》指出："故凡察病者，必先察脾胃强弱。"《丹溪心法》谓："胃气病虽重可治，反此者逆。"

（贾金玲）

范颖教授辨治呃逆的临床经验与体会

呃逆，又称“哕”“哕逆”，是由饮食不当、情志失调、正气亏虚等原因所导致的以气逆上冲，喉间呃呃连声，声短而频，令人不能自止为主要临床表现的一类疾病，属于中医脾胃病证范畴。呃逆既可作为独立的中医疾病，也可见于多种疾病的发病过程中，中药或针灸治疗均能获得较好疗效。范颖教授，辽宁省名中医，辽宁省名中医工作室指导教师，方剂学博士生导师，从事中医临床工作30余载，遣药组方经验丰富，尤擅治疗胃痞、胃痛、呃逆、呕吐、泄泻、便秘等脾胃疾病。现将范教授辨治呃逆的临床经验整理总结如下。

1 明辨虚实寒热，治病求本

胃为六腑之一，以通为用，以降为顺。胃的病变，无论寒热虚实，皆可导致胃之通降失常，甚则胃气上逆动膈，而发为呃逆。若过食生冷，或过服寒凉药物，皆可导致寒凝胃脘，胃失和降，胃气上逆，循经上动于膈，使得气逆上冲于喉，发生呃逆，正如《丹溪心法·咳逆》：“胃寒所生，寒气自逆而呃上。”此为寒呃。若过食辛热厚味，或过用温补，亦可发为呃逆，如《景岳全书·呃逆》所言：“皆其胃中有火，所以上冲为呃。”此为热呃。若饮食不节，食积内停，或肝失疏泄，横逆犯胃；或脾失健运，痰浊内生；或胃中血瘀气滞，终致胃气上逆，皆可发为呃逆，此类证候属实，为实呃。若素体正虚，或年高体弱，或大病久病，或过用攻伐等损伤脾胃，或脾胃阳虚，或胃阴不足，皆可导致胃失和降，胃气上逆动膈而发生呃逆，此类证候属虚，为虚呃。《证治汇补·呃逆》篇中详细描述了不同性质呃逆的临床表现：“火呃，呃声大响，乍发乍止，燥渴便难，脉数有力；寒呃，朝宽暮急，连续不已，手足清冷，脉迟无力；痰呃，呼吸不利，呃有痰声，脉滑有力；虚呃，气不接续，呃气转大，脉虚无力；瘀呃，心胸刺痛，水下即呃，脉芤沉涩。”可见，虚实寒热是引起呃逆的基本病因。

在临床辨治呃逆的过程中，范教授往往先辨虚实，次分寒热，谨遵先贤虚则补之，实则泻之，寒则温之，热则凉之之大法，以期治病必求其本。在用药方面，喜用半夏、陈皮、柿蒂、旋覆花等。其中半夏辛温而降，入脾胃经，《本经疏证》言其“主中焦气逆”，功擅和胃降逆止呃，因其性温而偏于治疗寒呃，《本草图经》谓其为治“胃冷呕哕”要药，又因其辛温燥烈，能燥湿化痰，也常用于痰呃的治疗。陈皮苦辛而温，味苦能降，《本草纲目》谓其“疗呕哕反胃嘈杂，时吐清水”，故亦治呃逆之佳品，单用即可治疗寒呃，与竹茹、栀子等相伍又善治热呃。柿蒂味苦降泄，专入胃经，为降胃气止呃逆要药，《本草蒙筌》云其：“疗呃逆灵。”旋覆花苦辛咸微温，入肺胃经，苦降逆气，咸软化痰，为降逆下气常用药，尤善治疗痰饮中阻，胃气上逆之呃逆，若呃逆症情较重，可配代赭石等金石类药物以镇逆下气。若治寒呃，常加丁香、吴茱萸等药，丁香辛温芳香，温中散寒，降逆止呃，为治胃寒呃逆要药，常与柿蒂相须为用；吴茱萸辛苦而热，疏肝散寒，降胃止呕，尤宜于肝寒犯胃之呃逆。治热呃多加竹茹，热甚可加黄连、石膏等药，竹茹微寒入胃经，擅清胃热而降逆止呃，《本草蒙筌》云其“主胃热呃逆殊功，疗噎膈呕哕神效。”为治胃热呃逆要药；黄连、石膏则重在清胃，黄连大苦大寒，清胃热而降胃气，石膏辛甘大寒，清胃热而不伤阴。实呃者以祛邪为主，若有痰者常以半夏、生姜为主燥湿化痰，降逆止呕，或用旋覆代赭汤化裁以降逆化痰，和胃止呃；有瘀血者多加桃仁、红花、赤芍、川芎、当归等药以活血化瘀。虚呃者宜补虚为先，若为脾胃气虚，常合入四君子汤；若为脾胃阳虚，常加附子、干姜温阳散寒，或加白术、党参助阳先益气；若胃阴虚者，常合沙参、麦冬、玉竹、石斛等以养阴益胃。如此加减化裁，常获良效。

2 治胃为主，兼调五脏

呃逆发病的关键脏腑在胃，《素问·宣明五气》篇中就有“胃为气逆为哕”之说。然脾胃同居中焦，为气机升降之枢纽，或思虑伤脾，或湿邪困脾，或病久脾虚，以致脾失健运，脾气不升，则胃气不降，故呃逆发病与脾亦密切相关。《灵枢·口问》中有“谷入于胃，胃气上注于肺。今有故寒气与新谷气，俱还入于胃，新故相乱，真邪相攻，气并相逆，复出于胃，故为哕。”指出呃逆的发病亦与肺有关。从位置来看，肺居膈上，胃居膈下，肺胃相邻；从经脉上看，手太阴肺经还循胃口，上膈属肺，肺胃经脉相连。肺为华盖之脏，以肃降为顺，胃以通降为用，二者在生理特性上亦有相近之处。若肺气郁闭，失于肃降，则胃气不降，易发为呃。清代医家陈士铎在《辨证录·呃逆门》中说：“盖肝性最急，一拂其意，则气必下克脾土，而脾土气闭，则腰脐之间不通，气乃上奔于咽喉，而作呃逆矣。”阐明了肝失疏泄是呃逆发病的关键因素。足厥阴肝经挟胃上行，二者亦是经脉相连。肝属木，胃属土，正常情况下，木能疏土，若肝失疏泄，或肝郁化火，皆可犯胃，以致胃气上逆。呃逆的发病也与心有关。从心与胃的位置上看，心下即胃脘；从经脉循行上看，足太阴脾经的分支“从胃，别上膈，注心中”，足阳明胃经的经别“上至髀，入于腹里，属胃，散之脾，上通于心”，二者经脉相连；从五行来看，心属火，脾胃属土，在生理上是母子相生关系，在病理上也相互影响。若情志失调，心火亢盛，或久病体虚，心气不足，母病及子，均可导致胃的通降作用失常，以致上逆动膈而发为呃逆。《素问·水热穴论》中“肾者胃之关也”之论，一般认为是指胃与肾在水液代谢方面的关系，即“肾为胃府水注之关”。也有学者认为肾也为胃气通降之关，肾的气化与固摄功能正常，胃的通降功能才能正常发挥。若肾气不足，或命门火衰，以致肾的气化失常，胃的通降功能也会受到影响，所谓“肾气化则二阴通，二阴闭则胃填满”，提示呃逆发病也可由肾的病变引发。从脏腑关系来看，脾阳根于肾阳，肾阳虚衰，不能温煦脾阳，脾阳亦虚，进一步则可导致脾胃升降失常。

综上，呃逆发病的脏腑主要在胃，同时与五脏密切相关。在辨治呃逆的过程中，范教授尤其重视明辨病位，在理气和胃基础上，或理脾，或肃肺，或疏肝，或清心养心，或益肾，五脏并调。临证之时，对于脾胃不和之呃，常合用枳术丸加减以下气消积，健脾和胃。枳术丸由枳实、白术组成，方中枳实苦降辛开，下气祛痰，消积导滞，对于食积内停、痰浊内阻之呃逆尤为适宜，且有降浊升清之功，唯破气力强而易于伤气，故配健脾益气之白术，共成消补兼施之方，临床可随虚实轻重调整二药用量，若虚重则多用白术健脾，或加党参、黄芪等益气之品，若痰食积滞重则宜加大枳实用量。对于肺胃气逆之呃，常酌加枇杷叶、杏仁、桔梗等，然三药各有所长，枇杷叶苦微寒，入肺、胃经，长于下气止呃；杏仁苦微温，入肺、大肠经，长于降肺气以通肠腑，桔梗苦辛平，为肺经专药，长于宣肺气而通肠腑，二药止呃之功，全赖宣通肺气，使肠腑气机得通，则胃气得降。若为肝胃不和之呃，多合用柴胡疏肝散以疏肝解郁，和胃止呃。柴胡疏肝散中柴胡、香附、川芎均为疏肝理气解郁之品，肝气条达则脾胃运化升降有序，胃气和降则呃逆自止，且方中配伍芍药、甘草敛阴生津，使行气而不至燥烈伤阴。病涉于心，若为心火亢盛，常加黄连清心泻火，或用导赤散引心热自小便而出；若为心气心阳不足而见神志不宁，则可用茯神、酸枣仁等养心安神之品。若兼肾阴虚多合六味地黄丸以滋阴补肾，兼肾阳虚则多用金匮肾气丸以温补肾阳。如此五脏同调以治呃逆，也是范颖教授组方用药整体观念的具体体现。

3 和胃降逆，气血兼顾

呃逆的基本病机为胃气上逆动膈，属气分病变，《景岳全书·呃逆》曰：“然致呃之由，总由气逆，气逆于下，则直冲于上，无气则无呃，无阳亦无呃，此病呃之源所以必由气也。”因此治疗呃逆总以和胃降逆下气为先，临床依此用药亦多收良效。但是呃逆之病，不只有气逆，气虚也是致病的重要因素。陈士铎认为呃逆突然发病，或者时发时止，皆为气虚所致，治疗均应补气为主。气为血帅，血为气母，气血病变往往相互影响，气行则血行，气滞则血瘀；脾胃为气血生化之源，胃病日久，脾胃虚弱，气血生化无源，血脉不充，血行涩滞则成瘀；或热壅于胃，灼伤阴血为瘀；或寒客胃中，血得寒而凝亦为瘀。总之，呃逆的发病，血瘀常与气逆相伴。

范教授认为，调畅气血是治疗胃病常用之法，因为胃为多气多血之腑，气分病变易于波及血分。临证当明辨病证在气在血，一般而言，胃病初起在气，久必入血。因此呃逆日久不愈者，必须考虑血分因素，气血同调，甚至在组方用药之初就当酌加理血之品，既病防变。就调气而言，在治法上，不唯降气，常多补气，不唯和胃降逆，亦多疏肝理气；在用药上，和胃降气常用半夏、柿蒂、旋覆花、代赭石等药，疏肝理气常用香附、紫苏梗、陈皮等药，补气则多用党参、白术等药；在所选方剂方面，常用旋覆代赭汤、香苏散、六君子汤等方为基础进行加减。其中旋覆代赭汤中旋覆花、代赭石降逆下气力强且能消痰，半夏、生姜和胃止呕逆并能燥湿，人参、甘草、大枣则能益气和中补虚，为消补兼施、重在降逆之方，适用于胃虚气逆痰阻之呃逆；香苏散以香附、紫苏合陈皮，偏于疏肝和胃理气止呃；六君子汤则以四君子汤益气和胃，半夏、陈皮降逆止呃。就调血而言，当视血虚、血热、血瘀之不同，酌加养血、凉血、活血之品。若为血虚，常合四物汤加减以补血和血，其中当归甘温而润，长于补血，味辛入血分又能活血通滞，为血中气药；熟地黄味甘滋润，能大补血虚不足，若恐其滋腻，可酌配行气之品；白芍专入血分以养血敛阴；川芎活血行气，使诸补血药滋而不腻，若病症偏热，熟地黄可易为生地黄。若兼血热，多用玄参、牡丹皮、赤芍等凉血清热，亦可用犀角地黄汤加减。若为血瘀，常加延胡索、郁金、刘寄奴等药活血行气，或用《医林改错》血府逐瘀汤加减。延胡索活血行气，能行血中气滞，气中血滞；郁金活血祛瘀，疏肝行气，与延胡索均为气血同治之品，因其性寒能清热凉血，尤宜于瘀热并见之呃逆；刘寄奴苦泄温通，活血散瘀，消食化积，对于呃逆而有血瘀、食积者尤佳。

4　病案举例

孙某某，男，20 岁。主诉：呃逆 3～4 年，未经系统治疗。喜食辛辣炙煿之品，每于进食后出现胃胀，呃逆不止，饮食、二便基本正常，舌苔薄白，舌边有齿痕，脉滑。胃镜示：慢性浅表性胃炎。处方：清半夏 9g，生姜 6g，枳实 10g，生白术 10g，陈皮 20g，佛手 20g，香橼 20g，旋覆花 20g，竹茹 20g，鸡内金 10g。14 剂，每日 1 剂，早晚各 1 次，饭后服。服药 2 周后，再次来诊。主诉：服上方后呃逆明显改善，为求巩固疗效而来诊，偶有呃逆，饮食、二便正常，舌苔薄白，舌边有齿痕，脉略缓。处方：上方佛手 30g，加肉豆蔻 12g。用法同前。服药后未来诊，随访已基本痊愈。

按语：该患者年轻体健，唯喜食辛辣炙煿，日久乃致食积内停，脾胃运化失司，升降失常。胃失和降，气机逆上，则发为呃逆；脾失健运，湿浊内生，故舌边有齿痕，脉滑。治疗当以和胃降逆，健脾理气为法。方中重用旋覆花降胃气而止呃，半夏、生姜、陈皮、竹茹均助和胃降逆止呃之功。香橼、佛手芳香醒脾，理气和中，消脾胃气滞，除脘腹痞满、呕吐呃逆，加鸡内金，意在健胃消食。用枳实下气消痞，配伍健脾燥湿之白术，则使全方止呃消痞除湿而不伤正。因立法准确，选药精当，故而患者服药 2 周后症状明显缓解，因疗效确切，效不更方，唯增加佛手用量，加豆蔻以增行气化湿之功，巩固疗效。

5　结语

呃逆是中医临床常见病，相当于现代医学的单纯性膈肌痉挛，或由消化系统疾病如胃肠神经官能症、慢性胃炎、胃扩张、消化性溃疡等，或脑血管病，或消化道手术后等其他疾病所引起的膈肌痉挛。该病发病率高，且常迁延不愈或反复发作，西医缺乏有效的治疗手段。范教授在辨治该病方面积累了丰富的经验，临证之时，总以虚实寒热为纲，明辨其病因病机，确立了治胃为主，兼调五脏的治疗大法，在和胃降逆的基础上，气血同调，或用经方，或用时方，选药精当，配伍严谨，不拘一格，随症加减，取得了较好的疗效。

（张红梅　李　璇）

范颖教授治疗泄泻病的临床经验剖析

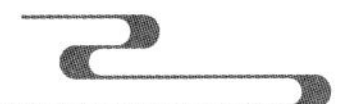

泄泻是以排便次数增多、粪便稀溏，甚至泻出如水样为主要表现的病症，古代将大便溏薄而势缓者称为泄，大便清稀如水而势急者为泻，现均以“泄泻”统称，临床医学中的急性肠炎、炎症性肠病、肠结核及肠易激综合征、功能性腹泻等以泄泻为主要病症的疾病均可参照本病进行辨证论治。随着当今社会人们生活节奏的增快，工作、学习压力的增加，饮食习惯的改变，泄泻以病或症的发生均普遍存在，给患者带来了极大的痛苦，严重影响患者的生活质量。因此，对于本病的治疗应引起足够的重视，中医在治疗此病时具有一定的优势，通过整体调理，辨证施治，因人配方，避免了西药治疗耐药后易反复的劣势。范教授临床经验丰富，对泄泻的治疗有其独特的思考，临床效果显著，我有幸跟随老师学习，受益匪浅，现将范教授治疗泄泻的体会及临床经验分享给各位杏林同道，以供参考。

1　病因病机

泄泻的病因病机早在《黄帝内经》中即有详细而全面的阐述，如感受风、寒、热、湿等邪气，均为重要的致病因素。在《素问·生气通天论》中载有：“是以春伤于风，邪气留连，乃为洞泄。”记述了风邪为泄泻的致病因素；《素问·太阴阳明论》曰：“湿盛则濡泄。”指出湿邪为导致泄泻的重要病因，亦为导师在治疗泄泻时主抓的致病因素。百病多从口入，饮食不节常可导致泄泻，如《素问·太阴阳明论》记载：“饮食不节，起居不时，则阴受之，阴受之则入五脏，入五脏则䐜满闭塞，下为飧泄，久为肠澼。”《素问·举痛论》曰：“怒则气逆，甚则呕血及飧泄，故气上矣。”记载了泄泻与情志因素有关。然而，泄泻主要的病机与诸脏腑功能失调有密切的关系，如《素问·脏气法时论》：“脾病者……虚则腹满肠鸣，飧泄食不化，取其经，太阴阳明少阴血者。”《灵枢·九针论》：“大肠小肠为泄。”明·张介宾《景岳全书·泄泻》曰：“肾为胃关，开窍于二阴，所以二便之开闭，皆肾脏之所主，今肾中阳气不足，则命门火衰，而阴寒独盛，故于子丑五更之时，当阳气未复，阴气盛极之时，即令人洞泄不止也。”表明泄泻的发生与诸脏腑均有密切的关系。综上，泄泻的病因病机不外乎饮食不节、情志失调、禀赋不足及年老体弱等导致脾失健运，水湿不化，肠道清浊不分，转化失司而成。

2 治则治法

2.1 调理脾胃

李东垣在《脾胃病》中提出“内伤脾胃，百病由生”的观点，强调脾胃失和与疾病的重要关系，明·张介宾《景岳全书·泄泻》曰：“泄泻之本，无不由于脾胃。”进而明确泄泻的发生与脾胃的密切关系，导师在治疗泄泻时亦特别重视调理脾胃，因脾胃为后天之本，气血生化之源，为中焦气机升降的枢纽，胃主受纳腐熟、脾主运化，若脾胃虚弱，不能腐熟水谷、运化水湿，中焦气机不通，积谷为滞，湿滞内生，清浊不分，乃成泄泻。导师多以枳实、白术、陈皮、神曲、麦芽等自拟调理脾胃方为主方随症加减，以白术健脾益气、燥湿利水，枳实破气消积，化痰除痞，陈皮理气健脾燥湿，神曲、麦芽健脾消食，促进饮食物的消化，全方配伍以调理脾胃为主，使脾胃健运，腐熟有权，积滞得消，气机调畅，湿邪得利，泄泻得止。根据病情多配以茯苓、山药、党参、甘草等益气健脾之品，尤其对饮食不慎或贪吃油腻之品易腹泻的患者为佳，在临床中效果显著。

2.2 健脾渗湿

脾胃居中焦，是升降运动的枢纽，上升则输注于心肺，下降则归于肝肾，唯有脾胃健运，才能维持“清阳出上窍，浊阴出下窍”的正常升降运行。脾主运化水湿，若运化失常，则水湿凝聚中焦，进而影响脾胃的运化功能，使清浊不分，发为泄泻。因此，范教授重点从健脾运脾、渗湿祛浊入手，临床中多用党参、白术、茯苓、木香、葛根、甘草、佩兰、砂仁、薏苡仁、陈皮、石菖蒲、白豆蔻、苍术等健脾化湿、淡渗利湿之品，恢复脾的健运功能，使湿邪得去，泄泻自止，此治法在临床中颇受老师青睐，多广泛应用，且通过患者反馈，均取得很好的疗效。

2.3 调畅气机

明·张介宾《景岳全书·泄泻》曰：“凡遇怒气便作泄泻者，必先以怒时夹食，致伤脾胃。”泄泻的发生与情志因素密切相关，责之于气机不畅。肝失条达，疏泄失常，气机郁滞，横逆克伐脾土，导致脾失健运，水湿不化，发生泄泻。同时脾胃为中焦气机升降的枢纽，若气机不畅，壅滞中焦，影响脾胃的运化功能，进而加重泄泻。跟诊时，范教授多次强调气机不畅对泄泻的重要影响，治疗时重视运用调畅气机之品，多用木香、陈皮、香附、紫苏梗、徐长卿、白芍、佛手、香橼、荔枝核、枳实、枳壳等。通过调畅气机，使气顺则通，胃自安和，泄泻可止，同时嘱托患者平素避免情绪波动、忧思过度等，通过患者复诊时亦可以发现，平素心情愉悦的患者疗效优于情绪抑郁的患者。

2.4 调和气血

泄泻作为一种症状在痢疾（西医病名中的溃疡性结肠炎）患者中出现，多以大便次数增多为主要表现，范教授在治疗此疾病之泄泻时多采用调和气血之法，正如刘河间先生提出的“行血则便脓自愈，调气则后重自除”，气血调和则泄泻可止。此外，从“久病必瘀”的角度思考，久泻耗伤阴血，影响气机调畅，导致气血失和，加重泄泻，配伍养血补血，行气化瘀之品以调和气血，根据病情老师多配伍当归、白芍、大黄、木香、槟榔、香附、陈皮等，以当归、白芍、大黄补血和血行血，木香、槟榔、香附、陈皮等行气导滞，通过相互配伍，使气血调和，浊邪得除，泄泻得止。临床运用颇有疗效，为治疗泄泻提供新的思路。

2.5 温肾暖脾，涩肠止泻

肾为先天之本，所藏命门之火，具有温煦中焦脾阳的作用，若命门火衰则脾失温煦，脾阳不足，运化失司，水谷不化，清浊不分，湿浊内生，遂成泄泻，此以五更泻最为典型，临床中老师多以四神丸加减，多用补骨脂温肾助阳，温脾止泻；肉豆蔻温中行气、涩肠止泻；五味子收敛固涩，吴茱萸助阳止泻；使肾阳充盛，脾阳得温，运化正常，固涩有力，则泄泻自止，若久泻不止严重者，增加具有涩肠止泻作用的金樱子、五味子等，临床中范教授根据辨证酌情配伍应用，均取得很好的疗效。

2.6 利小便，实大便

关于“利小便以实大便”治泄泻的记载，可见于《伤寒论》治利四法的讲述中。《伤寒论》159条曰：“伤寒，服汤药，下利不止，心下痞硬。服泻心汤已，复以他药下之，利不止。医以理中与之，利益甚。理中者，理中焦，此利在下焦，赤石脂禹余粮汤主之。复不止者，当利其小便。”泄泻来势急暴，水湿聚于肠道，洞泻而下，唯有分流水湿，从前阴分利，利小便以实大便之法。《景岳全书·泄泻》谓：“泄泻之病，多见小水不利，水谷分则泻自止，故曰：治泄不利小水，非其治也。”范教授在治疗泄泻时亦多采用此治法，常用车前子、茯苓、泽泻、萹蓄、薏苡仁等利水渗湿之品，根据辨证分析，若膀胱的气化功能失司酌情配伍五苓散加减以恢复膀胱的气化功能，使小便通利，大便泻止。

2.7 补肺益气，固摄止泻

肺与大肠互为表里，肺之清金与大肠之燥金，在五行中归属一家。因此，泄泻虽与大肠直接相关，但其与肺脏亦有密切的关系。肺脏主要通过宣发、肃降对调畅气机和布散津液两个方面影响大便的排泄。若肺气虚，固摄失职，则清浊混杂而下，则大便溏泄；肺主行水，通调水道，布散津液，若肺失宣发、肃降，布散失常，肺津过多，湿浊阻肺，或通调水道失司，则异常津液随大便而出，引发泄泻，范教授在临床中治疗肺气不足引起的泄泻，多配伍补肺气的人参、党参、黄芪之品，或配伍白术、山药、甘草、黄精等培土生金之品以达到补肺气的作用，进而恢复其固摄及布散津液的作用，使泄泻得到很好的改善。

2.8 引风胜湿、升阳止泻

范教授在治疗泄泻时善于用辛散的风药及升阳之品。《素问·阴阳应象大论》曰："清气在下，则生飧泄。"因脾之清阳不升发为泄泻的主要病机，风药轻扬升散，同气相求，脾气上升，纳运得健，泄泻自止。同时，湿邪是形成泄泻的重要病理因素，风能胜湿，湿见风则干，风药具有燥湿之性，使湿邪得去，脾的运化功能得以恢复，清气上升，泄泻得止。此外，肝为风木，风药具有促进肝之阳气升发的作用，肝气升发，疏泄正常，气机条达，有进一步促进津液正常代谢的作用，使泄泻可止。范教授在临床中常用的药物有防风、白芷、葛根、升麻、柴胡等，以防风、白芷辛散祛风胜湿，葛根升阳止泻、柴胡、升麻升举阳气，使脾气健运，清浊得分，泄泻得止，根据病证分型，配伍应用，效果明显。

3 病案举例

3.1 柔肝益脾温肾法治疗泄泻案

张某，女，56岁，2023年5月12日初诊。主诉：腹泻1年余，加重1周。现病史：患者1年前无明显诱因出现腹泻，每日2～3次，脐周疼痛，泻后痛减，未系统治疗，1周前因情绪波动后症状较前加重，今为求进一步中医治疗来诊，现症见：脐周疼痛，腹泻，每日3～4次，夜半明显，善太息，怕凉，饮食可，睡眠正常，舌红苔白略腻，脉弦滑。中医诊断：泄泻（肝脾不调），治宜调和肝脾、渗湿止泻之法。处方：白芍6g，炒白术3g，陈皮6g，防风6g，香附6g，补骨脂6g，肉豆蔻10g，甘草6g，木香6g，郁金10g。7剂，早晚各1次，饭后服。

按语：《素问·举痛论》曰："怒则气逆，甚则呕血及飧泄。"强调了情绪不畅与泄泻的关系。患者，老年女性，平素性情急躁，肝失疏泄，横逆克伐脾土，脾失健运，水液代谢异常，湿邪内生，渗泄于大肠则腹泻，如《素问·太阴阳明论》："湿盛则濡泄"。舌淡苔薄白略腻，脉弦滑，乃肝脾失和，气机不畅，湿邪内盛之表现。处方中予以白芍、白术、防风、陈皮、郁金、香附疏肝健脾，渗湿止泻；木香行气止痛，协助调理气机，使气行则津行；后天脾阳有赖于先天肾阳的温煦，且患者为老年女性，肾阳亦不足，增加补骨脂、肉豆蔻以温肾助阳、温脾止泻，温肾阳以暖脾阳，全方体现肝脾肾同调的理念。

3.2 扶土抑木渗湿法治疗泄泻案

关某，女，34岁，2023年5月26日初诊。主诉：间断性腹泻1年余。现病史：患者1年前出现腹泻，呈间断性，饮食不慎或情绪激动时明显，未系统治疗，今为求中医整体调理身体来诊，现症见：腹泻，每日3次，腹胀，矢气多，遇寒及情绪波动时加重，饮食可，睡眠正常，舌淡苔薄白，脉弦滑。既往史：肠易激综合征。中医诊断：泄泻（肝郁脾虚），治宜扶土抑木、渗湿止泻之法，处方：陈皮 6g，炒白术 6g，白芍 6g，防风 6g，补骨脂 6g，肉豆蔻 10g，葛根 10g，木香 6g，车前子 9g。14 剂，早晚各 1 次，饭后服。

按语：患者青年女性，平素情绪急躁，肝疏泄失常，克伐脾土，导致肝郁脾虚，运化失司，水湿内停，渗泄大肠则腹泻，处方予以痛泻要方为基础方补脾泻肝，祛湿止泻；脾虚清阳不升，配以葛根升阳止泻，木香行气止痛以调畅气机；车前子利尿渗湿；补骨脂、肉豆蔻配伍乃二神丸，用以温肾暖脾，涩肠止泻，全方配伍体现疏利、燥脾、升提、温肾、固涩、利小便以实大便之法，疗效显著。

3.3 疏肝理脾行气法治疗泄泻案

刘某，女，2023 年 5 月 5 日初诊。主诉：大便不成形 2 年，加重 1 个月余。现病史：患者 2 年前无明显原因出现大便不成形，便前腹痛，每日 2 次，间断口服西药（具体不详）治疗，效果略有改善，近 1 个月因情绪波动加重，今为求进一步中医整体调理身体来诊，现症见：大便不成形，每日 3 次，腹痛，泻后痛减，饮食油腻食物，腹胀，矢气增多，便中有脓血，舌淡苔薄白，脉滑。中医诊断：泄泻（肝脾失和），治宜疏肝理脾行气之法，处方：马齿苋 9g，炒白术 6g，白芍 6g，防风 6g，陈皮 6g，香附 6g，紫苏梗 10g，甘草 6g，荔枝核 6g，厚朴 6g。14 剂，早晚各 1 次，饭后服。

按语：（明）张介宾《景岳全书·泄泻》曰："凡遇怒气便作泄泻者，必先以怒时夹食，致伤脾胃。"患者因情绪波动后导致本病加重，提示肝失疏泄，气机不畅，忧思伤脾，脾失健运，清阳不升，水谷不化，则腹泻，气血失和，不通则痛，故腹痛，泻后痛减，油腻等肥甘厚味难以消化，易阻碍气机，故腹胀，排气增多，郁而化热，灼伤脉络，故便中有脓，舌淡苔薄白，脉滑，为脾虚湿盛的表现。处方中予以痛泻要方和香苏散为基础方调和肝脾，调理全身气机，配以荔枝核、厚朴增加行气消胀的作用，气不行导致血不和，予以马齿苋凉血止血，改善便中脓血，体现调和气血治疗泄泻的治疗原则。

4 结语

泄泻病的发生多与情志有关，经久不愈严重影响患者的日常生活。行之有效的治疗方法可为患者带来巨大的福音。范教授理论知识渊博，医术精湛，技艺高超，在临床中治疗泄泻有其独特的思考，效果尤为显著。范教授认为泄泻主要与感受外邪、饮食不节、情志失调等因素有关，主要的病机为脾失健运，湿邪内盛所致，治疗中主要以调理脾胃，健脾渗湿，调畅气机，调和气血，温肾暖脾、涩肠止泻，利小便、实大便，补肺益气、固摄止泻，引风胜湿、升阳止泻为治疗大法，临床中根据病症施治，每一治法可单独应用，亦可相兼为用，若配伍得当，均可取得很好的疗效。

（丛金凤）

范颖教授治疗便秘的临床经验剖析

便秘是以大便排出困难，排便周期延长，或周期不长，但粪质干结，排出艰难，或粪质不硬，虽频有便意，但排出不畅为主要表现的病证。临床医学中的肠易激综合征、功能性便秘、药物性便秘、内分泌及代谢性疾病所致的便秘均可参照本病进行治疗。其可以作为一种独立的疾病存在，亦可以作为其他疾病的一种症状出现，不同年龄段的人均可受其困扰，若日久不治可引发或加重其他疾病，且随着人口老龄化增加及人民生活习惯的改变，粗粮饮食的减少以及精神心理压力的加重等多方面因素的影响，便秘的患者普遍存在，严重影响其身心健康。因此，如何有效地治疗是我们临床工作者关注的重点。中医中药在治疗此病时较有优势，通过整体调理，辨证施治，一人一方，精准治疗，广受患者青睐，今浅析范教授治疗便秘的临床治则及用药经验，并附临床医案以供参考。

1 病因病机

便秘的病因病机归纳为感受外邪、内伤饮食、情志失调及病后体虚，阴阳气血不足等导致大肠传导功能失常，使邪滞胃肠、壅塞不通；肠失温煦，推动无力，糟粕内停，大便排出困难。虽病位在大肠，但与诸脏腑关系密切。如隋代《诸病源候论·大便难候》曰："大便难者，由五脏不调，阴阳偏有虚实，谓三焦不和则冷热并结故也。"分言之，唐容川《血证论》云："肺移热于大肠则便结，肺津不润则便结，肺气不降则便结。"肺与大肠相表里，肺热下移大肠、肺津不布及肺气不降均可导致便秘的发生，明确指出便秘与肺脏的密切关系。《素灵微蕴·噎膈解》云："粪溺疏泄，其职在肝……以肝性发扬而渣滓盈满，其布舒之气，则冲决二阴，行其疏泄，催以风力，故传送无阻。"指出大便的正常排泄有赖于肝脏的疏泄功能。虞抟《医学正传·秘结论》曰："夫肾主五液，故肾实则津液足，而大便滋润，肾虚则津液竭，而大便燥结。"进一步指出肾虚津液匮竭导致大便秘结。同时，大便的正常排泄与否关键取决于脾胃的运化功能，如《儒门事亲》云：

“胃为水谷之海，日受其新以易其陈，一日一便乃常度也。”胃属六腑，以通为用，实而不能满，通过每日的新陈代谢将糟粕经大肠排出体外。脾胃居中焦，主运化，为中焦气机升降的枢纽，若太阴脾土病变，必然会影响大便的通畅，进而引发便秘。范教授在临床中详析病因病机，通过辨证、辨病，拟定治疗大法，遣药组方，治疗效果颇为显著，广受患者赞誉。

2 治疗法则

2.1 从肺论治，补气润肺

肺与大肠一脏一腑，一阴一阳，通过经脉络属而相表里，若肺气虚弱，肺失宣发肃降、津失布散，肺热津亏可导致大便秘结。如清代《石室秘录·大便闭结》云：“大便闭结者，人以为大肠燥甚，谁知是肺气燥乎？肺燥则清肃之气不能下于大肠。”指出肺失肃降，致使大肠传导功能失司而便秘。肺为水之上源，主行水，通调水道，参与水液代谢，而大肠主津，亦参与水液代谢，若肺阴不足，不能将津液肃降于大肠，则大肠津亏致便秘。如《血证论·脏腑病机》更进一步指出：“肺中常有津液养其金，故金清火伏。若津液伤……水源不清而小便涩；遗热大肠而大便难。”由此，进一步表明肺脏在排便过程中的重要作用，导师对此观点有颇深的感悟，在临床中多从肺论治，以其作为治疗便秘的突破口，多用补气、肃降、生津润肺之品以恢复肺的宣发、肃降功能。如党参、杏仁、桔梗、紫苏子、麦冬、生地黄、玄参、浙贝母、瓜蒌、天花粉等，根据辨证，配伍应用，效果显著。

2.2 从肾论治，温肾助阳

《杂病源流犀烛·大便秘结源流》中记载：“大便秘结，肾病也。”明确指出便秘与肾脏的关系，肾阳亏虚，温煦失职，大肠传送无力，则大便排出困难，正如《景岳全书·秘结》云：“凡下焦阳虚，则阳气不行，阳气不行则不能传送，而阴凝于下，此阳虚阴结也。下焦阴虚能致精血枯燥，精血枯燥则精液不到而脏腑干槁，此阴虚阳结也。”此类便秘多为素体阳虚或久服寒凉的泻下药物所导致，以老年人居多，范教授在临床中治疗此类患者颇为有效，多从肾论治，温阳通便为主，以济川煎为主方加减，常用的药物有当归、肉苁蓉、牛膝、泽泻、升麻、枳壳、巴戟天、仙茅、仙灵脾等温肾助阳，以恢复大肠的传导功能，则大便通畅。

2.3 从肝论治，疏肝清肝

（清）周学海《读医随笔》云：“凡脏腑十二经之气化，皆必藉肝胆之气化以鼓舞之，始能调畅而不病。”表明各脏腑功能的正常发挥有赖于肝脏的鼓舞疏泄功能，《秘传证治要诀及类方》亦指出：“气秘者，因气滞而后重，迫痛，烦闷胀满，大便燥而不通。”进一步说明便秘与肝的疏泄功能密切相关，肝主疏泄，调畅气机，主要表现在促进全身气血津液的运行输布以及脾胃之气的升降出入方面，在维持肠道功能上具有重要的作用。《医学入门·脏腑相通篇》云："肝与大肠相通。"指出肝气疏泄正常有助于大肠的传导功能。若肝失疏泄，气机不畅，影响脾胃之气的升降，腑气不通则便秘；若肝失疏泄，郁而化热，影响津液布散，致大肠津亏而便秘。因此，范教授在临床中治疗便秘多从肝论治，主要的药物有香附、郁金、青皮、佛手、白芍、香橼、决明子、天麻、钩藤、蒺藜等，多以疏肝、清肝、平肝为主，使气机调畅，郁火得泄，大肠传导功能正常，大便得解，临床根据辨证酌情应用，效果满意。

2.4 从脾胃论治，升降相因

《医林绳墨》谓："人以脾胃为主，而治病以健脾为先。"脾胃为后天之本，气血生化之源，居中焦，属土，对其他脏腑有长养的作用，若脾胃功能失常，常可引起其他脏腑的病变，正如李东垣《脾胃论》中记载："内伤脾胃，百病由生。"脾胃为中焦气机升降的枢纽，若运化功能失司，则糟粕内停。唯有脾胃健运，才能维持"清阳出上窍，浊阴出下窍"的正常运行。老师在临床中多从调理脾胃气机升降着手治疗便秘，常用的药物有枳实、白术、陈皮、厚朴、升麻、枳壳、槟榔、木香等为主，使气机升降出入正常。因脾主升、胃主降，升降相因，通过药物配伍使脾胃气机通畅，运化正常，清阳得升，浊阴得降，则大便排出正常。此治法范教授在临床中贯穿多种便秘的始终，效果突出，受到患者的良好反馈。

2.5 从津液论治，滋阴润燥

津液对身体各脏腑、组织官窍有滋润、濡养的作用，若津液不足，肠道失于滋润，"无水舟停"大肠传导失司则便秘。正如《景岳全书·秘结》云："秘结证，凡属老人、虚人、阴脏人及产后、病后、多汗后，或小水过多，或亡血失血大吐大泻后，多有病之燥结者，盖此非气血之亏，即津液之耗。"提出燥结者多由津液亏虚所致，临床中范教授对于此类患者以滋阴生津、润肠通便为主，多用麦冬、生地黄、玄参、天花粉、石斛、火麻仁、郁李仁、杏仁、桃仁、柏子仁、瓜蒌、当归、陈皮等，同时配伍行气的药物，使气行则津行，防止纯补阴之品滋腻，动静结合，使补而不滞，临床中此类患者居多，范教授根据病情配伍应用，效果显著。

2.6 从外邪论治　驱邪通便

外感邪气亦是导致便秘的重要病理因素，如《景岳全书·秘结》云："秘结一证，在古方书有风秘、热秘、寒秘、湿秘等。"临床中范教授治疗的寒秘和热秘居多，颇有体会，如外感寒邪、直中肠胃，或过服寒凉，阴寒内结，恣食生冷，凝滞胃肠等导致阴寒内胜，大肠传导失司，糟粕不行，而成冷秘，范教授多以温脾汤加减，一般多将大辛大热的附子替换成高良姜、小茴香等温中散寒之品，以避免燥热的附子伤阴；对于热秘，范教授以承气汤类加减，多用虎杖、大黄、芒硝、枳实、厚朴、黄芩、甘草等，根据大便干结的程度，酌情配伍润肠通便的药，多以五仁丸加减，临床中多能取得很好的疗效。

3 病案举例

3.1 润肠行气法治疗便秘案

滕某，女，53 岁。2023 年 7 月 14 日初诊。主诉：便秘 2 年余。现病史：患者 2 年前无明显诱因出现大便干燥，排出困难，排便时间约为半小时，口服乳果糖口服液等西药治疗，效果欠佳，近 2 年便秘症状反复出现，今为求进一步中医治疗来诊，现症见：大便干燥，状如羊屎，排出费力，饮食可，睡眠及小便正常，舌淡苔薄白，脉略滑。中医诊断：便秘（大肠津亏），治宜理气健脾，润肠通便之法。处方：生白术 6g，枳实 6g，陈皮 6g，柏子仁 10g，苦杏仁 6g，火麻仁 10g，郁李仁 10g。14 剂，早晚各 1 次，饭后服。

按语：《医宗必读·大便不通》曰："更有老年津液干枯，妇人产后亡血及发汗利小便，病后血气未复，皆能秘结。"指出各种原因导致大肠津液亏虚，肠道失润而发病。此患者老年女性，脾胃虚弱，气血化源不足，脏腑失养，气机不畅，则排便费力，运化失司，津液失于布散，大肠津亏而便秘。范教授予以枳实、白术、陈皮调理脾胃为主，使气机升降相因，增加排便的推动力，体现从脾胃论治的思路；予以柏子仁、杏仁、火麻仁、郁李仁此乃五仁丸为基础方加减化裁以润肠为主，协助通便，体现从津液论治的治疗法则。

3.2 温肾润肠法治疗便秘案

肖某，女，24 岁。2022 年 11 月 11 日初诊。主诉：便秘 5 年余，加重 1 周。现病史：患者 5 年前无明显诱因出现排便费力，无便意，5～6 天排便 1 次，口服西药治疗效果欠佳，近 1 周上述症状较前加重，今为求进一步中医治疗来诊，现症见：排便无力，无便意，约 1 周排便 1 次，畏寒，手足不温，面部两颧骨下散在痤疮及痤疮疤痕，舌淡苔薄白，舌边有齿痕，脉沉。中医诊断：便秘（肾阳亏虚），治宜温肾助阳，润肠通便之法。处方：巴戟天 6g，肉苁蓉 3g，蒲公英 10g，火麻仁 10g，郁李仁 10g，连翘 6g，败酱草 15g，陈皮 6g。14 剂，早晚各 1 次，饭后温服。

按语：患者青年女性，先天禀赋不足，肾阳亏虚，阴凝于下，则大肠传导失司而致排便费力，无便意，阳气亏虚，不能温煦肌肤则畏寒怕冷，手足不温，予以巴戟天、肉苁蓉温肾壮阳，润肠通便，体现从肾论治的原则，又配以火麻仁、郁李仁增加润肠通便的力量。大便日久不出，气机不畅，郁而化热循经上炎，导致面部痤疮，予以陈皮调畅气机，蒲公英、连翘、败酱草清热解毒，全方体现驱邪扶正并用的思路。

3.3 润肠清热法治疗便秘案

高某，女，65 岁。2023 年 6 月 3 日初诊。主诉：大便干燥 20 年余。现病史：患者 20 年前无明显诱因出现大便干燥，3～4 天 1 次，间断口服西药治疗效果欠佳，今为求进一步中医整体调理身体来诊，现症见：大便干燥，排出费力，3～4天排便1次，饮食可，睡眠正常，舌淡苔薄白略腻，脉略滑。既往史：糖尿病病史10年余，现注射胰岛素治疗，未系统监测血糖；乳腺癌术后；隆起糜烂性胃炎；结肠息肉。中医诊断：便秘（大肠津亏），治宜润肠清热通便之法。处方：火麻仁30g，杏仁20g，郁李仁20g，陈皮20g，柏子仁20g，瓜蒌20g，半枝莲20g，蒲公英30g，白花蛇舌草30g。14剂，早晚各1次，饭后服。

按语：患者老年女性，病程日久，脾胃虚弱，不能布散津液于大肠，导致大肠津亏，则大便干燥，排出费力。予以火麻仁、杏仁、郁李仁、陈皮、柏子仁（五仁丸）加减以润肠通便，以增加大肠的推动力。同时杏仁、陈皮降肺理脾，调畅气机；配以瓜蒌以宽胸散结、润肠通便，既可起助杏仁、陈皮到调畅气机的作用，又可增加火麻仁、郁李仁、柏子仁的润肠通便作用；患者既往有乳腺癌术后病史，予以半枝莲、白花蛇舌草以清热解毒，现代的药理学研究显示其可起到一定的抗肿瘤作用。

4 结语

范教授认为便秘的病因尽管有外感与内伤之分，但其病机涉及五脏六腑的功能失调，而大肠传导失司为其主要病机，故而在治疗过程中特别重视五脏六腑与大肠传导功能的关联关系，正如《黄帝内经》所谓“魄门亦为五脏使”。如“肺与大肠相表里”，采用降肺气以通肠腑的方法治之；又如“肾司二便”，采用益肾精、温肾阳的方法治之；亦有从肝论治，疏肝清肝；从脾胃论治，升降相因；从津液论治，滋阴润燥等治法加以施治，每一治法可单独应用，亦可相兼为用，精心遣药组方，疗效颇为显著。

（丛金凤　刘　倩）

第5部分

吕冠华教授经验传承

吕冠华教授介绍

吕冠华教授，男，河南省宁陵县人，1970 年 11 月出生。辽宁中医药大学附属第二医院脾胃肝胆科主任，主任医师，博士研究生导师。第四批全国中医临床优秀人才，辽宁省青年名中医。1989 年就读于河南中医学院（现河南中医药大学）针灸学专业，1994 年本科毕业考入辽宁中医学院（现辽宁中医药大学）针灸推拿学专业攻读硕士学位，1997 年毕业留校在大学研究生部从事管理工作。2001 年考入广州中医药大学中西医结合临床专业（消化方向）攻读博士学位，师从于著名中医消化病学专家劳绍贤教授。2004 年博士毕业后调入辽宁中医药大学附属医院从事内科临床工作。2006 年年底进入沈阳军区总医院（现中国人民解放军北部战区总医院）博士后科研工作站，师从著名中西医结合消化病专家王长洪教授。2009 年初博士后出站后调入辽宁中医药大学附属第二医院担任脾胃肝胆科主任。2017 年考取第四批全国中医临床优秀人才项目，师从国医大师王琦院士、全国名中医张炳厚教授、白长川教授、黄煌教授、上海市名中医陈熠教授、首都国医名医姜良铎教授，以及辽宁省名中医郭振武教授。2021 年入选第一届辽宁省青年名中医。

吕冠华教授提倡“三态”辨治，基础状态调体质，整体状态重辨证，局部状态治疾病。临证时衷中参西，应用八纲辨证首辨虚实，辨证与辨病并重，参照现代技术明确诊断，判断临床疗效。精研经典，临床以六经分证，合方加减。专注于中医经典的临床应用，擅长应用经方合方加减临证用药，并积极进行中医经典理论与经方应用的学术推广。在南京中医药大学国际经方学院黄煌教授的影响及鼓励下，2019 年组织成立了辽宁省中医药学会中医经典与临床专业委员会，并多次举办“中医经典与临床：盛京论坛”学术年会，为辽宁省中医经典临床应用经验交流搭建了一个高水平的学术平台。2023 年组建了“黄煌经方辽宁工作室”和“辽宁经方联盟”，牵头成立辽宁省中医药学会黄煌经方研究会，深入学习黄煌教授的学术思想与临床思维，倡导基于方证相应的“方—病—人诊疗模式”，系统阐释经方应用的整体观念和全科思维，促进黄煌经方在东北地区的推广应用。并积极参与中医药的学术交流活动，担任中国中医药研究促进会胃肠分会副会长，中国民族医药学会流派传承分会副会长，辽宁省中医药学会中医经典与临床专业委员会主任委员，辽宁省医养结合研究会肝病防治专业委员会主任委员，世界中医药学会联合会过敏性疾病专业委员会常委，辽宁省中医药学会脾胃病专业委员会副主任委员，辽宁省中医药学会肝病专业委员会副主任委员等社会职务，为中医药事业的发展建言献策。

吕冠华教授多年来一直坚持在中医临床、教学与科研第一线，带领科室逐渐壮大，所在科室现为“辽宁省中医重点专科”，科室在继承名老中医临床经验基础上，应用中医药内外合治法及中西医结合治疗消化系统疾病具有独特优势和良好的临床疗效。在学科建设方面，遵循经典名方结合名老中医药专家经验研制了“和胃止痛颗粒”“暖胃止痛颗粒”“胃动颗粒”“健脾消胀膏方”“清中消胀膏方”“降脂护肝丸”“溃康丸”和“芩连止泻颗粒”等多种院内制剂和协定方，疗效明显，得到广大患者的认可。科研方面一直从事中医药治疗消化系统疾病的临床与机制研究。攻读博士期间，参与劳绍贤教授主持的国家自然科学基金项目“脾胃湿热证与水通道蛋白表达及胃肠微生态关系的研究”（No.30271572），负责脾胃湿热证动物模型的研制，相关研究成果在国家核心期刊发表学术文章 4 篇。博士后科研工作在王长洪教授指导下从事通腑泻下中药治疗重症急性胰腺炎的作用机理研究。负责王长洪教授主持的全军“十一五”中医药重大攻关课题“三承气汤对急性胰腺炎肠黏膜保护机理的临床及实验研究”的实验研究部分。研究成果在国家核心期刊发表学术文章 6 篇，其中“大承气汤对重症急性胰腺炎大鼠细胞因子及外周血 γδT 细胞的影响”获辽宁省自然科学学术成果奖学术论文类一等奖（No.2009-LNL0086）。近年来主要从事中医药治疗溃疡性结肠炎的作用机制研究，承担辽宁省教育厅青年基金 1 项，卫健委学科诊疗能力项目 1 项，参与或承担科技部国家重点研发计划项目 1 项，中国博士后科学基金 1 项，辽宁省科技厅自然科学基金项目 4 项，发表相关学术论文 10 余篇。吕冠华教授一直坚持中医传承的教书育人工作，承担了十余年的《中医内科学》本科教学任务，2016 年开始担任辽宁中医药大学第二临床学院中医内科教研室主任。2008 年开始招收中医内科学硕士研究生，至今已经培养了 60 余名硕士生，2022 年被聘为辽宁中医药大学中医内科学专业学位博士研究生导师，指导研究生撰写临床学术文章 70 余篇。

吕冠华教授注重医德修养，以“大医精诚”为座右铭，精研经典，勤奋好学，博学多思，诲人不倦。对待患者时热心诚恳，临证处方小而疗效佳，以高尚的医德，精湛的医术受到学生的尊重和患者的喜爱。

从五脏气机升降辨治胃食管反流

胃食管反流病为常见的消化系统疾病，以胃灼热、反流为典型临床表现，属中医学“反酸”“呕吐”“呃逆”等范畴。本病总属气机升降失调，虽然病位在胃，但与五脏均有密切关系，现从五脏气机升降影响胃气和降这一角度对本病的病因病机进行初步论述。

1 肝失疏泄，胃失和降

肝与胃食管反流有十分密切关系。《中医临证备要·吞酸》云：“胃中泛酸，嘈杂有烧灼感，多因于肝气犯胃。”肝为风木之脏，主疏泄，以升发为顺；胃为水谷之海，主受纳，以通降为用，二者同居中焦，升降相依，相互为用，肝气疏泄升发之性可促进胃气和降，发挥腐熟水谷功能，正如唐容川《血证论》中所言：“木之性主于疏泄，食气入胃，全赖肝木之气以疏泄而水谷乃化。”胃食管反流为胃失和降，胃气上逆，总属气机失调。气机升降失调始于木郁，木郁则疏泄异常，肝气升发太过而发为气火上逆诸证，肝胃同居中焦，升降相因，肝气横逆犯胃，可导致胃气不降反升，出现胃部灼热、嗳气、反酸等症状，常有善太息、焦虑忧思等情志不畅表现。临床研究亦表明胃食管反流与精神心理因素关系密切，情志主要为肝所主，肝的疏泄功能正常则情绪畅达，不易发病。治疗应疏肝气以降胃气。

2 脾不升清，胃不降浊

脾胃互为表里，一升一降，关系密切，故常以脾胃合而言之。黄元御《四圣心源·卷四·劳伤解》中言：“脾为己土，以太阴而主升，胃为戊土，以阳明而主降，升降之权，则在阴阳之交，是谓中气。”脾主升清，胃主降浊，共司食物消化吸收，正如《素问·经脉别论》中言：“饮入于胃，游溢精气，上输于脾，脾气散精……揆度以为常也。”饮食入胃，需脾气的升发方可将精微物质布散周身以维持基本的生命活动，胃气的通降亦须以脾气升发为基础。李东垣尤重调节脾胃升降，且偏重升脾，认为唯有升脾之清，方可降胃之浊。脾胃燥湿相济，升降相因，脾气升而不陷，胃气降而不逆；脾气不升必然会影响到胃腑和降，出现恶心呕吐、嗳腐吞酸等胃气上逆的表现。此外，当脾气虚弱，失于升清，无力布散水谷精微时易导致食积、痰浊等病理产物瘀滞中焦，加重胃气阻滞进而导致胃失和降，除有胃灼热感、反流等典型表现，常伴腹部胀满、排便不畅等脾虚失运。治以健脾益气，和胃降逆。

3　肺气不宣，胃气不降

肺主气，司呼吸，全身气机通过肺有节律的运动来维持动态平衡，肝、肾、脾之阴升得助于气之升，心、肺、胃之阳降依赖于气之降，胃气和降与肺气宣发肃降密不可分。肺主气，有清肃之性，为人体气机之大主，在调畅气机过程中起统帅作用，肺失宣肃，则一身之气皆滞，故治气当从治肺入手。临床从肺治胃治疗呕吐、呃逆常以调畅一身之气机，升降正常则胃气和降，病自可愈，即叶天士所言："上焦不行，下脘不通……气舒则开胃进食，不必见病治病。"胃主受纳，以通降为用，胃居中焦，为气机升降的枢纽，肺主一身之气，居上焦，上者必下，肃降之性对胃腑的通顺和降有促进作用。脾胃所化生的谷气与肺吸入的清气相合为宗气，肺失宣肃，不吸纳清气，可致中焦谷气郁遏，发为呃逆等胃气上逆之症。再者，肺统帅一身之气的升降，肺气宣降失常，导致脾胃功能失常，清不升，浊不降，亦可发生胃气上逆诸症。临床多伴见咳嗽、气喘等肺系症状，辨证当从调节肺气宣发肃降入手，对通降胃气可起提壶揭盖之功，正如《医部全录·呃门》中所言："阳明所受谷气，欲从肺达表……则谷气得意转输而呃逆止矣。"

4　肾失摄纳，胃失和降

《素问·水热穴论》认为肾与胃的关系为"肾者，胃之关也"，意为肾是胃饮食水谷的门户。胃为水谷之海，以通降为用，水谷消化后的浊气下达至大、小肠，化为二便排出。肾的气化异常，水液聚于下焦，阻碍胃气通降，或肾司二便异常，关门不利，浊邪无法由二便而出，下焦壅滞，都会影响胃气通降，浊阴不降反升即可发生呕吐、呃逆等症。肾为气之根，主纳气，居于胃下，故肾气摄纳不仅体现在助肺司呼吸上，对胃气和降同样有促进作用。肾虚不纳，无力鼓动胃气和降，可发生胃气上逆，表现为呕吐、呃逆等。正如傅青主所言："世人皆以呕吐为胃虚，谁知由于肾虚乎。"胃为阳明燥土，肾水可制约阳明过燥之性，肾阳暖土，阳土可化万物。肾阳虚衰不暖胃土则致胃腑虚寒，难以化物，且升降失权，出现呕吐、脘腹痞胀等症状。再者，肾气衰弱，蒸腾气化功能失常，津液输布障碍致痰、湿之邪内生，阻滞气机，影响胃之和降，使胃气携胃液上逆，出现恶心、反酸、呕吐等。胃体阳用阴，需肾水滋养；阳明阳土，需肾火温煦；温肾化气以健胃之升运、滋肾润燥以助胃之和降，是从肾治胃的重要方法。纪立金认为脾胃之气，上必达肺，下必归肾，临床治疗以和胃降逆为基本大法，若想胃气得降，必须给以出路，肾居胃下，主摄纳，正与胃气通降之功相呼应，临床治疗可在和胃降逆的基础上酌加枸杞子、山药、杜仲等补肾之品，以达到补先天以养后天的功效。

5 火不暖土，心胃同病

“心胃同病”理论可追溯至《金匮要略》：“胸痹心中痞，留气结在胸，胸满，胁下逆抢心，枳实薤白桂枝汤主之。人参汤亦主之。”心病累及脾胃，升降失常出现“胸满，胁下逆抢心”等，宜枳实薤白桂枝汤调理脾胃气机或以人参汤益气健脾。心胃毗邻，心为君主之官，居膈上，胃为水谷之海，居于膈下，心为人体气血之大主，脾胃为气血化生之源，前者为流，后者为源，二者之间的关系是“心胃同病”的生理基础。胃属土，心属火，阳土需心火的温煦方可化生万物，胃腐熟水谷、化生气血的功能须在心气的推动和心阳的温煦作用下方可正常完成。阳气亢盛、心火上炎不能下降以暖胃土，胃中寒冷，水谷不化，胃气失于和降则易导致脘腹胀满，恶心呕吐等。心胃相关不单指两个脏器在解剖学的关系，更多的是心主神明与胃主受纳腐熟功能的联系，临床也发现某些伴心烦抑郁等情志不畅的胃肠疾病，疏肝理气治疗后效果并不理想，养心和胃则取得良好效果，因此，临床上可借鉴“调心以治胃”的辨证思路治疗胃食管反流。

五脏气机升降异常均可致胃失和降、胃气上逆，胃食管反流虽以胃为主要病变脏腑，亦与五脏密切关联。治疗应和胃降逆，辅以疏肝、健脾、宣肺、补肾、养心之法，标本同治。

（刘金萍，吕冠华）

吕冠华教授应用经方辨治胃食管反流病的经验

胃食管反流病（GERD）是指胃及十二指肠内容物逆向回流，侵袭食管所引起的一组临床综合征。流行病学显示，近年来本病作为临床常见的消化系统疾病之一，在我国的发病率有逐年上升的趋势。西药治疗 GERD 以抑酸药物（PPI，H_2RA）、抗酸药物（如碳酸氢钠片）及促进胃肠动力药物（如多潘立酮）为基础用药，短期疗效尚可，但服药周期较长，患者易产生药物依赖，长期疗效无法得到保证，高复发率严重影响患者对疾病治愈的信心，导致依从性降低，增加治愈难度。吕教授认为脾胃疾病的形成以中焦气机升降失司，壅滞不通为发病关键，治疗 GERD 当围绕中焦气机失衡进行辨治，最终目的在于恢复胃气的和降功能。对于脾胃病的治疗，吕教授善用经方，认为仲景诸方具有药味少，药效精的优点，既可解脾胃疾苦，又不会加重运化负担，灵活加减，每奏良效。现将吕教授数年来治疗 GERD 的诊疗思路及常用经方、辅药进行归纳分析，总结如下。

1　基于通降理论对胃食管反流病病因病机的分析及立法治则

“通降”理论为董建华院士治疗脾胃病的核心理论，是对气机升降理论与脾胃学说的融合与创新，其内核主要为胃腑生理以降为顺，病理因滞为病，治疗以通祛邪。吕教授认为脾胃居于中焦，承上启下，是连接五脏六腑气机运转的桥梁，枢机失衡则周身气机紊乱，诸病可生，提出恢复中焦气机升降有序是治疗脾胃病的关键，即如《温病条辨》所言：“治中焦如衡，非平不安。”

1.1　胃腑生理主降，因滞为病

胃腑为市，受盛万物，上接食管，下连肠道，具有承上启下功能。胃气和降可维持胃肠的正常功能，在上可保证水谷的正常摄入，在下则促进废物糟粕的顺利排泄。如《灵枢》所云："胃满则肠虚……故气得上下，五脏安定，血脉和利，精神乃居。"脾脏胃腑，位置毗邻，经脉络属，升降相依，生理互助，病气互通，脾清不升则胃浊难降，中焦气机胶着难行，清浊不分，郁滞胃腑。六腑功在"传化物"，通降之性为其功能基础，实而不能满，满则溢，腑气不降，下无出处则上行，胃气郁滞，升降逆作，发为本病。

1.2 胃病治疗以"通"立法

导致腑气不通的原因繁杂多样，寒热虚实、七情内伤皆可为因。此时当详问病史，细究症状，明确"滞"从何来，确立治法治则。导师认为胃病因"滞"而发，治疗当以"通"立法，但"通"之一法，不能拘泥于狭义的"通畅"之意，当审因论治。诚如高士宗在《医学真传》中记载："通之之法，各有不同……虚者助之使通，寒者温之使通，无非通之之法。"

1.3 审症辨因，审因论治，尊崇经方，灵活加减

黄元御《四圣心源·劳伤解》中言："脾为己土，以太阴而主升；胃为戊土，以阳明而主降……胃主受盛，脾主消化……水谷腐熟，精气滋生，所以无病。"吕教授认为胃腑生理以降为顺，病理因滞为害，而导致胃腑郁滞不通的原因不一，故本病的诊治要从阶段病机入手，明辨胃气因何而滞，审症辨因。遣方用药以核心病机为基础，注重当前的病机演变，确立治法治则，审因论治。吕教授参考先贤，结合自身多年临床经验，提出目前易导致胃失和降的原因主要有肝气犯胃、胆热内扰、食伤脾胃、寒热错杂以及痰浊中阻 5 种。依据 5 种常见致病因素衍生临床 5 种通降法，分别为疏肝理脾通降法、清胆和胃通降法、消食导滞通降法、辛开苦降通降法以及健脾化痰通降法，五因致五证，五证用五法，辨证施治，合用经方，灵活加减，疗效显著。

1.3.1 疏肝理脾通降法

肝主疏泄，一则疏导七情郁结，二则疏导周身气机运行。吕教授认为，当代人生活节奏快，工作压力大，若肝木疏泄不及则会出现情志郁而不畅，内伤脏腑精血，即七情致病。此外，肝气不疏则脾不随肝升，津液失布，饮停中焦，水谷搏结，阻碍胃气和降而发病。此类患者临床表现多见胃脘嘈杂不适甚则连及两胁、泛吐酸水、呃逆欲吐，善太息，诸症多由情志不遂诱发或加重。舌淡红，苔黄，脉弦。治以疏肝理脾通降法，方用四逆散合半夏厚朴汤加减。四逆散载于《伤寒论》，吕教授指出该方证的发病机制为肝郁不疏，气机失调，阳气被遏，瘀阻脉络，一个"郁"字可概括其病机特点，肝胆脾胃为常见受"郁"部位。内伤饮食、外感邪毒及情志不畅为主要致病因素，无论所病为何，只要邪在肝胆、脾胃，或肝经邪热横犯于胃，皆可用四逆散调畅气滞，透达郁热。肝气郁滞，木不疏土，脾不随肝升，水液失布，痰湿之邪随之而生，故临床常与理气化痰的半夏厚朴汤同用。此方不仅可治疗肝郁不疏，七情郁结之梅核气，因肝失疏泄，肺胃宣降失司，水气搏结，阻遏气机者均可使用。两方相合，既可理气疏肝，又可化痰涤饮，邪去正复，气机调畅，诸症自愈。

1.3.2 清胆和胃通降法

胆、胃同属六腑，其性通顺，胆气的通降对胃气和降有促进作用，而胆汁在食物的消化过程中亦必不可少。胆腑不通，少阳郁热，灼津炼液，导致胆汁浓缩，排出不畅，影响食物的腐熟与转运，胃腑满而不通，胃气上逆而发病。此外，胃腑恶燥而喜润，少阳郁热成燥邪之害，直接灼伤胃液，伤及胃阴而发病。此类胃食管反流病患者除反酸、胃灼热等典型表现外，常伴见大便秘结，并不同程度伴有胆汁上逆的表现，如胸胁苦满，口苦、咽干，甚则泛吐苦水等。舌红，苔黄腻，脉象弦滑。治以清胆和胃通降法，方用大柴胡汤加减。若患者在此基础上兼有胆怯易惊、夜卧不安、心烦惊悸甚则眩晕、癫痫等神志异常者予温胆汤合半夏厚朴汤加减以清胆和胃，降逆化痰。

大柴胡汤有小柴胡和解少阳枢机之功，方中大黄配枳实为半个大承气汤，因而本方又具承气汤通下阳明热结之效，一方两效，既解少阳郁热之苦又通阳明里实之害。临床以此方治疗胆热扰胃型胃食管反流病，药症相对，疗效显著。温胆汤出自《三因极一病证方论》，用于情志不遂，胆失疏泄，化热生痰，痰热上扰心神诸症。全方不寒不燥，理气化痰以和胃降逆，胃气通降则胆郁得舒，痰浊得化则胆无邪饶，胆腑宁谧得复则神志安定。配合疏解七情郁结之半夏厚朴汤，情志条达，胆气疏泄如常，胆汁排泄通畅，痰热之邪得解，诸症可愈。

1.3.3 消食导滞通降法

脾胃主食物的消化吸收，气血精微得脾气升清功能以布散周身，废物糟粕靠胃气降浊功能以排出体外，升降有序，清浊分明。古有“饮食自倍，肠胃乃伤”之良训，吕教授提出此处的“自倍”不仅指进食数量，还包括食物的性、味等，如酸甜苦辣，寒热温凉，超出自身平素饮食习惯的进食都可视为“自倍”，加重脾胃负担，气机运行不畅而发病。此类患者多见于因工作关系导致进食不规律的中青年或饮食有偏好的患者，需详问平素饮食情况。治以消食导滞通降法，方用半夏厚朴汤合保和丸加减。保和丸记载于《丹溪心法》，虽不是仲景所出，但其临床疗效不输一二。本方虽功在消导，却无伤正之弊，化食滞的同时保胃气和降，故命以“保和”二字。再合行气散结，降逆化痰，疏解七情郁结的半夏厚朴汤，食积散，则胃气通，情志舒，诸症可愈。

1.3.4 辛开苦降通降法

《简明医彀》中云：“经曰：诸呕吐酸，皆属于热，或以吐酸为寒者，盖胃伤生冷硬物则发。”吕教授认为脾为土脏，为阴中之至阴，脾病易从阴化寒，如寒邪内犯、嗜食寒凉，或脾阳不振，无以温煦均可发为寒化证；胃归阳明，易从阳化热，胃腑多气多血，气血瘀滞易化热伤阴，或平素嗜酒助热，或喜食厚味，滋腻之品化热，均可衍生热化证。脾寒胃热征象错杂，影响气机运行，胃腑不通而发病。此类患者多因素喜膏粱厚味或嗜酒贪杯，助湿蕴热而致，临证需详问饮食习性。治以辛开苦降通降法，方用半夏泻心汤加减。半夏泻心汤辛开苦降甘补，寒热并调，补泄兼施，奏辛开苦降之功，免凉遏助热之弊，复升降以除痞塞。脾寒湿聚，易生痰邪，与阳明热邪相互搏结，痰热结胸之证随之而来，故吕教授临床多配瓜蒌一药，即奏小陷胸汤清化痰热，散结宽胸之功。两方相合，温脾阳、清胃热、散痰邪，恢复胃气和降，诸症自愈，是吕教授临床常用配伍。

1.3.5 健脾化痰通降法

《素问·经脉别论》云："饮入于胃，游溢精气，上输于脾……合于四时五脏阴阳，揆度以为常也。"体内水液代谢需肺、脾、肾等多个脏腑共同完成，任意脏腑功能受损均可导致水液输布障碍，水湿凝结，聚生痰湿之邪。三焦为水液运行通路，痰邪阻于上焦，则脾气难升，壅滞中焦，则枢纽失衡，郁于下焦，则胃气难降。清阳不升，浊阴不降，中焦郁滞不通发为本病。此类胃食管反流病患者由于痰湿困阻中焦，脾胃功能虚弱，气血化生不足，临床表现多以虚象为主，常见胃痛隐隐，偶反酸，嗳气不甚，疲乏无力，食欲不振，舌淡，苔白，脉虚无力。治以健脾化痰通降法，方用旋覆代赭汤加减。《伤寒论》："伤寒发汗，若吐若下，解后心下痞硬，噫气不除者，旋覆代赭汤主之。"吕教授分析本条论述的虽是患者汗后，或者吐下之后，耗伤脾气，脾虚失运则生内湿，痰浊困阻中焦的心下痞硬之证，但其核心病机与痰浊中阻所致的胃食管反流病相通，可异病同治。

2 临床用药注意

临床用药的关键在于通过药物的补偏救弊之功来调节人体气机平衡，进而改善病理状态，恢复正常的生命活动。药物虽有扶正祛邪的作用，但若不明用药之理，则往往不得药效，甚则药反为邪，加重病情。

2.1 过用寒凉，伤脾碍胃

对于热象明显的胃食管反流病患者，治当理气清热，却不可一味地使用寒凉之品。阳明胃经，多气多血，寒凉药物虽有清热之功，但亦有收引凝滞之弊，易导致气机滞塞。此外，血得温能行，得寒则凝，过用寒凉，导致血液凝滞，运行不畅，脏腑失荣，加重胃痛。因此，在应用寒凉之品时，当酌情配伍辛温之品，如砂仁、干姜、豆蔻等。寒热并用，清热而无凉遏之弊，温通而无助热之害。

2.2 盲目滋补，气机壅滞

目前对于脾胃病的治疗大有趋补之势，脾胃虽为后天之本，却以"运化"为功，对于后天病变首当调其升降，复其平衡，正胜邪自怯。对于虚象较重的胃食管反流病患者投用补药，需考虑是否存在虚不受补的情况，避免补药不能奏补虚扶正之功，反造壅滞气机之弊。中医虽有"虚者补之"的治疗原则，但应以机体能够正常消化吸收为前提。久病患者或是素体虚弱之人，本身脏腑功能低下，脾胃运化不利，而补药多为滋腻之品，不易被机体吸收，加重脾胃负担，药不达病所，反成致病因素。

2.3 药性峻烈，耗气伤血

阳明胃经，多气多血，故常病在气血，以气滞先行，瘀血后发为常见，治疗以行气。活血药物为主，临床为快速见效而误用药性峻烈之品的医者不在少数。用此类药物虽然症状缓解迅速，但因其效强性烈，往往会伤及人体气血，使疾病后期恢复缓慢，甚则影响患者病后的身体状态。因此，组方用药不仅要关注其短期疗效，还要重视其对患者身体状态的长期影响，多选用药性平和之品，尤其是对身体虚弱者，切忌用药峻猛。

3　常用药对分析

吕教授临床治疗胃食管反流病多以经方为基础，根据脾胃病理生理及本病病机特点，配有四组常用药对，临床每取良效。

海螵蛸配浙贝母：二药相合取乌贝散之意，为临床治疗胃脘部或胸骨后灼烧感及反酸的经验方。海螵蛸又名乌贼骨，其主要成分为碳酸钙，不仅能与胃酸进行中和反应，还能形成膜样物质附着于胃黏膜表面，使其免受胃酸及胃蛋白酶的侵蚀。浙贝母有解毒化痰，开宣肺气之效，《本草正义》言其："最降痰气，善开郁结，止疼痛，消胀满。"宣发肺气对调节胃气和降有提壶揭盖之功。二药相合，促进胃气和降以治本，抑制胃酸分泌以治标。

黄连配吴茱萸（左金丸）：黄连性味苦寒，既可泻肝火又能清胃热，一药两效。《本草正义》记载："黄连大苦大寒，苦燥湿，寒胜热……上以清风火之目病，中以平肝胃之呕吐，下以通腹痛之滞下。"为防黄连苦寒而伤脾碍胃，佐以辛热之吴茱萸，既能疏解黄连的苦寒之性，又可疏肝理气，助黄连和降胃气。《本草经疏》如是记载吴茱萸："辛温暖脾胃而散寒邪，则中自温，气自下，而诸证悉除。"二药合用，寒热并进，肝胃同调，泻火而不凉遏，温通而不助热，乃治疗肝火犯胃诸证的良方。

丹参配木香：阳明胃经，多气多血，故病变常以气血为主，治疗应从理气活血入手。木香药性辛、温、苦，归脾、胃经，辛能行、温可通、苦则泻，为调节脾胃气机良药。《本草求真》云："木香，下气宽中，为三焦气分要药。然三焦则又以中为要……中宽则上下皆通，是以号为三焦宣滞要剂。"丹参苦、微寒，归肝、心经，有凉血活血，祛瘀通经之效，且作用温和，不似其他峻猛的活血祛瘀之品，鲜有活血伤正之弊，《本草纲目》概括其作用为："能破宿血，补新血"。二药同用，畅气活血，可解阳明胃经气滞血瘀之苦。

陈皮配紫苏梗、香附：中焦脾胃司气机升降枢纽之职，对周身气机运行有调摄和转运作用，维持中焦脾升胃降功能正常是保证其他脏腑气机正常运行的前提，亦是治疗脾胃病变的关键。陈皮、紫苏梗、香附三药同用，取斡旋中焦气机之名为香苏饮之意。陈皮醒脾燥湿，作用平和，善行中焦之气，降气止呕，《本草纲目》言其："疗呕哕反胃嘈杂，时吐清水。"《名医别录》记载紫苏梗："主下气，除寒中。"有宽中散结，行气止痛之功，可治疗胃脘胀满疼痛，嗳气呕恶。香附功在宽中理气，且长于行血中之气，理气与活血兼顾，《本草纲目》记载："香附之气平而不寒，香而能串，其味多辛能散，微苦能降，微甘能和。"三药并用，理气而不耗气，对中焦气机郁滞诸症有良效。

4 注意调摄，既病防变

巴雷特食管（BE）被视为胃食管反流病的严重并发症，且为不可逆性病变，BE→肠上皮化生→不典型增生→低度异型增生→重度异型增生→食管腺癌是目前临床公认的癌变路径。吕教授强调对其进行早期干预及监测是预防食管腺癌的最重要的手段之一，而对就诊的胃食管反流病患者进行必要的健康教育是至关重要的干预措施。中药治疗本病虽疗效显著，但仍需患者配合，生冷硬辣等刺激胃及食管的食物当尽量避免。对于反流较重的患者可适当配合 PPI 制剂以快速控制反流症状，以延缓病情的发展。

5 病案举例

◆ 病案 1

陈某某，男，64 岁，2017 年 5 月 11 日初诊。患者主诉：胃灼热反酸反复发作 1 年，加重 3 天。患者形体肥胖，嗜食肥甘，身重体倦，活动量少，平素喜卧。现症见：胃灼热、反酸、胃脘胀满隐痛，时有嗳气，嗳气后胀满减轻，渴不多饮，饮食一般，睡眠尚可，大便时干时溏，每日 1 次。舌质红，苔黄白腻；脉象：弦滑脉。西医诊断：胃食管反流病。中医诊断：胃脘痛（寒热错杂证），治以寒热平调，和胃降逆为原则，方用半夏泻心汤加减。处方如下：法半夏 12g，黄芩 15g，黄连 5g，党参 15g，瓜蒌 30g，陈皮 15g，紫苏梗 15g，香附 10g，海螵蛸 30g，浙贝母 15g，茯苓 30g，麦芽 30g，丹参 30g，木香 15g，炙甘草 10g。服药 7 剂后，患者来院复诊，胃灼热反酸症状明显减轻，胃脘部胀满隐痛缓解，饮食可，睡眠安，二便调。舌淡红，苔薄白，脉象：弦细脉。效不更方，续服上方 7 剂后回访，诸症基本缓解，未有其他不适。随诊 1 个月，病症痊愈，未再复发。

按语：本案患者素喜肥甘厚味，滋腻之品不易被消化吸收，伤脾碍胃日久，脾胃功能受损。脾为太阴，脾阳不振，易化寒证，胃为阳土，肥甘助热，易生热证，脾寒胃热错杂，中焦气机紊乱，胃失和降而发为本病。四诊合参，辨证为寒热错杂证，方用半夏泻心汤为基础方辨证施治以平调寒热，辛开苦降。方中半夏有辛温之性，功在化痰散结、降逆止呕，干姜辛热，可温中化饮、下气止呕，黄芩、黄连性味苦寒，有泄热燥湿，开痞散结之力。四药同用，寒热并行，意在解中焦寒热互结，痞塞不通之势。方中加入瓜蒌，与黄连、半夏相合即为小陷胸汤，患者体胖且喜食肥甘，所谓肥人多痰湿，痰热之邪相互搏结于心下，导致胸痞满闷不舒，故以小陷胸汤涤痰清热，散结宽胸。同时配伍吕教授经验药对，斡旋中焦气机的陈皮、紫苏梗、香附（即香苏饮）、制酸止痛的海螵蛸、浙贝母（即乌贝散）以及善解阳明气滞血瘀的丹参、木香，诸药相辅相成，解寒热互结之弊，复胃气和降之性，达药到病除之效。

◆ 病案 2

谭某某，男，31 岁，2017 年 4 月 6 日初诊。患者主诉：胃灼热反酸伴胃脘胀满不适反复发作半年，加重 1 周。现症见：胃灼热反酸，胃脘胀满不适，嗳气频发，时有口干，纳差，睡眠不安，大便溏，黏滞不畅，日 1～2 次或 2 天 1 行。舌淡，苔白稍腻，脉虚无力。西医诊断：胃食管反流病。中医诊断：痞满病（胃虚痰阻证），治以降逆化痰，益气补虚为原则，方用旋覆代赭汤加减。处方如下：旋覆花 10g，代赭石 30g，党参 15g，法半夏 12g，黄连 10g，吴茱萸 3g，海螵蛸 30g，浙贝母 30g，陈皮 15g，紫苏梗 15g，香附 10g，茯苓 20g，厚朴 20g，甘草 10g。服药 7 剂后，患者来院复诊，胃灼热反酸明显缓解，胃脘胀满不适减轻，嗳气减少，口干减轻，饮食增加，睡眠欠佳，大便成形，日 1 次。舌淡红，苔薄白，脉细。处置：患者胃部症状缓解，仍有睡眠不安，上方加炒酸枣仁 30g，合欢皮 10g。续服 7 剂。随访 1 个月，诸症痊愈，未再复发。

按语：本案患者胃灼热反酸反复不愈，水谷摄纳不足，气血化生乏源，脏腑失濡，脾胃虚弱，继而又影响饮食，互为因果。脾胃亏虚则易痰湿内生，困阻气机而发为本病。四诊合参，辨为胃虚痰阻证，胃虚当补，痰浊当化，气逆当降，治以降逆化痰，益气补虚之法，方用旋覆代赭汤加减。方中旋覆花降逆止嗳，下气消痰；代赭石重而沉降，善镇冲逆；生姜一可和胃降逆，二可散水化痰，三可制约代赭石的寒凉之性，使其降胃而不伐胃。半夏祛痰散结、茯苓健脾利湿、厚朴下气除满；恐祛邪之品攻伐脾胃，故配以党参、大枣、甘草以补脾和胃。同时配伍导师经验药对，临床取效良好。患者二诊时胃部症状缓解，仍有睡眠不安，故上方加酸枣仁、合欢皮以安神定志。痰化气顺，胃合神安，诸症则愈。

（刘金萍）

吕冠华教授应用经方治疗寒热错杂型胃脘痛的经验

胃脘痛是以上腹胃脘部，近心窝处疼痛为症状的病证，多见于现代医学的上消化道疾病，引起胃脘痛的有急、慢性胃炎，消化性溃疡，胃痉挛，功能性消化不良，胃下垂等疾病，本病反复发作迁延不愈对患者的生活质量影响很大。现代医学对此类疾病主要采用对症治疗，常以制酸、保护胃黏膜及清除幽门螺杆菌等治法为主，患者临床症状缓解常不明显，并且容易反复；中医对于本病有着很好的治疗效果，且结合中医对胃脘痛的认识，指导预防调护，能够有效的防止复发。中医学认为胃脘痛的发生发展与环境、情绪、饮食、体质等因素密切相关，其病理因素主要有气滞、寒凝、热郁、湿阻、血瘀，各种病因引起的气机阻滞，胃失和降，而发生胃痛，此外还有因脾胃素虚或久病所致的不荣而痛。胃脘痛临床上多为多种病理因素相互影响，相互转换，日久形成寒热错杂、虚实夹杂等证候特点。寒热错杂型胃脘痛的主要临床表现为：胃脘部作痛，伴胸闷脘痞，嗳气，恶心呕吐，泛酸嘈杂，厌食，或觉胃中灼热，局部畏寒，腹泻，舌红，苔薄黄，脉弦滑等症状。从临床表现来看，寒热错杂型胃脘痛辨其寒热真假尤为重要，且日久难愈，纯粹的清热或温补通常不能达到满意的疗效。

吕教授应用经方治疗脾胃系疾病多年，在临证时善于抓住病机，灵活加减，疗效良好。吕教授通过多年治疗寒热错杂型胃脘痛的临床经验，总结出本病多因寒邪、热邪、湿邪、气滞、痰浊、瘀血、积食等阻滞气机，邪气阻滞，阴阳失调，寒热丛生；其基本病机为机体气机升降失常，阴阳不调。寒热错杂型胃脘痛的病位在胃，吕教授根据病位的不同，将其分为脾胃的寒热错杂、肝脾（胃）的寒热错杂、胃肠的寒热错杂、胃肾的寒热错杂，吕教授注重辨其寒热之别，病位之异，辨证施治。

1 从病理邪气阐述胃脘痛的寒热错杂

《素问·调经论》曰："夫邪之生也，或生于阴，或生于阳。其生于阳者，得之风雨寒暑；生于阴者，得之饮食居处，阴阳喜怒。"寒、热的实质是阴阳失调在病证属性上的反映。吕教授认为寒热错杂之胃脘痛必见寒、热两种邪气同时存于内，两种邪气可外感于六淫邪气，亦可继发于其他病邪，现从外感与内生邪气两个方面来论述。

1.1 外感邪气

人体直接感受外寒、火热之邪；或长夏湿盛，久居湿地，外湿伤人，湿既可从阴化寒，也可从阳蕴热。

1.2 内生邪气

内寒多因恣食生冷，或劳累过度，或失治误治，阳气受损，或素体阳亏，阳虚不温，寒湿内生，寒湿蕴久亦可成湿热。内热可从痰湿化热，因嗜食辛辣肥甘之品，或脾虚不运，聚生痰湿，久郁化热；或从气滞化热，由于情志过极、外伤等影响气机，气滞日久而化火；或从瘀化热，多因跌扑损伤、劳累过度、久病入络、血不循经、气滞、寒凝等导致血行不畅，瘀血内停，久瘀生热；或从阴虚生热，邪热灼伤胃阴，或素体胃阴亏虚，阴液不足，虚火内生。

2 脾胃病寒热错杂的病机特点

对于寒热错杂证形成的机制，《素问·阴阳应象大论》云："寒气生浊，热气生清。清气在下，则生飧泄；浊气在上，则生䐜胀。"强调了气机升降失常所致寒热错杂。《伤寒论》第122条："病人脉数，数为热，当消谷引食，而反吐者，此以发汗，令阳气微，膈气虚，脉乃数也。数为客热，不能消谷，以胃中虚冷，故吐也。"指出误治而导致的寒热错杂。导师认为寒热错杂证的形成主因是阴阳失调，阳郁则热，阴盛则寒；胃脘痛寒热错杂证形成的基本病机为相关脏腑气机升降失常，阴阳不调。

2.1 脾与胃

脾胃同处中焦，纳运相成，化生精微，滋养全身；"五行之升降，……升则赖脾气之左旋，降则赖胃气之右旋"，脾胃为气机升降运动之枢纽，脾主升，胃主降，《医学求是》说："脾以阴土而升于阳，胃以阳土而降于阴。"脾气升，则水谷之精微得以输布；胃气降，则水谷及其糟粕才得以下行。脾为阴土，喜燥恶湿，阴气有余，阳气不足，得阳则运，其病多虚寒；胃为阳土，多气多血，喜润恶燥，其火易动，得阴则能受纳腐熟，其病多实热。脾易虚，虚则寒湿易侵或寒湿内生，久则酿生湿热；胃易热，热则耗伤阴液，久则胃中虚火灼热。

2.2 脾胃与肝胆

“见肝之病，知肝传脾”，一方面木与土相互依赖，《黄帝内经》曰：“食气入胃，散精于肝。”木依赖土之滋养，唐容川云：“木之性主于疏泄，食气入于胃，全赖肝木之气以疏泄之，而水谷乃化。”土得木疏以维系正常纳运功能。另一方面，木土相克，相互制约。肝主疏泄，胆主藏泄胆汁，肝主升胆主降，肝随脾升，胆随胃降，促进气机升降之调和。肝性喜条达、恶抑郁，胆与其相表里，宜疏不宜滞，临床多见肝胆郁滞，郁而化火之象；脾为阴土，其病多见寒湿，胃与其相表里，寒湿易袭。肝胆疏泄失常，气机郁滞，久则化火伤阴；脾胃失常则内客寒湿，久则蕴湿生热。

2.3 胃与肠

《灵枢》中言：“大肠小肠，皆属于胃，是足阳明也。”胃腐熟水谷，小肠受盛，泌别清浊，下传糟粕于大肠，同时胃气主降，向下输布水谷精微，滋养肠道。《脾胃论》言：“大肠、小肠受胃之荣气，乃能行津液于上焦，溉灌皮毛，充实腠理。若饮食不节，胃气不及，大肠、小肠无所禀受，故津液涸竭焉。”胃、肠同为六腑之一，皆以通为顺，胃气不降，则肠道失养，肠道不通，胃气亦受阻，而同为病。如《灵枢·师传》云：“寒热不适，饮食不节，病生于肠胃。”胃肠之寒由寒邪直中，或过食生冷，或阳虚寒从内生；胃肠之热由六淫邪气入里化热，或七情过极，劳倦过度，脏腑功能失调而致；胃肠邪气停滞，气机不畅，寒热既可相互转化，又可相互夹杂，日久可损及阴阳，而成虚实寒热错杂之证。

2.4 胃与肾

《素问》云：“肾者，胃之关也，关门不利，故聚水而从其类也。”可见胃、肾共同参与水液代谢。肾为先天之本，主一身之阴阳，胃为后天之本，水谷气血之海，两者相互依存，相互促进，维持正常的生理功能，胃的受纳腐熟功能不仅需要肾阳的温煦，更需要肾阴的濡润；肾中精气亦须脾胃所摄取的水谷精微物质的充养。肾水上济，可滋养胃阴，防胃中虚火过旺；胃气下行，水谷化生精微正常，肾精得以滋养。胃属阳明，多气多血，病多实热，病久胃热伤阴；肾属少阴，多寒多虚，病多虚寒，寒湿内生，久蕴则化热。

3 从病位论述寒热错杂性胃脘痛

根据寒热错杂证之病位的不同，有医家认为寒热错杂证包括上寒下热、上热下寒、胃热脾寒、肝热脾寒、胃热肠寒等证。《伤寒论》中记载了治疗脾胃寒热错杂的干姜黄芩黄连人参汤、半夏泻心汤、甘草泻心汤、生姜泻心汤；上下寒热错杂的黄连汤、乌梅丸等。吕教授认为寒热错杂型胃脘痛的病位在胃，与肝、脾、肾、大小肠等脏腑相关，胃脘痛之寒热错杂主要可分为中焦之寒热错杂以及上下之寒热错杂。

3.1 中焦寒热错杂

3.1.1 脾、胃寒热错杂

李东垣指出："夫饮食不节则胃病……胃既病，则脾无所禀受。脾为死阴，不主时也，故亦从而病焉。""形体劳役则脾病……脾既病，则其胃不能独行津液，故亦从而病焉。"导师认为脾胃的寒热错杂多为脾虚胃热，因素体脾阳虚弱，或久病、失治误治，损及脾阳，脾虚有寒，脾气不升，寒湿内生，蕴而生热，或嗜食辛辣厚腻，以致胃中郁热，胃气不降，脾胃寒热不调，升降失职，寒热交结，滞于心下而痛。

3.1.2 肝、脾（胃）寒热错杂

《黄帝外经·寒热舒肝篇》云："肝气郁而不宣……反克脾胃之土，土欲发舒而不能……土木相刑，彼此相角，作寒热之病成矣。"吕教授认为素体阳虚，或肝病日久，损及肝阳，肝阳不足，木气不升，木郁而寒；肝经寒凝，气滞土壅，壅而生热，阻滞胃气而痛，形成胃中郁热，肝经虚寒之寒热错杂之证。肝体阴用阳，多郁而易热，肝气盛则疏泄过度，横逆犯胃；脾胃虚寒，中阳不足，寒从中生，寒滞胃中，升降失职而痛，亦可形成肝经有热，脾胃虚寒之证。

3.2 上下寒热错杂

3.2.1 胃、肠寒热错杂

《灵枢·师传》中描述了胃肠的寒热错杂，言："胃中热则消谷，……肠中热则出黄如糜，……胃中寒，肠中热则胀而且泄，胃中热，肠中寒则疾饥，小腹痛胀。"《灵枢·五邪》曰："邪在脾胃，则病肌肉痛。阳气有余，阴气不足，则热中善饥；阳气不足，阴气有余，则寒中肠鸣腹痛；阴阳俱有余，若俱不足，则有寒有热。"吕教授认为胃肠的寒热错杂分为胃热肠寒、胃寒肠热，根据寒、热的偏盛而表现出不同的主症。素体脾阳不足，或久病损及脾阳，运化无力，肠失温煦则寒；湿浊内生，久蕴而化热，胃失和降，则胃热。胃肠燥热甚，下之太过或饮凉过度，致脾胃阳亏，造成胃寒肠热之证。

3.2.2 胃、肾寒热错杂

《太平圣惠方》曰："若人肾脏气虚，下焦积冷，寒冷之气，伏留在脏，乘虚上攻于心腹，故令疼痛也。"吕教授认为本证的病机要点在于阳虚于下，不能温煦，上有热结，气机不通。肾阳不足，脾阳不温，运化无力，酿生痰湿，蕴而化热，阻滞中焦而成上热下寒之证。

4 吕教授应用经方论治寒热错杂性胃脘痛的临床经验

4.1 小柴胡汤

《伤寒论》第97条："血弱气尽，腠理开，邪气因入，与正气相抟，结于胁下，正邪分争，往来寒热，休作有时，嘿嘿不欲饮食，藏府相连，其痛必下，邪高痛下，故使呕也，小柴胡汤主之。"指出小柴胡汤证病位在胁下，脏腑相连处，病性为虚实夹杂。吕教

授认为小柴胡汤证的病位在少阳，病机为少阳枢机不利，升降不通，病性为肝郁胆热，脾虚胃不和，虚实寒热夹杂。

◆ 病案

孙某，女，55岁，2019年1月14日初诊。患者自述胃脘部隐痛不适，进食后明显，偶有左胁部隐痛，时有胃灼热反酸，饮食可，睡眠安，大便溏，每日1～2次，舌尖红，苔薄白，脉弦细。中医诊断：胃脘痛，属肝热脾虚证。药用：柴胡15g，黄芩10g，法半夏10g，党参15g，郁金10g，青皮10g，牡丹皮20g，陈皮15g，当归10g，川芎10g，海螵蛸30g，浙贝母15g，茯苓30g，枳壳20g，炙甘草10g。7剂，每日1剂，水煎分3次温服。服药后症状缓解。

按语：《黄帝内经》言："诸呕吐酸，暴注下迫，皆属于热。"患者偶有左肋隐痛，此为少阳不利，郁热犯胃而致胃脘隐痛。胃气不和携胃酸上逆则见反酸胃灼热，患者大便溏泄，则知脾土虚寒运化无力，以至于进食后气机壅塞，而见胃痛明显。肝热充斥气血上泛而见舌红，肝郁犯胃，脾虚无力则见弦细之脉。患者皆肝热脾虚兼胃不和之象，治以疏肝利胆，补脾和胃，采用小柴胡汤解少阳之郁，补太阴之虚，加牡丹皮、郁金、青皮、川芎、枳壳助原方疏肝清热，加陈皮、茯苓、海螵蛸、浙贝母以和胃制酸，肝体阴用阳，肝热伤阴又入大量疏肝之品，恐耗散太过，故佐当归柔肝养血，诸药配伍，用后缓解。

4.2 半夏泻心汤

《伤寒论》第149条言："……但满而不痛者，此为痞，柴胡不中与之，宜半夏泻心汤。"《金匮要略·呕吐哕下利病脉证并治》篇指出其病在少阳，误用下法，致寒热互结，升降失常。吕教授认为此证是因伤寒邪入少阳，误下损及脾胃阳气，邪热趁虚内陷，寒热错杂，壅塞气机，满而不痛或疼痛不甚，其病机特点为中焦气机紊乱，寒热错杂。

◆ 病案

孙某，男，52岁，2017年6月9日初诊，患者自觉胃脘灼痛1个月余，时有嘈杂，恶心干呕，嗳气，无胃灼热反酸，饮食可，睡眠不安，肠鸣，大便稀，每日1～2次，舌淡红，苔黄白厚腻，脉濡。中医诊断：胃脘痛，证属寒热错杂。药用：党参10g，半夏15g，黄芩15g，黄连5g，干姜10g，炙甘草10g，陈皮15g，紫苏梗15g，香附10g，木香10g，藿香10g，石菖蒲15g，远志15g，瓜蒌30g，枳实15g，茯苓30g，泽泻20g，竹茹20g。7剂，每日1剂，水煎分3次温服。2017年6月19日复诊，自述胃脘部灼痛缓解，时有轻微嘈杂、嗳气，无恶心干呕，纳可，睡眠一般，大便不成形，日1次，舌淡红，苔白腻，脉濡。上方改黄芩10g，黄连6g，去石菖蒲、远志、竹茹，加杏仁10g，豆蔻15g。7剂，服药后未见不适。

按语：患者肠鸣便稀则知其脾虚无以运化水液；水液代谢失常，下注肠间则便溏，停于胃内则阻碍胃气，水湿蕴久化热，湿热壅胃而致胃脘灼痛、嘈杂；胃中热壅，胃气上逆，邪热扰于心神则干呕、睡眠不安；苔黄白厚腻、脉濡皆为脾虚湿盛，寒热错杂之象。方用半夏泻心汤以调和寒热、辛开苦降、消痞散结；加陈皮、紫苏梗、香附、木香以调理中焦之气机，瓜蒌、枳实、泽泻、竹茹清胃热、宽胸结；藿香、石菖蒲、远志、茯苓健脾化湿、和胃宁心；诸药合用，脾升胃降，寒热调和，痞结得散。二诊见轻微嘈杂、嗳气，大便仍不成形，苔白腻，脉濡，可知其热已去，湿邪盛，加杏仁宣肺以利水，豆蔻以化湿消水。

4.3 黄连汤

《伤寒论》第173条："伤寒胸中有热，胃中有邪气，腹中痛，欲呕吐者，黄连汤主之。"吕教授认为此证病机为上热下寒，寒滞胃及胃下，热郁胸中，寒热交阻，阴阳不交。黄连汤是半夏泻心汤去黄芩加桂枝而成，吕教授学习黄煌教授临证时应用黄连汤的经验，在临床实践中以肉桂替桂枝，药效确切。

◆ 病案

王某，男，74岁，2017年12月21日就诊。患者自述胃脘冷痛，进食生冷时明显，心烦，偶有嗳气，无烧心反酸，喜热食，食欲不振，大便不成形，日1次，睡眠可，舌淡红，苔白黄腻，脉弦缓。中医诊断：胃脘痛，证属寒热错杂，处方：黄连10g，半夏9g，干姜10g，肉桂10g，党参15g，厚朴10g，陈皮15g，木香10g，砂仁10g，苍术20g，炙甘草10g，藿香15g，茯苓30g，佩兰15g。5剂，每日1剂，水煎分3次温服。药后诸症皆缓。

按语：患者大便不成形此为脾阳亏虚，运化无权，水湿下注所致，中阳不足，阴寒内生，寒客胃脘而见胃脘冷痛，进食生冷则阴寒更甚，故痛更显，脾虚则食不化而不欲食；患者心烦、偶有嗳气此为热壅胸膈，苔白黄腻，脉弦缓为脾虚有湿，寒热夹杂之象。方用黄连汤以清上温下，寒热平调，加厚朴、陈皮、木香、藿香、佩兰以祛湿行气，砂仁、苍术、茯苓以健脾化湿，温中和胃，上药合用，寒湿去、壅热清，上下顺接，气机顺畅。

4.4 左金丸

左金丸主治肝经气郁化火之证，现代多用于治疗肝火犯胃而见胃脘胀痛，连及两胁、嗳气、呕吐吞酸、舌红苔黄、脉弦数等症。左金丸由黄连6两、吴茱萸1两组成，黄连苦寒，吴茱萸辛温，辛开苦降，寒热并施，吕教授临证时不拘于肝火犯胃。吕教授认为左金丸之寒热并用乃舍性取用、反佐之法，吴茱萸反佐苦寒之黄连，恐其伤及中阳，此乃反佐之用；去热取其下气之功效，以和胃降逆，此乃去性取用。

◆ 病案

孙某，男，45岁，2016年10月24日初诊。患者症见进食后胃脘部胀满疼痛，口中异味，偶有胃灼热反酸，时有嗳气，食少，睡眠可，大便时干时溏，日1次，舌边尖红，苔薄黄，脉弦细。中医诊断：胃脘痛，证属肝郁脾虚，气郁化火。药用：黄连10g，吴茱萸3g，陈皮10g，紫苏梗10g，香附10g，丹参20g，木香15g，柴胡10g，黄芩10g，大腹皮15g，厚朴20g，姜半夏10g，甘草10g。7剂，每日1剂，水煎分3次温服。2016年10月31日复诊，症见：进食后胃脘部胀满减轻，无疼痛，偶有胃灼热，时有嗳气，饮食增加，口中异味缓解，睡眠可，大便溏，日1次，舌淡红，苔白，脉弦细。处方：上方加藿香10g，荷叶10g。14剂。服药后患者反馈无明显不适。

按语：患者胃脘胀满疼痛，时有嗳气，为肝气郁滞，土失木疏之象；肝郁化热，横犯于胃，胃火上蒸，而见口中异味，胃灼热反酸；大便时干时溏知其肝郁脾虚，脾虚不运，而饮食不化，故食少，进食后则壅滞更甚。舌边尖红，苔薄黄，脉弦细乃肝郁化火之象。方用左金丸以疏肝泻火，加柴胡、黄芩、陈皮、紫苏梗、木香等增其清热疏肝，健脾理气之效，半夏、大腹皮、厚朴以燥湿行气，和胃宽中。诸药合用，气郁得疏，火热得清，胃气得和。

4.5 乌梅丸

《伤寒论》338条云："伤寒，脉微而厥……其人躁无暂安时者，此为藏厥，非蛔厥也。蛔厥者，其人当吐蛔。今病者静，而复时烦者，此为脏寒，蛔上入其膈，故烦，须臾复止，得食而呕，又烦者，蛔虫闻食臭出，其人常自吐蛔。蛔厥者，乌梅丸主之。又主久利。"刘渡舟指出乌梅丸证病机为厥阴疏机不利，气机不调，寒热格拒，阴阳不接，以致脾胃升降失常。《内经·六微旨大论》云："厥阴之上，风气治之，而中见少阳之气。"吕教授认为乌梅丸为厥阴病主方，其病机特点为寒热错杂。临床表现特征为胃脘窜痛，疼痛部位不定，过冷或过热均可诱发，大便稀溏。

◆ 病案

李某，女，56岁，2018年4月16日就诊。患者自述胃脘部胀痛，口苦，口臭，心中烦热，饮食少，睡眠梦多，大便溏，排便不爽，舌淡红，苔根薄黄，脉沉弱。中医诊断：胃脘痛，属寒热错杂。药用：乌梅20g，细辛3g，桂枝10g，黄连10g，关黄柏6g，当归15g，党参10g，干姜6g，花椒6g，附子6g，茯苓30g。7剂，每日1剂，水煎分3次温服。药后反馈诸症皆缓。

按语：该患者口苦口臭，可知其肝经郁火，邪热犯胃，胃中壅热，热耗津液则口苦，热夹食气则口中异味；心中烦热，眠不安乃相火上炎，扰动心神；脾虚则运化无力，无以运化水谷，则食少，便溏；投乌梅丸以清上温下，加茯苓以渗湿健脾，宁心安神。

5 寒热兼证论治

邪气阻滞，则阴阳不和，寒热丛生。吕教授对于寒热错杂之证的治疗不仅平调寒热，还兼以祛邪，根据邪气的特点采取相应的治法，如见气滞患者，加柴胡、陈皮、紫苏梗、香附、枳实等以疏肝理气解郁，同时加用芍药甘草汤以防阴液耗伤；见痰湿患者，加半夏、陈皮、茯苓、白术、厚朴等以理气健脾，化痰祛湿；兼瘀血患者，加丹参、木香、砂仁、川芎、当归、郁金等以活血行气止痛；见食积患者，加焦山楂、炒神曲、炒麦芽、莱菔子等药以消食化滞；见胃阴亏虚者，则加麦冬、白芍、生地黄、玉竹、沙参等滋养胃阴，润燥生津。

（张　敏）

吕冠华教授从湿热论治幽门螺杆菌相关性胃炎经验

幽门螺杆菌相关性胃炎临床以上腹隐痛、餐后饱胀、嗳气、反酸、恶心为主要表现，有病程长、易复发的特点，根据其发病症状及病机变化，可归类为祖国医学“胃脘痛”“吐酸”“痞满”“嘈杂”等疾病范畴。在临床治疗本病的过程中，吕教授从正、邪两个角度出发，把握住幽门螺杆菌为湿热邪气的关键，和正气不足、脾虚无力抗邪的内在基础，以及瘀血内结、郁火伤阴的兼夹病机，从“体质土壤学说”角度认识和防治本病，围绕“湿热”立论，结合患者病情，统筹兼顾，辨证施治，临床治疗本病疗效显著，反馈满意。现将吕教授从湿热论治幽门螺杆菌相关性胃炎的临床辨证思路及用药规律进行归纳总结，陈述如下。

1　对幽门螺杆菌相关性胃炎病因病机的认识

吕教授在临床诊治本病过程中，根据幽门螺杆菌相关性胃炎的发病特点、发作时的临床症状以及 Hp 活动期的胃黏膜表现，认为 Hp 是一种湿热性质的病理邪气，其致病的前提条件是胃黏膜屏障抗邪不足，正邪相争，终致正虚邪实，缠绵不愈。

1.1　幽门螺杆菌为湿热邪气

中医理论认为，湿热致病多由外感湿热邪气和因脏腑功能失调导致的内生湿热两方面造成。古代医家虽无法确定外感邪气中的细菌，但已有脾胃病由外感引发的认识。六淫之中，湿邪最易伤脾，脾为太阴湿土，喜燥恶湿，若湿从外受，就会困遏脾土，从而影响脾之运化；而胃为阳明燥土，得阴自安，喜润恶燥，热邪易伤胃阴。脾胃乃燥湿相济，相反相成，气升则脾不存湿，气降则胃不生热，脾气升以濡胃，胃气降以运脾。在病理时脾胃也互为影响，湿邪困阻于脾，脾湿易侵于胃；而热邪伤胃，胃热淫于脾，更有甚者，湿邪郁而化热，形成湿热蕴阻中焦，脾胃运化失司之病机。

湿热不仅可从外受，因饮食、情志内伤导致的脏腑功能失调也可使湿热内生。饮食不节，嗜酒无度，易酿湿生热，从而阻滞气机，不通则痛。现代人饮食庞杂，辛辣肥腻酒酪、生冷海鲜腌品等无所不包，易饮食积滞，从而损伤胃的通降腐熟功能，胃肠积热化火，宿食停聚肠胃壅塞不通，日久肠胃停聚之湿与宿食所化之热相合，形成湿热之邪。幽门螺杆菌传播途径为口－口传播，而我国是世界上幽门螺杆菌感染率最高的国家，这与我国共用餐具的传统习惯有很大关系。而由于情志不遂导致的湿热内生，主要责之于肝。肝主疏泄，肝气喜条达而恶抑郁，若情志抑郁则肝之疏泄失职，从而影响脾胃的升降与运化，湿邪内生，郁久化热，湿热蕴结。

1.2　正气不足，脾虚无力抗邪为内在基础

“正气存内，邪不可干；邪之所凑，其气必虚。”《医学真传》指出：“脏气不足，病在脏；腑气不足，病在腑；经脉不足，病在经脉。”人体某一脏腑正气不足，邪气就容易侵犯这一部位，导致疾病的发生。脾为后天之本，气血生化之源，脾胃同居中焦，相互配合，能够升清降浊，受纳腐熟水谷，濡养人体脏腑，从而增强人体体质，提高免疫力，更好地应对环境变化。当后天之本不足时，气血生成受损，水液代谢失调，脏腑失于濡养，机体对外邪抵御能力下降，才会导致幽门螺杆菌乘虚而入。当脾胃虚弱时，胃黏膜防御功能减弱，容易导致 Hp 感染或已感染者发病，此时正气抗邪之力薄弱，邪气不得外出而久留人体，导致疾病日久不愈，与此同时，由于脾胃主运化水谷精微，亦主运化药物吸收，正所谓“正虚者不运药”，导致幽门螺杆菌清除率不高。由脾虚运化无力导致的湿邪困脾，气机郁滞均为湿热产生的基础。

1.3　瘀血内结，郁火伤阴

《读医随笔》中提到：“大血犹舟也，津液水也。”当人体血脉中津液不足时，脉管失于濡养，易致血行不畅成瘀，津失布散，聚为痰湿，从而影响血流速度，可见痰瘀交阻等证。幽门螺杆菌感染日久，胃之阴液必有耗伤，胃阴虚而致肝阴虚，肝体阴用阳，肝经失养则失条达疏泄之性，故气机升降运化不利，郁而化滞，阴液耗伤，甚则阴虚而生内热，暗耗阴血，致血结不行，瘀血更甚，若情志不畅日久，肝气郁结，郁而化火，耗伤阴液，使胃阴虚更甚，瘀血内结。

1.4　从“体质土壤学说”角度辨析

中医体质学说形成始于《黄帝内经》，而国医大师王琦教授总结前人经验提出将中国人体质分为 9 类，并且提出“体病相关论”，认为体质因素可导致个体对某些致病因素有着易感性或倾向性。体质的共性是许多疾病发生的“共同土壤”，可以通过对于体质的辨识来预测其易患疾病，这种从体质角度出发来认识和防治疾病的概念，称之为“体质土壤学说”。

有学者通过研究表明，幽门螺杆菌感染者中体质以湿热质居多。湿热体质最易感幽门螺杆菌相关性胃炎。吕教授师从国医大师王琦，对体质学说的临床意义深有体会，认为湿热质、气虚质、气郁质对本病较易感，在临床治疗时通过对偏颇体质进行调节，对目标人群进行干预，从而达到防治本病的目的。

人体其他脏腑的慢性疾病也会对幽门螺杆菌相关性胃炎的病情和预后有着重要的影响。现代医学研究表明，长期的焦虑抑郁状态在一定程度上会导致幽门螺杆菌相关性胃炎病情加重。人体以五脏为核心，是一个杂而不乱的系统，当单个脏腑受损，随着时间的推移，疾病日久不愈，则必将迁延至其他脏腑，最终损伤人体正气，正气不足则无力抗邪，则致幽门螺杆菌相关性胃炎病程持续迁延，缠绵难愈。

2　幽门螺杆菌与脾胃湿热证关系密切

有学者对脾胃湿热证慢性胃炎患者展开研究，发现85%的患者胃部存在幽门螺杆菌感染的情况。吕教授在临床实践中也发现幽门螺杆菌与脾胃湿热证之间存在密切的联系。从中医角度来说，与脾胃的生理特性有关，脾主运化，以升为健；胃主受纳，以降为顺。正因为脾胃升降相因，燥湿相济，水谷的消化吸收才能得以维持。脾胃功能正常，水液代谢才能正常；若受到湿热邪气影响，脾胃功能失常，无法顺利输布水谷津液，水液在体内聚集，形成痰、湿、饮等病理产物。由于湿热邪气兼具湿邪和热邪的性质，湿性黏滞，阻滞气机，而热邪耗气伤阴，燔灼腐肉，表现在人体则为局部的红肿热痛，胀满不适，舌红，苔黄腻（厚腻），且病情反复缠绵，这与幽门螺杆菌感染致病导致的胃炎症状极为相似，且幽门螺杆菌活动期的胃镜下表现，如胃黏膜充血及红肿糜烂与湿热邪气性质相吻合。其次，脾胃湿热证是本病演变进展中邪正交争最激烈、邪气最盛的阶段，多为急性期发病，症状也较其他证型明显。细菌需要在一定的温度中生长繁殖，而脾胃湿热证所对应的局部微生态环境有利于幽门螺杆菌的定植、生长和繁殖，感染率较其他证型高。以上都表明幽门螺杆菌感染是脾胃湿热证的病理基础，而湿热所造成的人体内环境又成为幽门螺杆菌赖以生长和繁殖的温床，两者互为因果，相互影响。

3　从湿热论治幽门螺杆菌相关性胃炎

在幽门螺杆菌相关性胃炎的临床治疗过程中，由于Hp为湿热之邪，这就给从湿热论治本病提供了理论基础。吕教授临床治疗本病以清热利湿为治疗核心，根据不同的证型，分别给予不同的治法，并随着病程的演变以及症状的增减，化裁用药，以下对此分别论述。

3.1　清热利湿兼解毒

此法适用于胃热症状明显的患者。临床多以脾胃湿热证常见，病位在胃，与肝脾两脏关系密切，属实证、热证，处于疾病演化过程中的邪气盛，正气未衰的阶段，病因病机为湿热蕴结，阻滞中焦。症见：胃脘疼痛，胀满不适，胃灼热反酸，口干，口苦，舌红，苔薄黄或黄腻，脉滑数。

方用泻心汤合半夏厚朴汤加减。常用药物为：黄连、黄芩、酒大黄、半夏、厚朴、紫苏梗、茯苓、枳实、陈皮、冬瓜皮、甘草等。胃灼热反酸明显者加煅瓦楞子、海螵蛸；热象明显者加蒲公英；伴睡眠不安者加首乌藤、合欢花、龙骨、牡蛎。

◆ 病案

王某，男，46岁。2018年8月16日初诊。主诉为：胃脘部灼热疼痛2个月余，加重1周。患者平素嗜酒无度，喜食辛辣之物。现症见：胃脘部灼热疼痛，口干口苦，口中异味，食欲减退，嗳气吞酸，睡眠不安，小便黄，舌红，苔黄腻，脉滑数，有慢性胃炎病史，且幽门螺杆菌检测阳性，经四联杀菌治疗，停药1个月后复查仍为阳性，西医诊断：幽门螺杆菌相关性胃炎；中医诊断：胃脘痛，脾胃湿热证。治以清热解毒，健脾利湿。处方：姜半夏15g，枳实20g，黄芩15g，黄连10g，酒大黄10g，酒白芍15g，陈皮15g，紫苏梗15g，香附10g，茯苓10g，蒲公英15g，煅瓦楞子20g，厚朴15g，藿香15g，佩兰10g，甘草10g。14剂。2018年8月30日二诊：服药后胃脘部灼热疼痛缓解，食欲改善，嗳气减轻，睡眠仍差。上方加首乌藤20g，合欢花10g。继服14付。其后随症加减巩固治疗1个月余，临床痊愈。

按语：患者中年男性，平素喜食辛辣肥甘之物，易致胃肠饮食积滞，积热化火，热与胃肠停滞之湿相结，形成湿热之邪。结合舌脉，四诊合参可知，该患者为脾胃湿热型幽门螺杆菌相关性胃炎，故以清热解毒，健脾利湿为主要治法。此方以泻心汤为主方，治以清热除痞、和胃降逆，配合半夏厚朴汤以行气散结，化痰降逆，兼用蒲公英、瓦楞子以解毒抑酸，以及藿香、佩兰芳香化湿，健脾运气。中医药治疗本病，要根据临床症状辨证论治，不能以根除Hp为目的，临床症状缓解后复查Hp，绝大多数患者的^{14}C或^{13}C检测值会下降，部分会达到自我清除的作用。

3.2 清热利湿兼健脾

此法适用于脾胃虚弱，湿热中阻，脾失健运，无力抗邪的患者。临床以脾虚湿热证多见，病位在胃，与脾关系密切，属虚实夹杂证，属于疾病演化过程中的正气虚，邪气盛的阶段，病因病机为饮食不节，日久脾胃损伤，无力运化水谷而成湿浊，形成脾虚湿热之证。症见：胃脘疼痛，脘腹痞闷，口臭，倦怠乏力，食欲不振，便溏或腹泻，尿色黄，舌淡红，苔薄黄或黄腻，脉濡细或滑数。

方用半夏泻心汤加减，偏虚者合用香砂六君子汤加减。常用药物为：党参、黄连、黄芩、白术、茯苓、陈皮、半夏、香附、紫苏梗、砂仁、蒲公英、甘草等。脾虚明显者加山药、白扁豆、炒薏苡仁、白豆蔻；四肢不温者加附子、干姜、肉桂；胃灼热反酸甚者加海螵蛸、浙贝母；食欲欠佳者可加焦三仙。

◆ 病案

郑某，女，67岁。2018年4月5日初诊。主诉为：胃脘部隐痛，进食后加重，口中异味，反酸胃灼热，偶有恶心，乏力气短，纳差，大便溏多年，舌淡红，苔薄黄腻，脉弦细。胃镜：慢性萎缩性胃炎。幽门螺杆菌检测阳性，曾反复四联杀菌治疗，效果不佳，产生耐药。西医诊断：幽门螺杆菌相关性胃炎；中医诊断：胃脘痛，脾虚湿热证。治以健脾利湿，清热和胃。处方：党参 15g，法半夏 10g，白术 10g，茯苓 15g，陈皮 15g，紫苏梗 15g，香附 10g，黄连 15g，蒲公英 10g，砂仁 10g，鸡内金 30g，海螵蛸 30g，浙贝母 15g，薏苡仁 15g，炙甘草 10g。10 剂。2018 年 4 月 16 日二诊：服药后胃脘部隐痛减轻，乏力减轻，无恶心，无胃灼热，食欲仍欠佳。上方加焦三仙各 20g，14 剂。其后随症加减 1 个月余，症状消失。

按语：该患者为中老年女性，病史已久，反复发作，脾胃虚弱，失于健运，化湿生热，阻滞中焦，症见胃痛隐隐，口臭纳差，气短乏力，大便溏薄。结合舌脉，四诊合参可知，该患者为脾虚湿热型幽门螺杆菌相关性胃炎，故以健脾燥湿，补虚清热为主要治法。此方以香砂六君子汤为主方，配伍一些清热燥湿药，治以益气健脾，清热燥湿。方中党参补中益气，辅以白术燥湿健脾，扶助运化；配以茯苓淡渗利湿，健脾和胃；陈皮、香附行气止痛；半夏燥湿化痰；黄连、蒲公英清热解毒燥湿；薏苡仁健脾利水；炙甘草甘温益气，调和诸药，助诸药达到健脾利湿、补气和胃之功。全方补而不滞，温而不燥，是治疗脾虚湿热证的要方。

3.3 清热利湿兼疏肝

此法适用于胃失和降，肝胃不和，湿热停积中焦的患者。临床以肝郁气滞伴湿热证常见，病位在胃，与肝脾关系密切，属实证、热证，处于疾病演化过程中的邪盛正虚，但正气尚耐攻伐阶段，病因病机为肝郁气滞，郁而化火，或土壅木郁，横逆犯胃，气机不利，胃失通降，湿热中阻。症见：胃脘胀满，痛窜两胁或情志不畅时加重，嗳气，嘈杂泛酸，胸闷不舒，口苦，口干，舌淡红，苔薄黄或黄腻，脉弦或滑数。

方用化肝煎合四逆散加减。常用药物为陈皮、牡丹皮、栀子、泽泻、柴胡、枳壳、白芍、香附、川芎、佛手、香橼、半夏、甘草等。热象明显者加黄连、吴茱萸；湿邪偏重者加薏苡仁、厚朴；气滞偏重者加青皮、沉香；心烦不寐者加酸枣仁、合欢皮。

◆ **病案**

何某，女，35 岁。2018 年 6 月 11 日初诊。主诉为：胃脘部胀痛，痛连两胁，平素性情急躁易怒，口干口苦，嗳气反酸频作，纳差，睡眠不安，大便不畅，3～4 天 1 行，舌淡红，苔薄黄腻，脉弦细数。胃镜：浅表性胃炎。幽门螺杆菌检测阳性，四联杀菌治疗失败。西医诊断：幽门螺杆菌相关性胃炎；中医诊断：胃脘痛，肝郁气滞伴湿热证。治以疏肝理气，化湿清热。处方：柴胡 15g，枳壳 10g，白芍 15g，陈皮 10g，青皮 10g，栀子 15g，泽泻 10g，薏苡仁 15g，香附 10g，紫苏梗 10g，半夏 10g，黄连 15g，吴茱萸 10g，酸枣仁 6g，合欢皮 6g，甘草 10g。2018 年 6 月 25 日二诊：服药后胃脘部胀痛明显减轻，口苦减轻，大便 1 日 1 行，睡眠转安，嗳气仍有。上方加代赭石 15g，旋覆花 15g。其后随症加减 1 个月余，症状基本消失。

按语：该患为青年女性，平素急躁易怒，病情随情绪变化明显，可见肝郁不畅，郁滞之气横逆犯胃，致胃脘胀痛，嗳气不舒，口苦口干。结合舌脉，四诊合参可知，该患者为肝郁气滞伴湿热型幽门螺杆菌相关性胃炎，故以疏肝解郁，化湿清中为主要治法。此方以化肝煎为主方，治以疏肝理气，泻热和胃，配合四逆散透热解郁，疏肝理脾。四逆散为吕教授治疗肝脾不和，调畅气机升降的常用方剂，其中柴胡疏肝解郁，升举阳气，使肝气得疏；白芍敛阴养血，柔肝止痛，缓解胃脘部胀痛症状；枳壳行气疏肝，为佐药，助郁滞之气得以疏散，诸药合用，共奏调和肝胃，行气解郁，化热清中之功，肝气疏则胃气和，病则自愈。

4 吕教授临床经验总结

4.1 结合胃镜辨证用方

胃镜下辨证论治幽门螺杆菌相关性胃炎是中医利用现代腔镜技术望诊的延伸，主要包括黏膜的湿润度、色泽、厚薄、表面增生、糜烂等内容。吕教授在临床治疗本病时将胃镜下病理表现与中医辨证论治紧密地联系起来，具体经验如下：

（1）脾胃湿热证：黏膜色红，湿润度增加，充血与水肿并存，光泽增强，散在糜烂，炎症细胞浸润明显。吕教授治以半夏泻心汤加减，服药后黏膜糜烂减轻。孙晓娜教授运用此方治疗脾胃湿热型患者，临床疗效显著。

（2）脾胃虚弱证：黏膜以白为主，可有水肿，黏液清稀。吕教授治以香砂六君子汤加减，寒甚者加附子、干姜，服药后黏膜水肿减轻。李晶教授运用此方治疗脾胃虚弱型患者，随症加减，效果良好。

（3）肝胃不和证：胃蠕动增快，节律紊乱，贲门及幽门括约肌舒张、收缩功能紊乱。导师治以柴胡疏肝散加减，服药后胃蠕动速度有所减缓。林穗芳教授运用此方治疗肝胃不和型患者，疗效颇佳。

（4）胃阴亏虚证：黏膜色红，湿润度低，血管纹理可见，黏液量少。吕教授治以益胃汤合芍药甘草汤加减，服药后黏液量增多。高金亮教授运用此方治疗胃阴亏虚型患者，使得患者正气渐复，邪气渐消。

4.2 扶正与祛邪相结合

“正气存内，邪不可干；邪之所凑，其气必虚。”疾病的发展取决于正邪斗争的情况，所以在本病的中医治疗中，吕教授强调要将扶正与祛邪相结合，邪气盛当急则祛邪，正气虚以扶正为要，虚实夹杂则扶正与祛邪兼顾。四诊合参，辨证论治，以健脾补虚、滋阴和胃、活血祛瘀法扶助正气，使胃部黏膜得到修复、再生，同时以解毒清热、祛邪利湿、疏肝解郁法抑制幽门螺杆菌感染，在解毒的同时不忘顾护脾胃之虚、扶正固本。

脾胃为气机升降之枢，气机失常易致寒热错杂，虚实兼夹，吕教授临证时善用半夏泻心汤加减治疗该类患者。此方将补泻、升降、寒热集于一体，黄连、黄芩苦寒泄热，半夏辛开散痞，黄芩、黄连配伍干姜、半夏，此乃辛开苦降法也，其中黄连配干姜，具体用量比例随寒热轻重而加减，党参、甘草、白术、茯苓健脾益气，或加入蒲公英以清热利湿。半夏性辛温，归脾胃肺经，功用为和胃止呕、燥湿化痰、消痞散结，有研究表明，半夏可以使胃蛋白酶的活性及胃酸酸度明显减弱，极大地减轻了对胃黏膜的侵袭作用，促进黏膜修复，从而抑制幽门螺杆菌的生长和繁殖。杨行堂等在抗 Hp 研究发现，黄连素用量与抗 Hp 作用呈正相关。高峰等通过药敏研究发现，黄芩的有效成分黄芩素能显著增加阿莫西林对 Hp 的抗菌活性。全方苦寒温中并举，理气降逆互调，共奏清热解毒，健脾燥湿、扶正祛邪之功。

4.3 辨体与局部辨证相结合

吕教授在本病的临床治疗中，遵循辨体与局部辨证相结合，将全身的虚、郁、热、瘀与局部 Hp 感染之湿热相结合。以准确辨病为基础，制定主方配合专药，在胃炎症状及体征明显的阶段以辨证论治为主兼顾调体，症状基本缓解后转以调理偏颇体质为主，结合辨体、辨证，巩固疗效，从而达到改善症状、调理体质进而防治本病的目的。

4.4 中西医结合治疗

在论述 Hp 感染相关性胃炎方面，西医研究比较详细。大量研究表明，合理选用铋剂四联疗法（PPI+ 铋剂 +2 种抗生素）治疗，疗效显著。多数患者清除 Hp 后症状可缓解或减轻，但部分患者耐药，多次杀菌后无法清除。吕教授认为，Hp 感染是引发和加重胃病的一种原因，其致病毒力不同。Hp 检测的临床意义现在医家多有争论，临床上不建议作为常规检测项目。按照西医四联杀菌后，不赞同反复杀菌，后续治疗应用中医辨证治疗，可起到抑菌和清除的作用。

4.5 抗复发治疗

相关研究表明，发展中国家 Hp 感染年复发率较高。因此，抗复发治疗对于幽门螺杆菌相关性胃炎的根治和预后，以及提升患者生活质量，改善临床症状有着重大的意义。本病的反复发作与素体正气亏虚、湿热瘀邪稽留密不可分。疾病日久正虚邪留，而正虚以脾虚为主，脾虚无力抗邪，湿热瘀滞，络脉不通；脾胃虚弱，精血亏虚，虚寒内生，虚实夹杂，病程缠绵反复，不易根治。所以在本病的抗复发治疗中，要着重补虚，补脾胃之虚，使气血生化有源；补肾之虚，扶正固本。同时遵医嘱服药、餐具消毒、实行分餐制、饮食起居自律，保持良好心情都是本病抗复发治疗的重要环节。

5 小结

吕教授认为，幽门螺杆菌是一种湿热性质的病理邪气，其致病的前提条件是正气不足，脾气虚衰，无力抗邪，经过正邪相争，最终正虚邪实，疾病绵延不愈，治疗时要遵循清热利湿，健脾补虚的治疗大法，具体应用时多联合理气药、化湿药、化痰降气药、利水渗湿药、活血化瘀药等。吕教授在治疗本病时将清热利湿作为治疗的核心，坚持辨病与辨证的结合以及全身治疗与局部治疗的结合，兼顾扶正与祛邪，同时配合中西医结合治疗以及抗复发治疗。

（李　珂）

吕冠华教授基于“胆胃同治”探讨胆汁反流性胃炎辨治思路

胆汁反流性胃炎（BRG）是胆汁流入十二指肠后，与十二指肠液混合未下行，逆流入胃的一种疾病，具有口苦、嘈杂、胃脘胀痛、呕吐酸苦水、胃灼热、呃逆、嗳气等胆汁上溢症状。临床上有原发性和继发性之分别。胃黏膜长期受到反流液的慢性刺激，会形成乳头状增生－腺体萎缩－肠上皮化生－癌前病变，直至发生胃部恶性疾病，与此同时还可并发食管狭窄、溃疡、出血等，严重影响着人们的生存质量。流行病学结果显示，其发病率约占慢性胃炎的 22.6%，随着医疗技术手段进步，普及胃镜检查，发现了越来越多隐匿性患者，并呈现年轻化趋势。

吕教授一直从事中医临床工作，熟读经典，尤其是医圣张仲景所著《伤寒论》及《金匮要略》，并在长期消化系统疾病的诊疗过程中，见解独到，与时俱进，推陈出新，用药精简，将“胆胃同治”理论运用于“胆汁反流性胃炎”的临证辨治中。本文尝试对吕教授多年以来辨治胆汁反流性胃炎的经验思路、常用方剂、加减化裁进行分析探讨，叙述如下：

1　论“胆胃同治”法的理论基础

“胆胃同治”理论最早载于《灵枢·四时气》篇：“邪在胆，逆在胃……调其虚实，以去其邪。”论述了胆腑的功能失常，可致胃气上逆等证候，并应用胆胃同治的方法进行治疗。胆与胃同处中焦，在生理、病理功能的体现上密不可分，具体介绍如下：

1.1　生理相关论

胆胃生理相关既包括脏腑功能的相关，也包含生理解剖位置的经络相关，以及情志的相关影响，分别体现在胆胃气机的协同性，胆腑助胃运化的相关性。

1.1.1 脏腑之用相关

(1) 气机相关

胆胃同属六腑，生理上具有“以通为用，以降为顺”的特性。二者居于中焦，相互毗邻，如《医学求是》记载：“少阳为中气之枢纽，枢轴运动，中气得以运行。”即胆气上升，可协助脾气升清布津。同时《黄元御医术十一种》记载：“肝木赖脾土之升，胆木赖胃土之降也。”指出胆火胆汁依靠胃之降浊而通降下行。此胆腑自身的升降之性与脾胃升降之能相契合，故气机升降如常，则胆腑通畅，胃腑和降，二者有相辅相成之用。

(2) 运化相关

胆为“中精之府”，肝胆互为阴阳表里，清净之液由肝之余气化生，内藏府中即为胆汁，味苦可助运化之功。《血证论》云：“食气入胃，全赖肝木之气以疏达之。”可知胆汁全赖肝脏疏泄之性而散于胃、小肠之中，以腐熟消化水谷，此为脾胃运化如常之关键。张锡纯曾言：“为其寄生相火也，可借火以生土。”由此可知胆腑少阳相火可温中土，助其腐熟水谷。

(3) 情志相关

《素问》载：“六腑气，胆为怒。”“胆病者……心下憺憺。”明确指出怒气归胆所生，可出现心绪不宁，惊恐不宁等异常情志。“胃不和则卧不安”“阳明终者，善惊，妄言”，论述胃气不和导致夜寐不得安宁的病理条件，胃气将绝则善惊妄言，由此可见胆胃二腑皆与人身精神情志息息相关。

1.1.2 五行制化相关

六腑之中胆属甲木，胃属戊土，从五行关系分析则“胆木”与“胃土”互相联系，即胆对胃存有生化及克制之用。《四圣心源》言：“木生于水，长于土……胆随胃降。”如此可见胆中清气可引胃气上升，胃中浊气能引胆汁下降，胃随胆升，胆随胃降，胆胃气机如太极之意互相调和，足可见其同治之理。

1.1.3 经络生理相关

《灵枢·经脉》记载胆属足少阳经，为阳气初生之经，胃属足阳明经，多气多血之经，其气血可滋养少阳胆经，使其畅达运行。少阳胆经循行过耳前，行人身侧，过横肠络肝，分支出于少腹两侧及腹股沟部。阳明胃经走向虽复杂，但亦从耳前经过，循体表而下，过横膈络脾，分支通过脐旁亦进入少腹部，即少阳经及阳明经均循行于耳前及少腹部，再交会重叠，阴阳气血相互灌通，足以见得二者紧密相关。

1.2 病理相关论

胆胃气机调畅，共奏运化吸收之能，二者经脉相交，五行生克制化，病气相通。少阳胆经，或气机郁滞，或郁热内生，或外邪侵袭，致胆气清升失常，腑气不通，横逆犯胃，致胃浊不降；胃气郁滞，郁而化火，横逆犯胆，胆汁下无出处则上泛，反流入胃，进一步克伐胃土，终致胆胃气机上逆，浊气上逆。以上之言可概括胆与胃的病理表现为以下两种：

1.2.1 胆之气火犯胃

《黄帝内经太素》云：“邪在胆者，热邪在于胆中，溢于苦汁，胃气因逆，遂呕胆口苦。”《素问·至真要大论》：“少阳之胜，热客于胃，……呕酸善饥。”此为少阳胆经有热，胆气横逆克伐胃土，胆火内盛则枢机不利，胆汁排泄失常，酝酿胆火而上炎，熏灼中焦胃土，致胃中气机失降则发病，即所谓胆病及胃，症状表现为口苦欲呕、反酸嗳气、善饥、食少便干等证。

1.2.2 胃之火热及胆

《素问·气厥论》云：“胃移热于胆。”指胃中有热可逆传胆腑，致胆中郁热，胆气不利。胆汁失于疏泄，影响水谷化生，可有多食体瘦、胁肋不舒、善太息、口苦、脉弦等表现；若胆火上炎，还引起心烦、头痛、惊悸等症状；若邪滞阳明胃腑日久，则可生热熏蒸胆腑，重者可致黄疸之症。

2 得“核心病机”，立“同治之法”

2.1 胆胃不和为本，病理邪气为标

吕教授认为BRG的发生，乃是诸多原因导致胆气当随胃气顺降而不降，故而起病，其核心病机当为“胆胃不和”。临床所见BRG患者症状复杂，迁延变化日久不愈，可引起胆胃不和的因素繁多，究其原因或情志不遂，或饮食外感，或因劳致损等，作用于机体可引起火热、食滞、痰浊、湿热、瘀血等多种病理邪气。故BRG的辨治，在核心病机的基础上，应标本兼顾，可获良效。

2.2 基于核心病机立“胆胃同治”之法

吕教授临床辨治BRG强调以恢复胆胃气机功能为主，常言“六腑以通为用，以降为顺”，胆胃之气以“降”为顺，故而“利胆和胃降逆”当为治疗本病的基本大法。吕教授所言之“降”绝非单指“攻降伐下”之意，而是因证之势而利导之。即利胆和胃为本，兼火热而逆者，寒凉清热即“降”；兼痰浊而逆者，芳香化浊即“降”；兼湿热而逆者，分利湿热即“降”。正如《医学真传》云：“通降之法，各有不同。”故同其理而立以下治疗诸法：

2.2.1 调气利胆降逆法

主症见：胃脘胀闷连及两胁肋部，嗳气或矢气可稍缓解，平素急躁易怒，或抑郁善叹息，胃灼热反酸，遇情志不畅则加重，舌苔薄白，脉弦。查胃镜常显示浅表性胃炎伴胆汁反流。

常用方：四逆散合半夏厚朴汤加减。

加减用药：神疲乏力、虚怯者加党参、茯苓；疼痛较重者加延胡索、乌药、木香；胃寒喜暖加肉桂、吴茱萸等温中之品；腹胀嗳气频繁者加旋覆花、代赭石、紫苏梗、大腹皮等降气消胀；口苦口干、右胁部隐痛、厌食油腻者，加郁金、黄芩、酒大黄等清利肝胆郁热。

2.2.2 化痰理气降逆法

主症见：胃痛不甚，时常隐隐作痛，胃灼热反酸，嗳气无力，口苦或可伴见体虚发热，精神萎靡，食欲不振，便溏不爽，舌质淡胖有齿痕，苔薄白，脉濡缓。

常用方：旋覆代赭汤加减。

加减用药：脾虚便溏者加茯苓、白术、苍术等；因寒呃逆酌加丁香、柿蒂；气滞者加陈皮、紫苏梗、香附；腹胀者加佛手、香橼、大腹皮；痰湿偏盛者加陈皮、藿香、白豆蔻、薏苡仁等。

2.2.3 清火泻热降逆法

主症见：心烦、口苦、咽干，胸胁部烧灼痛，胃脘痛势急迫，平素喜冷饮，恶心呕吐、胃灼热反酸、大便秘结，舌红苔黄腻，脉滑数等。内镜下可见胃内或幽门口处有黄绿色反流液，黏膜充血、水肿等炎症表现。患者多伴有胆囊或胰腺疾病史。

常用方：大柴胡汤加减。

加减用药：口苦甚者加龙胆草；胆道结石者配合四金汤（金钱草、海金沙、郁金、鸡内金）；口干咽干甚，伴少苔者，加麦冬、沙参、石斛等益阴之品；食欲不振纳呆者加炒谷麦芽、焦山楂、槟榔；吞酸严重者配合乌贝散（海螵蛸、浙贝母），或加黄连、吴茱萸成左金丸之意；痰热盛者加瓜蒌、黄连合小陷胸汤；湿浊胶着加藿香、佩兰、砂仁等；便秘不通者加麻子仁、莱菔子、厚朴、枳实等。

2.2.4 清热利湿降逆法

主症见：口苦，恶心欲呕，口干不欲饮，脘腹、胁下痞满胀闷，食少纳差，大便黏滞，小便黄，舌红苔黄腻，脉滑数。

常用方：小柴胡合小陷胸加减。

加减化裁：热盛者加栀子、连翘；伤阴者加沙参、麦冬、生地黄等；情志抑郁者加香附、百合、郁金等；湿盛者加藿香、佩兰、砂仁、豆蔻等；下利臭秽者加白头翁、秦皮等；便秘者加麻子仁、大黄、莱菔子等。

3 兼证方药探析

笔者虽总结吕教授临床常用诸法，然临床仍需灵活应用，不能拘泥于证型。在把握“胆胃不和”的核心病机基础上，着力注重兼证的变化发展，即掌其核心致病之本，顾其兼夹变化之标，现就部分常见兼证的治疗做探讨如下：

3.1 胃脘痛明显

胃脘痛的患者，应当针对“不通则痛、不荣则痛”的核心病机辨证论治。临床上胆汁反流性胃炎的患者常因情志失调，肝气上逆犯胃，气机阻滞不通而致胃痛；或因饮食不节，饥饱失常，胃失和降；或寒邪凝滞气血；或久病入络，胃络瘀阻；皆因不通发为胃痛。而血虚不荣、气虚不行、阳虚寒凝、阴虚不润、皆可不荣发为胃痛。《医学正传》云：“夫通则不痛，理也……调气以利血，通也……若必以泻下为通，妄矣。”唯有“通”字方能体现治病之要。如患者气机郁滞不畅，可予行气解郁以“通”之；寒邪内侵者，可予温胃散寒以“通”之；瘀血内停者，可予活血通络以“通”之；气血亏虚者，可予以补益气血以“通”之。

3.2 恶心呕吐甚者

《素问·刺禁论》云："胃为之市"，意为需畅通，才能生生不息。察吕教授治病之宗，凡胃之疾病，皆通降失调而已。若胃不降，则气上逆，或呕、或吐、或噫、或哕，诸症蜂起。《丹溪心法》指出，呕吐有气滞、气逆、寒凝、痰湿、痰热等多种因素。若症状较轻，仅恶心欲呕，可予小半夏汤以和胃降逆止呕；若并见寒热者，可予半夏泻心汤以寒热平调以助升降；若证属痰湿阻滞者，可予旋覆代赭汤以降逆化痰；若因气滞郁而化热，见于痰热者，可予小陷胸汤合橘皮竹茹汤以清热降逆止呃。

3.3 反酸，胃灼热

胃灼热在古籍中有"心下热""胃中有热"之意。反酸即古籍"吞酸""吐酸"之意。饮食入胃，需依赖脾运化水谷，肝疏泄气机，胆汁辅之，以降为贵。《黄帝内经》记载："少阳之胜，热客于胃……呕酸善饥。"此酸系少阳胆火横逆犯胃，加之胃火熏蒸，食不行而停积为酸为腐，此酸腐即渐败也。若热象明显，可予三黄泻心汤以泻热利胆和胃；胃灼热伴机体虚寒予三黄四逆汤以寒热同调；胆热扰心，睡眠不安，可予黄连温胆汤以清热、利胆、和胃；肝胃郁热可予左金丸以加强清泄肝火、和胃降逆之功；若反酸胃灼热一般者，可予海螵蛸、浙贝母、瓦楞子以制酸止痛以治其标。

3.4 失眠

胃灼热、反酸等反流症状往往在夜间平卧休息时明显，进而影响睡眠质量，使得患者精神状态欠佳，此时可予配伍龙骨、牡蛎、磁石等安神以治标；长期熬夜，易生火耗津，可予知柏地黄丸以滋阴降火治其本。

3.5 口干口苦

胆汁味苦，苦亦为火之味，口苦谓之"胆瘅"。胆腑之气上泛于口见于口苦，热灼津液，兼见口干，故其基本病机总属"气逆有热"，亦有水湿不化，津液无以上乘而见口干，湿热蕴结而见口苦。若胆腑湿热，胆汁外泄，随胃气上逆，可予黄连温胆汤以清利胆经湿热；若肝火炽盛，胆汁上溢，可予龙胆泻肝汤、丹栀小柴胡汤以疏肝清热。

4 注意调摄，未病先防，既病防变

《黄帝内经》云："圣人不治已病治未病"，中医治疗本病的优势在于"未病先防"。胆汁反流性胃炎病因复杂，受饮食、情志及其他外界因素影响较多，治疗周期长，故在临证时应重视对患者的健康教育。嘱托患者在饮食、作息、情志等方面配合治疗是必不可少的，同时配合中医特色外治法，如按摩腹部可助脾胃运化，理气消食；平素练习八段锦、五禽戏以增强五脏之能。

（赵　鑫）

吕冠华教授应用通降理论辨治呕吐的临证经验探析

呕吐是消化系统疾病常见症状，也可见于现代医学的多种疾病中。当机体突然或长时间呕吐时，可能引起反流性食管炎、贲门失弛缓、贲门撕裂等并发症，严重者则有水电解质代谢失衡和营养不良。中医认为呕吐的基本病机为胃气上逆，饮食失节、外界自然因素、恼怒愤愠等外部因素或体内痰浊水饮等均能影响胃的通降功能，导致胃气不降反升，进而发生呕吐。呕吐病机复杂多变，病程长久，病势缠绵，临床难以根除病邪。吕教授临证时基于通降理论，再结合经方、时方、验方，治疗呕吐等脾胃疾病颇有成效，现总结如下。

1　通降理论辨治呕吐的理论渊源

《灵枢·四时气》："善呕，呕有苦，长太息……邪在胆，逆在胃，胆液泄，则口苦，胃气逆则呕苦，故曰呕胆。"说明呕吐因气机升降失常，胃气上逆所致；"取三里以下胃气逆"，强调了降胃气之逆以治疗呕吐的特点，是通降理论辨治呕吐的理论起源。《伤寒论》中诸多治法体现了辨证治疗呕吐的思想，注重脏腑升降的特性，并强调通降胃腑的立法准则；(金)李杲提出"降胃之浊阴之气"的基本治疗大法；(清)叶天士指出"胃宜降则和""腑宜通即是补"，使通降理论治疗呕吐的思路得到发展。董建华院士根据胃腑以通为用，以降为顺的生理特点，提出通降治胃大法。吕教授承前贤之理论思想，强调先辨病理邪气，通降胃气，兼调五脏气机，临床擅长应用经方治疗呕吐。

2　基于通降理论治疗呕吐的辨因立法分析

2.1　胃腑以滞为病

《灵枢·肠胃》云："胃纡曲屈，伸之，长二尺六寸，大一尺五寸，径五寸，横屈受水谷三斗五升，其中之谷，常留二斗，水一斗五升而满。”胃腑的特殊生理形态，决定了胃病的病理特性——滞。五脏气机升降失常，邪滞由生，又壅塞于胃腑，导致胃腑升降失常，胃气上逆，发为呕吐。呕吐的病理邪气主要包括寒凝、热塞、气郁、痰停、饮留，寒凝则不通，热塞则不行，气郁则失降，痰停则不运，饮留则不化，诸邪壅滞，损伤胃腑，通降失和，致胃腑气机逆乱，应降不降，反而上升。

2.2 胃病治疗以通降为法

吕教授推因立法，临证先辨病理邪气，通降胃气，兼调五脏气机，根据方证相应及病理兼夹确定不同的治则治法，临证结合经方、时方、验方论治。从脾宜健，从肝宜疏，从肺宜润，从肾宜温，从心宜导。然后根据邪滞的不同，通降之法各有不同。气郁者治当理气通降，寒凝者治当散寒通降，热壅者治当清热通降，痰停者治当祛痰通降，饮留者治当化饮通降，阳虚者治当温阳通降，阴虚者治当滋阴通降，寒热兼夹者治当平调通降。胃腑通则胃气和，胃气和则升降有序，正如《医经·源集》所言：“夫胃受水谷，故清阳升，而浊阴降，以传化出入，滋荣一身也。”

2.3 辨因施治，围绕五脏气机升降展开

《素问·玉机真藏论》有载：“五脏者皆禀气于胃，胃者五脏之本也。”胃乃五脏精气盛衰之根本，五脏之气，皆由胃气而通和，胃和则能变化精气，而上下资于五脏。

2.3.1 脾胃同治

《脾胃论》云：“太阴湿土，得阳始运，阳明燥土，得阴自安。”脾属戊土，以升为顺，升而化阳，且助胃气通降；胃属己土，以降为和，降而化阴，且助脾气健运。脾胃相济，一脏一腑，阴阳和化，升降有序。由于阴阳互根互用，脾虽为至阴之脏，却不能独阴而生，是为阴中有阳，今太阴虚弱，阴中之阳为所困遏，不能辅助胃土运化水谷，行津布液不畅，病邪阻于中焦，土虚气逆，发为呕吐。脾为至阴，从阴化寒，是为寒湿内阻；脾病多虚，气行不畅，津液不化，是为气机阻滞，痰饮内停；胃为阳土，从阳化热，胃热脾寒，是为寒热错杂。

（1）兼夹气滞

脾气虚弱，脾失健运，不升清阳，胃不降浊，清浊不分，气机阻滞，形成脾虚气滞的病机。临证时常用《外台》茯苓饮合四逆散，治当健脾理气，行滞通降。陈皮理气行郁，生姜温中和胃，是为橘皮汤之义，再合枳实破气决泄，是为枳橘姜汤之义；茯苓、白术、人参实脾健胃，亦防新饮内生。又因脾虚成逆，阻隔胃阳，形成土气郁结，胃气不舒之象，故配合四逆散调畅气机，交通阴阳。诸药相合，使脾土得中气，气滞得通行，则呕吐自止。

（2）兼夹寒邪

太阴脾土虚损，寒湿内生，正气失宰，釜薪失陷，脾不上升，胃不下降。临证时多用理中汤为主方，治当温中补虚，散寒降逆。苓、术、姜、甘合用，“焰釜薪，腾阳气”，

“实以燮理之功”。若脾土虚寒，表寒之邪内陷，营卫不和，内外兼病，胃气不降。方用桂枝人参汤，治当温中补虚，和营降逆。吕教授认为本方可于阖处转开，表里通治。本方由理中汤加桂枝化裁而来。理中汤温阳驱里寒，桂枝通阳散表寒，诸药相须相用，“于治里药中越出于表以解邪”，使营卫能外守，阴阳能内和，上下能通彻，呕吐可自止。

（3）兼夹痰饮

今脾土虚弱，水饮不能输布，停聚于中焦，土虚则不能反向制约肾水，肾水泛滥，制约真火，真火不能上济于心，心肾失交，心火不足，继则水饮凌心，导致脾、肾、心均为水饮所累。本证痰饮累及多脏，盖因随气机升降而动，究其本源，乃为土虚，是为变动之痰。治病求于本，法当健脾温阳，化饮通降，方用苓桂术甘汤、茯苓泽泻汤，合用半夏厚朴汤。前方中茯苓为脾药，脾实水制，通降水饮，桂枝妙在补心火，济肾水，降冲逆，化水饮，白术、甘草守中降逆，四药相合，各司其职。茯苓泽泻汤由上方配伍泽泻、生姜而成，泽泻健脾渗湿，泻土中之水，生姜温中和胃，行土中之饮。本方行水化饮之功胜于苓桂术甘汤。水饮内停，击贼阳气，阻碍气化，进一步加重水饮积聚。因此行气之法也应贯通治疗的始终。《医方考》中言：“三因而郁，七气升降有防，当用半夏厚朴汤。”故临证时再合用半夏厚朴汤，使气行则水行，土实则水治。

（4）寒热错杂

邪正相争，寒邪长久郁于体内，而人体又阳气旺盛，阳盛则热，寒从热化，或热邪长久滞于体内，而人体又阳气不足，阳虚则寒，热从寒化，导致中焦气机升降紊乱，阴阳相交异常，形成脾胃寒热错杂之证，属于“阴阳相错”的范畴。《金匮要略·呕吐哕下利》：“呕而肠鸣，心下痞者，半夏泻心汤主之。”《伤寒论》第 157 条：“伤寒汗出，解之后，胃中不和，心下痞硬，干噫食臭……生姜泻心汤主之。”第 158 条：“伤寒中风，医反下之，其人下利日数十行……干呕，心烦不得安……甘草泻心汤主之。”第 359 条：“伤寒，本自寒下……若食入口即吐，干姜黄芩黄连人参汤主之。”治疗本证的常用方剂有泻心汤类方、干姜黄芩黄连人参汤。治当辛开苦降，平调寒热。上方中黄连阴沉苦寒，下泄降逆；黄芩上清肺热，中和脾热，下通三焦之热；半夏开散诸结，平降诸逆；干姜辛以通阳，散邪和胃，四药相合，辛苦平降，交阴阳而通上下，为常用的寒热平调通降药对。

2.3.2 肝胃同治

《临证指南医案》云：“肝为起病之源，胃为传病之所。”肝主疏泄，喜条达，可调畅人体一身之气，促进脏腑气机升降平衡，辅助胃气下降、腐熟水谷；胃气下降，脾气上升，气机健运如常，气血化生有源，水谷精微充足，能助肝阴濡润而疏泄正常。肝属厥阴，阴浊易袭阳位，导致阴寒内蕴；肝失疏泄，条达不畅，影响气机疏利，导致气郁内结；气郁不通，日久易从热化，导致郁热内生；肝气上逆，制约胃土，纳运失健，痰湿内生，导致痰气互结。

（1）兼夹寒邪。

脏腑的气机升降出入，主要体现在肝脾左升清阳，肺胃右降浊阴。如今肝木虚弱，不升清阳，使清阳格拒于下，进而胃土虚寒，不降浊阴，使浊阴上乘阳位，形成肝胃虚寒，浊阴上逆之证。根据《伤寒论》原文第378条，吕教授临证时常用吴茱萸汤为基础方，治当暖肝通阳，散寒降逆。方中吴茱萸温养厥阴，降逆散寒；生姜入胃驱浊，入肝行滞，通达止呕。全方能散上焦之寒，培下焦之阳，拨乱反正，凡中土虚寒，浊阴上逆之证皆可用之。又因阴阳有互根互用的关系，若阴寒之浊气侵袭人体日久，可损及真阳，后期易形成阴盛阳虚之证。所以临床上吕教授多合用肉桂等温肾助阳之品，一方面能温真阳，开诸窍，逐阴邪；另一方面亦能纳肾气归肝以平肝邪。

（2）兼夹气郁。

平素喜怒愤愠，五志过极，肝失疏泄，气行不畅，滞于胃腑，木郁土壅，滞而不通，胃气不降，导致气逆作呕。临床多以小柴胡汤为主方，治当疏肝解郁，理气通降。方中柴胡疏利肝胆之气郁，黄芩清退肝胆之郁蒸；半夏平降肝胃之气逆，生姜开散脾胃之气壅；四药相须，通行肝经郁结之气；人参、甘草和大枣补中益胃，以防柴、芩、夏、姜因发散太过耗伤肝阴之弊。全方温而不伤阴，寒而不伤阳。吕教授认为小柴胡汤有升清降浊，推陈致新之功效，是治疗气郁呕吐的良方。

（3）兼夹郁热。

素有肝郁气滞，日久郁而化热，热不透达，壅塞不通，胃气上逆而作呕。根据《伤寒论》原文第103条："呕不止，心下急，郁郁微烦者，大柴胡汤主之。"临证时多用大柴胡汤，治当疏肝泄热，理气通降。方中柴胡、黄芩、半夏疏肝解郁，泄热平降，白芍入肝经能息风，入胆腑能泄热，枳实疏通结实，平肝下气，大黄泄热破结，决壅开塞，诸药相使，解郁滞，畅气机，泄热结，使胃能降浊，气通津行。

（4）兼夹痰气。

《丹溪心法》云："痰之为物，随气升降，无处不到。"平素情志郁结，肝风疏泄不及，进而生"气"；中焦虚弱，失于健运，水湿不得运化，聚而生"痰"，痰阻气逆，发为呕吐。根据《伤寒论》原文第161条："噫气不除者，旋覆代赭汤主之。"结合"气下则痰下，气行则痰行"的内涵，临证时多用旋覆代赭汤为主方，治当下气消痰，镇肝通降。导师认为，条文中虽言"噫气"，却并非仅限于呃逆之义，凡以肝气上逆，胃虚夹痰为核心病机的呕吐、嗳气、吐酸、梅核气等皆含之。方中旋覆花破痰下气，代赭石镇肝降胃，人参、大枣、生姜益气顺胃，全方使气逆得降，痰浊得化，胃气得顺，呕吐得止。若呕吐较重者，重用代赭石、半夏，使重之脾胃逆气先归于中焦。

2.3.3 肺胃同治

肺主收引，主肃降，布输精气；胃主降浊，化生精微，肺胃相连，相互影响，亦相互依赖。胃受纳腐熟精微，输布于肺，使肺金得以濡润；肺气清肃下降，下行于胃，使胃浊得以通降。若肺脏损伤，气不下降，液不下布，失于交通，进而影响胃腐熟水谷的功能，导致胃不降浊，发为呕吐。肺属太阴，多阴少阳，易为寒邪所侵；肺归娇脏，喜润恶燥，易伤阴耗气，虚热内生；肺为水上之源，主通调水道，易水饮泛滥。

（1）兼夹寒邪。

卫气主司于太阴之肺，统摄于阳明之胃，风寒之邪侵袭肺脏，卫气拘束于内，肺胃肃降失常，肺气不降，阳明不降，发为邪犯肺胃之证。根据《伤寒论》原文第 12 条："太阳中风……鼻鸣干呕者，桂枝汤主之。"第 33 条："太阳与阳明合病，不下利，但呕者，葛根加半夏汤主之。"临证时常用桂枝汤、葛根加半夏汤，治当温肺散寒，通阳降逆。前方中桂枝辛温发散，平逆降浊，芍药苦平泄气，敛阴收肺，甘草甘平温肺，和中健胃；桂枝合甘草，辛甘通阳；芍药合甘草，酸甘化阴。全方调和营卫阴阳，通彻表里上下。葛根加半夏汤由桂枝汤加味而来，麻黄疏机透邪，葛根解经开壅，半夏和胃降逆。全方先升后降，因势利导。两方临证使用时须辨有汗与无汗，有汗者用前方，无汗者用后方。

(2) 兼夹水饮。

风寒袭肺，肺病及脾，影响中焦津液输布，水饮不化，表之寒邪与里之水饮相搏结，停聚于内，寒饮上动，胃气上逆，发为饮停肺胃之呕吐。根据《伤寒论》原文第 40 条："心下有水气，干呕……小青龙汤主之。"临床常用小青龙汤，治当温肺散寒，化饮降逆。导师曾言：龙有行水布雨，翻江倒海之力，小无不破，即为小青龙。方中麻黄和桂枝发散寒邪，宣通气机；细辛、干姜和五味子温化内饮，行利水气；芍药敛逆营阴，半夏燥化寒痰；诸药相使，外散风寒，内化水饮，呕吐自止。

(3) 肺胃气阴两伤兼夹热邪。

肺、胃均为喜润恶燥之脏腑，平素易为外邪所伤，外邪感肺日久，虽邪气已去，但肺阴已不足，肺胃相连，则胃阴亦虚，耗液伤津，横生燥热，热迫气逆，胃失润降，"聚于肺，关于胃"，发为阴虚内热之证。根据《伤寒论》原文第 397 条："伤寒解后，虚羸少气，气逆欲吐，竹叶石膏汤主之。"临证时以竹叶石膏汤为主方，治当清热益气，滋阴通降。方中竹叶、石膏均入肺胃二经，清肺胃之热，使阳明达外；半夏降浊阴，通阴阳，麦冬育胃阴，下逆气，太子参滋肺阴，润肺燥。诸药合用，则津复热除中气和。吕教授认为本方可适用于一切外感邪气后气阴两伤所致的呕吐。

2.3.4 肾胃同治

《水热穴论》："肾者，胃之关也。"胃为土，肾为水，肾乃胃之关门，共同配合参与精津的输布和水液的代谢。真阳温煦和真阴濡润的功能，向上气化蒸腾水液精津，促进胃的受纳腐熟；戊土运化和己土受纳的功能，向下转输布达水谷精微，推动肾的精气充养。水液代谢如常，使脾胃气机升降相因；脾胃气机升降如健，又能使水液代谢正常。肾属水脏，在病理上多虚多寒，寒湿蕴结，水饮内生，形成肾虚夹寒、肾虚夹饮的病理阶段。

(1) 兼夹寒邪。

根据五行生克制化关系，阳明胃土克伐少阴肾水。若肾水不足，不论胃土正常或亢盛，均能被其制约，导致阴寒内生，不能向上蒸腾水液，影响胃土腐熟水谷，受纳不济，气机升降紊乱，胃气上逆，发为呕吐。所以调治胃腑的同时，应补火温肾，肾水充足，上蒸胃土，胃土温和，中焦自治，呕吐自止。临证时常用附子理中汤，治当温阳益肾，散寒通降。吕教授认为本方为先后天并补之方，方中附子暖肾阳真火，开脏腑阴滞，补先天真阳，理中汤培中州阳土，行中宫寒浊，补后天中阳。正如陈士铎所言的"肾火生脾，脾土始能生胃，胃气一转，呕吐始平"。

（2）兼夹水饮。

肾为水之所主，今真火不足，肾不主水，关门不利，无力行水化气，水饮聚于下焦，影响气机升降，水饮随气上泛，发为呕吐。根据《伤寒论》原文第316条："少阴病……其人或咳，或小便利，或下利，或呕者，真武汤主之。"临证时以真武汤为主方，治当温阳益肾，行水通降。《成方切用》言：真武乃北方之神，主司水火，肾命象之，剂火利水，故为此名。方中附子和生姜暖肾复阳，通经散寒，茯苓和白术健脾益胃，行水降浊，芍药气平下降，扶阳收阴。全方釜底抽薪，刚柔互济，阳复阴化，水行气降，呕吐自消。

2.3.5 心胃同治

心与胃在结构上经络相通：心与胃相隔，胃之大络贯膈，上注于心窍。在生理上互资互用：心乃气血大主，胃乃气血水谷之海，心火向下温煦，胃土得以生化不息，胃土向上滋润，心火得以制而不亢。在病理上互相影响：心火生病，向下温煦胃土失职，导致胃土降浊，脾土升清功能失司，气机升降悖逆，胃气不降；胃土生病，胃不降浊，心火易为邪浊窜扰，脾不升清，心火不得清阳滋养，心失亢制。

（1）兼夹热邪。

心经郁热，火热搏逆不散，郁于胸中，内燔阳明，引动胃气逆乱。吕教授认为本证为水火不交，胃中气逆所致。根据《伤寒论》原文第76条："发汗后，水药不得入口……若呕者，栀子生姜豉汤主之。"临证时用栀子生姜豉汤，治当清心宣热，和胃降逆。方中栀子味苦而性寒，苦能泄心热，寒能胜胃热，导郁火下行；豆豉轻浮上行，清宣郁热；生姜辛温下行，宣通散逆。三药相伍，导心中之郁热，使清中有宣，宣中有降，交通水火，宣通胃气，呕无不止。

（2）兼夹寒邪。

心阳不足，胸中阴津无以运化，易从寒化，寒浊上逆；或心火虚损，无力向下温煦胃土，影响中焦运化水谷的功能，导致气机升降失济，胃气上逆。吕教授临证时多用桂枝甘草汤，治当温补心阳，散寒降逆。方中桂枝辛甘而补心阳，甘草甘温而滋心液，桂枝与甘草相合，辛甘相资，合化为阳，阳生阴化以奉于心。两药相使，心火充足，胃土自生，呕吐自止。

3 临证经验体会

3.1 先辨寒热虚实，注重方证对应

吕教授临证治呕先辨寒热虚实，方证对应善用经方。《金匮要略·呕吐哕下利》："诸呕吐，谷不得下者，小半夏汤主之。"临床无明显热象的一切呕吐，多以小半夏汤为主，配合厚朴、枳实等理气降逆之品。小柴胡汤含小半夏汤，为和剂之祖，可作为诸呕辨治的基础方。《金匮要略·呕吐哕下利》："哕逆者，橘皮竹茹汤主之。"凡热性呕吐，多用橘皮竹茹汤治之。竹茹专清胃腑之热，陈皮主泄胸中瘕热，两药于方中剂量最大，善除火邪郁热，是治疗热呕的良方。温胆汤含橘皮竹茹汤，内有茯苓、半夏、枳实理气化痰，不

寒不燥，是治疗痰郁呕吐的基本方剂。《金匮要略·妇人妊娠病》："妊娠呕吐不止，干姜人参半夏丸主之。"凡虚性呕吐，多以干姜人参半夏丸治之。干姜温补中土，半夏启阴上行，人参资益阴阳；全方药简力专，补消既济，是为"有故无损"。《金匮要略·呕吐哕下利》："食已即吐者，大黄甘草汤主之。"凡实性呕吐，多以大黄甘草汤治之。大黄量大，通腑泻实，斩关夺将；甘草量小，培土安中，缓大黄峻猛之性。两药相伍，缺一不可，逆而折之，引令下行，适用于一切实邪壅塞的呕吐。

3.2 呕吐多由病理邪气所致，治吐须求本

《湿热病篇》云："中气实，病在阳明。"阳明胃腑，其病多滞，由病理邪气所引发。因虚而滞，多发于气虚，气机不畅，滞而不行，便为气滞；气虚，谷不转精，气化无力，津液不化，留滞于中，积于阴邪便为痰滞，积于阳邪便为饮滞；气虚及阳，阳气虚损，寒湿内生，便为寒滞；气虚及阴，津液耗伤，灼阴化热，便为热滞。因实而滞，多发于肝，肝失条达，气结于内，便为郁滞。各病理邪气还可相兼同现，并见共存。因此治呕当求本，须辨本虚或本实，确立相应证机，施以对应方药。

3.3 呕吐的核心病机是胃气上逆，止呕注意降气药的运用

《景岳全书》："气之为用，无所不至，一有不调，则无所不病。"胃气上逆，气失所用，诸邪由生，故临证治疗呕吐时，须注重降气药的运用。常用小柴胡汤，半夏厚朴汤及香苏饮。小柴胡汤可升降出入，疏通经腑，无所不有。柴胡合黄芩，一散一清，疏机透邪；半夏合生姜，一泄一降，和胃散逆；人参、甘草、大枣扶正益气；诸药相伍，调和枢机。《医方考》中言："三因而郁，七气升降有防，当用半夏厚朴汤。"半夏合厚朴，散结消痞；紫苏合生姜，行气宣郁；茯苓健脾渗湿；诸药相使，理气降逆。香苏饮仅有三药，陈皮味苦辛温，长于降浊行滞，疏泄通畅，下气通胃；紫苏梗"主下气"，开解郁结，行利气滞，醒脾和胃；香附为"阴中快气之药"，善血中行气，理气开郁，散结行滞。三药配伍，斡旋中焦气机，使气行则水行，气行则血行，气行则痰消，气行则热去，气行则郁散。

3.4 体质不同须分类，治吐方证要因人制宜

吕教授继承黄煌教授的"经方体质学说"思想，临证治疗呕吐时亦注重不同患者的体质与方药之间的联系，即药人、方人。患者表现为体形偏瘦或中等，面色偏暗黄，肌肉紧实，情绪起伏明显，则为柴胡体质，即为柴胡人。患者表现为形体肥胖，肤色润泽，性格多疑多虑，舌苔黏腻，则为半夏体质，即为半夏人。患者表现为形体中等或壮实，上腹部按之有抵触感或肌紧张，则为大柴胡汤体质，即大柴胡汤人。根据辨证论治，结合患者体质的不同，施以适合患者的方药，每有良效。

4 病案举例

◆ 病案1

史某，男，26岁，2016年2月29日初诊。患者半年前出现恶心，时觉上泛，呕吐胃内容物。西医检查无明显异常，多位中医治疗症状时轻时重。来诊时症见：时有恶心，呕吐清涎，口干，嗳气不畅，四肢不温，眠差，便溏，日1～2次，舌淡苔薄，脉沉弦。处方：姜半夏10g，生姜10g，茯苓30g，肉桂6g，炒白术10g，甘草10g，柴胡10g，白芍10g，枳壳10g。7剂，1剂/天。2016年3月7日二诊：恶心减轻，时有嗳气，入睡困难，便溏，日2次，余症缓解，舌脉同前。处方：上方加泽泻20g。7剂，1剂/天。2016年3月14日三诊：晨起恶心，自觉有气机上冲，嗳气减轻，乏力，困倦，汗出，余症同前，舌脉同前。处方：桂枝15g，白芍15g，甘草10g，生姜10g，大枣10g，黄芪30g，炒白术15g，防风10g。7剂，1剂/天。2016年3月2日四诊：胃脘部不适，乏力减轻，汗出减少，困倦，余症同前，舌脉同前。处方：黄芪30g，炒白术15g，防风10g，陈皮10g，紫苏梗10g，炒麦芽15g，香附10g，茯苓30g，炙甘草10g。7剂，1剂/天。

按语：该患恶心，呕吐清涎，盖因脾阳式微，痰饮内停而成。病位涉及脾胃，病理邪气为痰饮。脾阳不足，运化无力，清浊不分，津不敷达，则嗳气不畅，口干，便溏；阳气不得外达，则四肢不温；胃不和则卧难安。投以苓桂术甘汤温阳健脾，化饮通降，合四逆散调畅气机，兼助水行。二诊时恶心减轻，加泽泻以添利水之功。三诊时患者自觉有气上冲，因脾虚正损，邪入阳分，正气不得向上；乏力，困倦，汗出，因脾虚不能益气，气不卫外。据《伤寒论》第15条："太阳病，下之后，其气上冲者，可与桂枝汤。"故化桂枝汤以祛邪平逆，合玉屏风散益气固卫。四诊时患者冲气已平，乏力、汗出减少，复投玉屏风散以巩固疗效；胃脘部不适，配香苏饮理气和胃，配麦芽行气健胃；便溏配茯苓健脾利湿。

◆ 病案2

白某，男，28岁，2016年5月24日首次住院。患者近2年来反复发作（6次）腹痛，恶心呕吐。发病开始先为左下腹剧烈疼痛，随后出现水样便，恶心呕吐，然后可逐渐减轻或缓解，缓解后一如常人。后几次发作恶心呕吐十分剧烈，多次到外院急诊或住院治疗，经对症治疗后症状慢慢缓解。查胃镜、肠镜未见明显异常，血液检查无异常。本次住院给予对症治疗后症状亦逐渐减轻，查小肠钡透示：小肠易激综合征。患者叙述每遇受凉或劳累时发作，予处方：党参20g，白术15g，茯苓30g，陈皮15g，白芍20g，防风10g，葛根30g，柴胡10g，干姜10g，泽泻20g，红花15g，荷叶15g，焦三仙30g，白扁豆20g，木瓜20g，肉桂10g，苍术20g，炙甘草10g。5剂，1剂/天。患者服药后自觉比以前恢复快，症状缓解后出院。出院后在门诊坚持治疗。治疗期间时有左下腹隐痛不适，无腹泻与恶心呕吐。2016年7月5日二次住院：本次发病与之前相同，无明显诱因出现剧烈腹痛，如水样便，剧烈恶心呕吐，对症治疗1天后呕吐减轻。处方：茯苓30g，白芍15g，白术15g，附子10g，生姜15g，莪术15g，木香10g，酒大黄15g，延胡索15g，没药10g，川芎 15g，当归 10g，肉桂 6g，赤芍 15g，僵蚕 10g，小茴香 10g，地龙 10g，甘草 10g。5 剂，1 剂 / 天。患者服药后症状完全消失，出院带药 7 剂以巩固疗效。随访 2 个半月无明显不适。2016 年 9 月 8 日复诊，自述天气转凉后发作两次腹痛，腹泻，但没有出现恶心呕吐。

按语：该患者诊断为肠易激综合征，每遇受凉或劳累时，即发作剧烈腹痛，如水样便，恶心呕吐，辨证为肝气乘脾，脾肾阳虚，水湿内聚。法当健脾温肾，理气止痛，投以四君子汤、痛泻要方合柴胡桂枝干姜汤化裁。四君子汤健脾益气，痛泻要方渗湿止泻；柴胡、干姜、肉桂合为柴桂干姜汤之义，温阳暖肾，理气止痛，佐以红花，活血行气；再配以白扁豆、苍术、木瓜助运脾化湿，泽泻助渗湿利水，焦三仙助脾健运，荷叶升发清阳。二诊患者发病如前，皆因病损及肾，肾虚阳微，气化无力，水聚下焦；久病入络，寒凝气滞，脉中之血，凝而留止，积于左下腹。病位涉及肾胃，病理邪气为水饮。故投真武汤温阳益肾，行水通降，合少腹逐瘀汤破血通经，理气止痛，佐僵蚕、地龙引诸药直达病所。诸药相得，效如桴鼓，顽疾自治。

◆ 病案 3

邱某，男，33 岁，2016 年 7 月 22 日请会诊。患者半个月前发作感冒发热，后在外院诊断为“肺炎”，经抗炎治疗后，发热缓解。3d 后因为进食油腻食物，出现胃脘隐痛不适，呃逆，进食则呕吐，由我院急诊收入 ICU 病房观察。胸部 CT 示：轻度肺炎。血常规轻度升高，血淀粉酶正常，尿淀粉酶 1048U/L，胰腺形态正常。对症治疗后，呃逆持续不缓解，进食或饮水则呕吐，故请会诊。症见：胃脘部不适，间断呃逆，进食或饮水则呕吐，喜冷饮，舌淡暗，苔薄白，脉弦细。处方：淡竹叶 10g，石膏 20g，太子参 15g，麦冬 20g，姜半夏 10g，生姜 10g，甘草 10g。3 剂。患者服药 1 剂后呃逆缓解，虽有恶心，但可忍住不吐，3 剂后症状恶心缓解，胃脘部时有隐痛，可正常进食，遂出院。

按语：该患感染肺炎，经抗炎治疗后，肺热未尽，气阴已伤，胃气未和，见胃脘不适；胃气上逆，见间断呃逆，进食或饮水则吐；热燋阴津，见喜冷饮。病位涉及肺胃，病理邪气为热邪。辨证裁方，投以竹叶石膏汤清火降逆，益气复阴，再佐生姜降逆止呕，全方功专力宏，清补兼施。仅服 3 剂而愈，其效立竿见影。

（曹　晨）

吕冠华教授运用仲景经方治疗呕吐病案 6 则

呕吐之症自古以来就被历代医家论治甚多，尤其张仲景在呕吐的辨证论治和处方用药方面颇有规律。吕教授通过精研张仲景之经典，在临床中运用仲景之经方治疗呕吐颇有成效，现举隅如下。

1　桂枝汤案

郑某，女，42 岁，2017 年 8 月 28 日初诊。患者 1 天前因为感受风寒邪气后，出现恶心呕吐，恶寒发热，时有汗出，腹痛腹泻，喜温喜按，饮食可，睡眠安。舌淡红，苔白，脉浮数。投用桂枝汤化裁：桂枝 15g，白芍 15g，炙甘草 10g，生姜 10g，大枣 10g，党参 15g，干姜 10g，炒白术 15g，荆芥 10g，防风 10g。3 剂。经反馈，服用 3 剂后诸症缓解。

按语：该患者风寒之邪直犯中焦，导致太阴脾土虚弱，运化失司，气机升降失常，胃气上逆则吐，脾气下陷则利；太阴脾土虚弱，致腹失温养，则腹痛，喜温喜按；表邪未解，营卫失调，则恶寒发热，时有汗出，此为太阴里虚兼表邪之证。《伤寒论·太阴病》篇有云："太阴病，脉浮者，可发汗，宜桂枝汤。"《金匮心典》言："桂枝汤，内证得之，化气调阴阳。"吕教授认为，桂枝汤方发中有收，能调和营卫阴阳，通彻表里上下，以达汗止、呕消、泻停的目的。再合用理中汤以加强温中降逆，安内攘外，再加荆芥、防风卫外固表。吕教授言，治疗呕吐时所用桂枝汤方，切不可用肉桂代替桂枝，桂枝为辛温之品，在此处有平逆之功，可助止呕，而肉桂却无此功。

2　苓桂术甘汤案

侯某，女，30 岁，2017 年 11 月 23 日初诊。患者 2 年前始常于晨起后出现恶心欲呕，呕吐涎沫，不喜饮水，时有胃脘部不适，偶有嗳气，纳寐可，二便调。舌质淡红，苔薄白而腻，脉沉细。投用苓桂术甘汤加减：茯苓 15g，肉桂 10g，白术 15g，炙甘草 10g，姜半夏 10g，生姜 10g，藿香 10g，陈皮 10g，紫苏梗 10g，香附 10g，砂仁 6g，代赭石 15g。7剂。2017 年 11 月 30 日，二诊。上述症状均减轻，舌淡红，苔薄白腻，脉弦细，由上方加枇杷叶 15g，牡蛎 15g。10 剂。

按语：《医学刍言》言："阳盛阴虚则水气凝而为痰，阴盛阳虚则水气溢而为饮。"此患者初诊时恶心欲呕，呕吐涎沫，乃素体中阳不足，阴盛阳虚，无力运化水饮，水饮停于胃脘，向上逆冲；不喜饮水，乃水饮停于中焦，津不上承；胃脘不适，嗳气，乃中阳不足，纳运失健，胃失和降，胃气上逆。吕教授言，水饮的根本原因有在脾和在肾的区别，如果水饮的根本在脾，则属于外饮，可用苓桂术甘汤，如果水饮的根本在肾，则属于内饮，可用肾气丸。该患究其根本，当属外饮，故用苓桂术甘汤通阳化饮，补土制水，合小半夏汤降逆涤饮止呕。吕教授认为，在治疗水饮之呕吐的过程中，健脾行气之法应该贯通始终，吴谦言，"气行则水行，土实则水治"，故予香苏饮加减醒脾散湿，代赭石苦寒降逆以助止呕。二诊时上症均减轻，加枇杷叶苦平降气，《名医别录》言："疗卒啘不止，下气。"再加牡蛎咸寒敛阴，以防诸药伤阴之弊。

3　吴茱萸汤案

张某，女，38 岁，2016 年 9 月 25 日初诊。患者 1 个月前突然干呕，或呕吐痰涎或胃内容物，伴头痛，四肢厥冷，纳寐可，二便调。舌淡红，苔薄白，脉弦细。方用吴茱萸汤化裁：吴茱萸 6g，党参 15g，大枣 10g，生姜 10g，白术 15g，海螵蛸 30g，柴胡 10g，白芍 15，炙甘草 10g，枳壳 15g，茯苓 15g，肉桂 10g，共 5 剂。经反馈，服用后呕吐涎沫减轻，头痛未再犯，手足渐温，未再服药。

按语：此患者初诊时所见之症，是由于肝寒壅塞阳气，格之于上所致。吴茱萸汤为足厥阴少阴阳明之剂，乃"鼓动先天之少火，而后天之土自生，培植下焦之真阳，而上焦之寒自散，开少阴之关，而三阴得位"之良方。其中吴茱萸为厥阴之本药，"能下三阴之厥逆"，主治肝气上逆，呕涎头痛。成无己云："四逆者，四肢不温也……及至厥阴，则手足厥冷，是又甚于逆。四逆散以散传阴之热也。"故辅以四逆散疏肝透郁，海螵蛸为厥阴血分药，引药归入肝经。阴浊壅盛，易生湿邪，故佐以白术、茯苓以防湿邪生成。阴寒日久损及阳位，故加肉桂一方面能升阳气，开诸窍，出阴邪，另一方面能纳肾气归肝以平肝邪。吕教授言，临床中运用吴茱萸汤治疗呕吐时，有两大点需要谨记：其一为吴茱萸用量不宜过大，其二为剥脱苔或舌质红不宜用此方。吴茱萸之性味为大辛大热，辛温走窜，故不可用量过大。而导师在临床中吴茱萸用量一般不超过 15g，此方取 6g 为宜，取其沉降之性温胃散寒止呕。吴茱萸汤能温能补，所以临床中其使用范围，不局限于厥阴之吐涎沫，还可用于阳明寒呕和少阴吐利。

4　半夏泻心汤案

王某，女，56 岁，2018 年 4 月 9 日初诊。患者 3 个月前无明显诱因出现呕吐，饮食不慎易肠鸣腹泻，时有脘腹胀满疼痛，胃灼热反酸，嗳气，喜热食，口淡无味，饮食可，睡眠一般。舌质暗红，苔黄白腻，脉沉。处方：法半夏 15g，黄连 6g，黄芩 10g，干姜 6g，党参 15g，陈皮 15g，紫苏梗 15g，香附 10g，海螵蛸 30g。浙贝母 15g，茯苓 30g，藿香 10g，延胡索 30g，木香 10g，炙甘草 10g，荷叶 20g，瓜蒌 30g。共 7 剂。2018 年 4 月 16 日二诊，呕吐减少，脘腹胀满疼痛减轻，胃灼热反酸缓解，嗳气减少，口淡无味，饮食可，睡眠一般，饮食不慎仍易肠鸣腹泻。舌暗红，苔薄黄白腻，脉沉弦。处方：上方去延胡索，改干姜 10g，加砂仁 6g。共 7 剂。2018 年 4 月 23 日三诊，呕吐缓解，口淡无味，时有肠鸣腹泻。舌暗红，苔薄黄白腻，脉沉弦缓。处方：上方去海螵蛸，浙贝母，加防风共 10g，葛根 30g。共 10 剂。

按语：半夏泻心汤出自《金匮要略·呕吐哕下利病篇》："呕而肠鸣，心下痞者，半夏泻心汤主之。"该方旨在辛通胃阳，苦降肝寒。该患者初诊时呕吐，反酸，胃脘胀满疼痛，胃灼热反酸，嗳气属实证、热证，喜热食，口淡无味，饮食不慎易腹泻属虚证、寒证，为虚实夹杂、寒热并存之象，总属概况为"上呕，中痞，下泄"。吕教授认为，该患者上、中、下焦均有病变，但不必上、中、下焦均治，只需要治上、下焦的枢纽——中焦即可，故用半夏泻心汤辛开通阳，苦降制逆。吕教授常用陈皮、紫苏梗、香附斡旋中焦气机，元胡、木香行气止痛，海螵蛸、浙贝母解胃灼热反酸之症，茯苓、藿香化湿运脾，荷叶升发清阳，瓜蒌导浊下行，共奏交阴阳而通上下之功。二诊时患者仍觉口淡无味，余症均减轻，考虑为中焦虚寒，湿邪浊腻，故去延胡索，改干姜 10g 以加强温中止痛之功，予砂仁芳香化浊。三诊时该患者时有肠鸣腹泻，余症基本缓解，考虑湿邪顽固，所以吕教授常加防风，从祛肠风以达到除湿浊的目的，另外加葛根以升阳止泻。

5　小柴胡汤案

张某，女，25 岁，2016 年 8 月 6 日初诊。患者 10 天前始出现恶心呕吐，心烦，口苦，困倦，时有反酸，嗳气；时有头晕，纳呆，寐差，大小便可。舌尖红，苔薄白，脉弦。方用小柴胡汤加减：柴胡 10g，黄芩 10g，姜半夏 10g，生姜 10g，太子参 15g，大枣 10g，甘草 10g，仙鹤草 30g，荷叶 10g，酸枣仁 30g。7 剂，2 次 / 天温服。2016 年 8 月 11 日二诊，头晕，困倦，余症减轻，舌淡红，苔薄白，脉弦细。处方：予上方去酸枣仁，加黄芪 30g，升麻 10g。共 7 剂。2016 年 8 月 18 日三诊，予上药加苍术 10g，炒山楂 15g，鸡内金 15g。共 7 剂。

按语：《伤寒论》有云："柴胡八症：往来寒热，胸胁苦满，心烦，喜呕，嘿嘿不欲饮食，口苦，咽干，目眩。"又有："凡柴胡汤证，但见一证便是，不必悉具。"故用小柴胡汤一方面能"引清气而行阳道，引胃气上行而行春令"；另一方面能补太阴之脾气，以杜绝少阳之邪内传，即"木郁达之"之义。吕教授认为，当柴胡用量大于 20g 时，清热效果更佳；当柴胡用量介于 10 ~ 20g 之间时，解郁疏肝起主导作用；当柴胡用量小于 5g 时，主要为升阳之功。此方中柴胡之用量主要起平肝散郁之功，配合黄芩透外邪、泄内郁，以平呕邪。予酸枣仁养心安神，仙鹤草敛阴和胃，以防柴胡耗气伤阴之避，荷叶升发清阳。

二诊时困倦及头晕犹在，考虑阳气未得升发，故加黄芪、升麻益气升阳；三诊时唯独饮食不思顽固不解，吕教授常用苍术、山楂、鸡内金三药健脾消食和胃，兼消解药积，尤其苍术之妙用，正是体现了“苍术入脾……入脾则并走乙木而达郁…偏入乙土则消谷之力旺”的功效。

6 竹叶石膏汤案

杜某，男，76岁，2017年1月18日初诊。患者6天前感冒缓解后出现恶心，纳差，易疲乏，睡眠一般，粪质干结，2～3天1行。舌质红，少苔，脉沉细。处方：淡竹叶10g，石膏20g，太子参15g，麦冬20g，清半夏10g，甘草10g，火麻仁20g，砂仁10g。共3剂，2次/天温服。2017年01月20日二诊，服药两天后上述诸症缓解，舌质淡红，苔薄白，脉弦细。效不更方，再取上方3剂。以资巩固。

按语：患者感冒后中气虚损，胃阴亏伤，胃热上升，津液不得复，则见上症。吕教授认为，此乃阴不足而阳有余之证，若此时只单纯清热或只单纯益气生津，都不能热除津复，故用竹叶石膏汤清泄余热，益气生津，滋阴通降。更用火麻仁增加润肠通便之功，砂仁芳香行气以解滋腻而增加食欲，正可谓“去热而不损其真，导逆而能益其气也”。吕教授并认为，竹叶石膏汤对外感邪气后气阴两伤所致的呕吐疗效颇佳，而对慢性气阴不足时导致的呕吐疗效则相对欠佳。

7 总结

张仲景治疗呕吐时，根据其表里之病位，虚实之病性，寒热、痰饮、气郁等之病因，可辨治为温里，调中，化饮，清热，养阴，解郁等治呕大法。吕教授认为，张仲景治呕之经方，随证治之，用药合理，每一种药物或其配伍，都有其无可替代之功。例如，表里俱病之呕吐，用桂枝平冲降逆以止呕邪；肝寒呕吐用吴茱萸暖肝降逆止呕；余热未清，阴津耗伤之呕吐，用淡竹叶、石膏配伍麦冬育阴降逆，热清阴复则呕自消。另外，呕吐临床诸症变化，运用经方治疗此病时，不可拘泥于此方此药，亦不可拘泥于药量，因人而异，可随症加减，正如仲景所言：“观其脉证，知犯何逆，随证治之。”

（曹　晨）

吕冠华教授基于“六维辨证”探讨功能性消化不良经方辨治思路

功能性消化不良（FD）在中医古籍中没有明确记载，可根据其临床症状将其归属于中医“痞满”“胃脘痛”“积聚”等范畴，临床上具有起病缓，病程久，迁延反复的特点。吕教授潜心研读《伤寒论》与《金匮要略》，善用经方治疗各类疾病，尤擅长治疗脾胃病，强调经方治病当抓“主证”，且言主证并非全为核心病机，有时可能是存在的兼夹病机或一过性的病理表现。如感受邪气，临床表现可能与病因直接相关，但外邪作用于机体，也可能会产生不同的病理反应，这既与病因有关，也与机体不同脏腑的虚实盛衰有关，此时则需要全面考虑病位、病性、病理因素的联系；疾病的发展，都为虚实转化，而慢性病多为虚实夹杂的病机表现，至于病势之不同，疾病的预后亦不同。选用不同经方的原则在于或祛邪，或扶正，抑或扶正祛邪。临床选用经方，虽然是“有是证用是方”，但“有是证”却是动态变化的过程，此辨治过程应从“六维辨证”角度进行阐释，即从病因、病位、病性、病理因素、病期、病势等 6 个维度辨病证态，使经方的应用时机具有立体感、层次感和动态感。现将导师多年来的辨治思路及惯用经方、经典药对与角药、辅药化裁进行归纳分析，撷要总结如下。

1　从六维之“病因”论功能性消化不良

一切疾病的“因果”都应以互相求证的关系看待，故病因之论当分为“直观病因”和“审证求因”的不同过程。FD 的直观病因可由禀赋不足、伤饮食、伤情志、感外邪来概括。同时也应该认识到相同病因作用于不同机体可以呈现出多种不同症状结果，即不同个体对致病因素的易感性存在差异，不能一概而论。而 FD 作为慢性疾病，其致病因素更应理解为“诱因”，只有结合患者不同脏腑的盛衰、基础病理的性质、抗邪能力强弱，动态分析疾病的发生发展过程，才能将“因果”有机结合，现将病因以人体易感的形式叙述如下：

1.1 见禀赋不足，辨虚实之感

禀赋不足，素体亏虚或因劳致损者，经年累月脏腑精气必受虚耗，脾胃主纳运之责，故而首当其冲，脾胃虚弱则水谷精微输布无力，一脏一腑气机升降失常，因虚致病在所难免，恰如《脾胃论》云：“脾胃久虚……则生胀满。”或“脏寒生满病。”FD患者脏腑虚损日久亦可致实邪积聚，如痰湿、瘀血、食积等病理产物，此为因实致病，而实邪稽留则正气愈损，故而病情虚实互有夹杂，缠绵反复难愈，临床见如此复杂病因者，更须详断病因，以免误判影响遣方用药。

1.2 见脾胃失运，饮食易感

当下社会饮食结构的复杂化，是FD好发的原因之一。由于年轻人工作繁忙，缺少运动，且喜炙烤辛辣之品，好生冷寒凉之食，用不洁外卖之物，如此不加节制易损脾伤胃。胃受谷物而脾磨之，则谷化而能食，如今脾胃纳运受损，饮食积滞，气机运化不利，滞于中焦而发本病，诚如《医学正传》所言：“致病之由……喜好辛酸，恣饮热酒……复餐寒凉生冷，日积月深……故胃脘痛。”临床见病患症状与饮食摄入条件密切相关时，应考虑脾胃运化失常。

1.3 见气失疏泄，情志易感

FD是一个极易反复的慢性疾病，并且由于工作压力或生活负荷的加重，临床绝大部分患者伴有情志上的改变，比如忧愁、易怒、失眠等情绪和睡眠障碍。《灵枢》言：“悲哀愁忧……五脏六腑皆摇。”说明忧伤愁思太甚则脏腑气机不利，感伤情志日久，更使肝气郁结，肝气不畅成痞，加之食气入胃，全赖肝木之气以疏泄，故见病患携气机之变时，当思情志致病。

1.4 见正气不足，外邪易感

胃肠如市，无物不入，无物不受，故而易受邪扰，气血充沛者可免邪侵，正气不足者，邪必凑其虚，假使寒、湿、热、风诸邪乘人虚弱之时侵袭胃腑，胃气必失和降，中焦气机紊乱，滞于胃腑或逆而上冲，病必为患。再者外邪不由胃腑入侵，转袭肌表，表证未愈而误施泻下之法，脾胃因其虚损，正气不足，表邪则可趁势入里内陷，碍阻中焦气机，发为痞满而致病。

2 从六维之“病位”论功能性消化不良

功能性消化不良病位在胃腑，因中焦脾胃气机升降异常而起，病位貌似单一，实则系三焦气机之功用，于上焦可牵涉食管发病，于下焦可引肠腹受累，现将所患病位与所主经方叙述如下：

2.1 从上之变，食管之患

2.1.1 食管之“咽”患

临床所见 FD 患者常伴随出现以咽部异物感为主的症状，即“梅核气”。《类经》曰：“咽为胃系，所以受水谷。”咽喉部乃水谷胃气之入口，归胃所主，其本身的生理与病理变化必与胃气之升降相关，咽喉此处亦为食管第一生理狭窄，痰浊之气极易凝结于此，可见胃气升降不利与其生理之狭窄均可致其为患。

吕教授见上症必遣半夏厚朴汤加减，该方载录自《金匮要略》，为治疗梅核气的专方，亦可视为咽部之引经方，其降气化痰解郁之法亦可用于 FD 的治疗。本方具有温中行气，宽中解郁，涤痰化饮之功，凡遇气机郁滞阻遏，痰湿水饮为患均可应用。现代药理研究发现半夏厚朴汤及半夏制剂能有效止呕，抑制胃液分泌，改善胃肠功能，方中所含厚朴提取物既可抑制溃疡形成，又能促进胆汁分泌；茯苓有效抑制急慢性炎症；紫苏具有促进胃肠蠕动的作用，以上研究均说明该方在治疗脾胃疾病上存在显著疗效。

2.1.2 食管之“体”患

FD 患者可伴有胸骨后灼痛、堵闷、刺痛、饮食难下症状。食管上连咽喉下通于胃，与咽同归胃所主，生理功能可推动饮食入胃，作桥梁之用，亦可防止胃内食物反流于上，为阀门之功。胸骨后所在与第四五胸椎水平解剖位置相当，然此位置为食管第二处生理狭窄，为“血瘀”“痰浊”“气滞”等邪最易郁滞之所。

吕教授临床见此类 FD 患者，常以半夏厚朴汤合启膈散合主之。气痛甚者加木香，与上方郁金合用，即颠倒木金散组方，起行气活血止痛之功。启膈散出自《医学心悟》，以通噎开关闻名，虽非仲景方，然其配伍严谨，功效不输一二。方中荷蒂、杵头糠醒脾开胃，升清阳之气，全方润燥相宜、气血同调，起化痰降逆止痛之功。现药房多无这两个品种，处方常用荷叶与神曲代替。现代临床研究显示启膈散对吞咽困难、胸骨后疼痛、胃食管反流等症状有明显效果，并通过影像学观察发现对食管狭窄有扩张作用，临床广泛应用于反流性食管炎、非糜烂性食管炎、肿瘤、放射性食管炎症，并通过体内外实验发现其有抑制肿瘤生长的作用，并对机体特异性与非特异性免疫均有促进作用。

2.1.3 食管之“底”患

FD 患者临床常见以呃逆、嗳气、反酸、上腹及心下胀满痞闷为主要症状。心下即为近心窝处，为食管终末段，即食管通过膈肌的裂孔处，可视为食管之底，归胃所主。此处为食管第三生理狭窄之处，狭窄之所易受邪阻，且此处距胃最近，若脾胃气机升降失常，则此处首当其冲，二因致损，故 FD 患者此处不适者不在少数。

吕教授认为此类 FD 患者，以气虚，痰阻，气逆为主，常以旋覆代赭汤主之，或配伍半夏厚朴汤治疗。若见气虚或虚寒证者，可合用丁香柿蒂汤；气虚而滞夹热者，则可合用橘皮竹茹汤。临床研究观察表明旋覆代赭汤可有效促进胃体与食管动力，抑制胃食管黏膜炎症，修复食管黏膜破损，并且实验数据显示大剂量的旋覆代赭汤可显著提高血浆胃动素的分泌。

2.2　从中之变，脾胃之损，肝气之滞

FD 的症状位置多数集中在胃脘部，即中焦脾胃处，脾胃一脏一腑，胃纳脾运，脾升胃降，脾得胃气之阳而助升，胃得脾气之阴以降浊，二者互相行辅，同建气机转枢之功。《难经》言：“三焦者，水谷之道路。”可知中焦脾胃气机升降，可引上焦之气下达，协下焦之气上行，为畅达三焦气机行运之枢纽。吕教授认为 FD 病在胃腑，中焦脾胃虚损不运，气机升降不利当为 FD 的核心病机。叶天士亦言：“脾宜升则健，胃宜降则和。”倘若脾胃有损，脾气不升，胃浊不降，中焦气机不运则滞，滞则升降逆反，滞于中焦则脘腹痞闷；逆气于上则现呃逆、嗳气、呕吐诸症；气反于下则生泄泻之症，诚如《素问·阴阳应象大论》所云：“清气在下，则生飧泄；浊气在上，则生䐜胀。”

临床治疗常以半夏泻心汤为基础方，应用于中焦虚弱，脾寒胃热，寒热错杂，气机升降失和所致的“痞”症，亦可用于治疗呕吐、下利等脾胃诸疾。研究表明半夏泻心汤具有双向调节胃肠动力功能的作用，能够促进相关激素、蛋白分泌，提高机体免疫力。同时药理研究发现半夏泻心汤中富含黄酮、生物碱与皂苷等多种有效物质，不仅对于慢性胃溃疡可起到有效的黏膜保护作用，也可以对抗应激性胃黏膜损伤；还能够通过抑制应激因子分泌，减轻炎症对黏膜的损害，并且能通过改善肠道微生态，减少致病菌水平，调控肠道黏膜免疫应答。

脾胃气机畅达，必赖肝之疏泄正常，协同脾胃升降，行其为“枢”之用。倘若肝失疏泄，气滞不行，木不疏土，易致脾失健运，发为本病，诚如《血证论·脏腑病机论》云：“木之性主于疏泄，食气入胃，全赖肝木以疏泄之。”中医关于肝、脾、胃三者之论可谓浩如烟海，如“土得木而达”“治脾胃必先制肝”“肝为起病之源，胃为传病之所”“肝木肆横，胃土必伤”等，依此可知肝气与脾胃之气互通，正常生理互为所用，病理状态则互有所伤，以上种种结论可见一斑。

故而吕教授认为 FD 的治疗在“脾胃”核心基础之上须以“治肝”为枢纽。假使肝木之气疏泄不及，而致中土失运，遣方用药则以疏肝为要。临床治疗常以四逆散为核心方，吕教授常言该方证的起病机制为肝郁不疏，气滞不畅，阳气郁滞被遏，阻于脏腑与经脉之中，其病机可用“郁滞”一词贯穿始终，而肝胆脾胃之气最易郁滞，故为最先受邪之地。临床诊治 FD 无论其病因何，但见邪郁肝胆脾胃，阻滞气机畅达，抑或肝经所郁邪热克犯中土脾胃，皆可遣用四逆散疏肝理气，透邪解郁，和胃止痛。现代研究表明，四逆散中含有的辛弗林、芍药苷、甘草酸等有效成分，能够以多靶点作用的方式降低内脏敏感性治疗 FD，还能以增加杯状细胞数量的方式改善十二指肠黏液屏障作用，并且实验发现四逆散可以影响相关生化与炎症因子指标的水平，从而抑制肝细胞凋亡，达到护肝和胃的作用。

2.3　从下之变，肠腹之碍

FD 患者症状虽以胀满为主，亦多伴有功能性的腹泻和便秘，表现为腹胀，肠鸣，大便或干或溏或泻，或排便不畅。此病机虽为“脾运”之失，病位实在肠腹之间。《素问》

云："脾气散精……水精四布。"此意在论述"脾运"之用，饮食入胃非为机体直接所用，须赖脾之温煦气化，小肠之分清泌浊，方可转化为气血津液，从而滋润脏腑荣养肢骸，此为"脾主运化"的动态过程。若其人脾虚，一则不可化物，则消化吸收不良，症见肠腹胀满，排便不畅；二则不可化湿，小肠受湿难分水谷，并入大肠则成濡泄，大小肠的传导失司亦可反制胃气的顺降，进而加重 FD 本身症状。

吕教授临床治疗 FD 伴见便溏或排便不畅者，均以"健脾"和"化湿"两法入手，便溏及排便困难多为脾病，或脾虚不足以化物，或脾受湿困而不运。脾虚者健脾则湿自化，湿盛者燥湿则脾自运。健脾化湿可遣六君子汤合平胃散，湿盛阳微而致肠鸣甚者，可加肉桂，成苓桂剂温阳利水之意。六君子汤载自《医学正传》，以四君子汤加陈皮、半夏，配伍严谨不输经方，与平胃散合用，则可健脾祛湿除胀，一剂三功，其效甚验。临床因脾受湿困而大便溏泄者，白术、苍术炒用，意在燥湿健脾；因脾失健运，肠动力减弱而导致排便无力或不畅者，可大剂量应用白术，多予 30g 以上，意在健脾助运，若便秘日久者可加莱菔子 30g，肉苁蓉 30g，意在温润大肠，温肾阳以增其功；若伴腹痛者多为气滞所碍，可斟予木香、香附、丹参、白芍等理气养血之品。

3 从六维之"病性"论功能性消化不良

《素问》云："百病之生，皆有虚实。"吕教授籍此认为无论内外之邪，最终必导致 FD 成"虚""实""虚实夹杂"等状态。有胀喜按、无痛、无物无滞而痞满者，虚也；有胀拒按、有痛、因邪有滞而痞满者，实也；脏腑正气虚而不足，内外邪实盛而有余，此为虚实夹杂。故 FD 临床证型虽繁多难掌握，却可据"虚实"为纲，执简驭繁，实践所得行之有效。

3.1 从虚论治，气虚为始，阳虚继之

以虚起病，气虚为始，其症以脘腹痞满，食少纳呆，疲乏无力，大便稀溏等为主，可予健运脾气之方，如参苓白术散、六君子汤等。

脾气运化推动之力衰减，日久损伤脾阳，故以脾阳虚继之。脾阳温煦功能渐弱，可见一派里虚寒证，症见脘腹痞满、喜温喜按、畏寒肢冷、食凉腹泻等，此可用黄芪建中汤主之。中土寒象著者酌加丁香、肉桂、荜澄茄等。该方载录于《金匮要略》："虚劳里急，诸不足，黄芪建中汤主之。"此方乃小建中汤加黄芪而成，可建中阳、补脾胃气、和营卫之气，吕教授运用此方将"诸不足"的含义延伸，可有效治疗气虚阳损而导致的 FD 虚寒证候。方中黄芪一可益气、二可温中、三可补脾，于小建中汤之上增补虚助阳之功，补中气而和营卫之行，使气机之枢调和，气血生化有源，则诸症可愈。

诸经言："脾安则肾愈安""土中阳气，根于命门"。倘若病情迁延，致脾阳不振日久，势必累及肾阳，成脾肾阳虚之象，常见症为自下利与五更泻。治当温脾阳以补肾阳，如此肾安则脾愈安，方以四逆辈为代表，即予附子、干姜、肉桂等品，奏温脾阳而散寒，补肾火而回阳之效。

3.2 从实论治，滞伤为首，化热从之

以实起病者，多以“滞伤”为首，诚如全国名中医白长川教授所言，脾胃之伤关键在一“滞”字，认为凡是能使“气、血、津液”呈现瘀阻不通之象皆可归于“滞”的范畴。临床见FD者多患气滞、食滞、热滞、痰滞、湿滞、血滞等，症见脘腹痞满拒按，腹中疼痛食后加重，嗳腐吞酸，大便干燥秘结等。实者之治，当因证之势而利导，因邪之异而分治，故食滞者予保和丸加减；血滞者予失笑散加减；肝胃气滞予四逆散加减；痰湿之滞用二陈汤、痰热之滞用小陷胸汤；阳明湿热之滞用葛根芩连汤加减；阳明热实用三承气汤主之。

因“滞”而伤脾胃者，多伴见化热之象，肝气郁滞化热见口苦、咽干者，予小柴胡汤加减；肝气化火犯胃见吞酸甚者，左金丸主之；胃热滞伤脾阴，见粪便干结者，麻子仁丸主之。因滞化热甚者，可酌情给予直折火热之药，却绝不可攻伐太过，当中病即止。

3.3 脾阴从虚，胃阳从实，虚实夹杂

脾为阴脏，多虚易损，虚损则运化不及，更衍诸邪，内生诸邪伤正，使正气愈虚；胃为阳脏，多实易滞，实则气滞化火伤阴，“因虚致实，因实致虚”之往来反复，终呈多脏腑虚实夹杂的病性状态。此“虚实夹杂”之性就狭义来说也可以理解为FD不同脏腑与不同阶段的主要病机，具体可以用不同证候形式体现，如脾寒胃热、胆热脾寒、肝郁脾虚、胃虚气逆、脾虚湿盛、中虚夹食、夹寒、夹水饮等。故而临床分辨FD病性，当以整体状态和局部证候互参，不可轻定“独虚”与“独实”之候。

虚实夹杂之治，见脾寒胃热者，予半夏泻心汤加减；见胆热脾寒者，予柴胡桂枝干姜汤加减；见肝郁脾虚者，予逍遥散加减；见胃虚夹气逆者，予旋覆代赭汤加减；见脾虚夹湿盛者，予平胃散加减；见脾虚夹胃实之腹胀，予厚朴生姜半夏甘草人参汤加减；见中虚夹食滞者，予枳实消痞丸加减；见中虚夹水饮者，予外台茯苓饮加减；见中虚夹寒者，予理中丸加减。

4 从六维之“病理因素”论功能性消化不良

FD的发病基础为脾胃气机升降紊乱，清气不升，浊阴不降，清浊之气相干，脾胃运化湿浊之力衰。脾运不及则积谷为滞，积湿为痰，酿食积、痰饮等病理邪气滞生于内。病理邪气伤正，则使气机滞行不畅，气滞久病必生瘀血，瘀血久病入络致郁，郁则生热，热易与湿恋，如此则成食积、气滞、痰饮、湿热、瘀血诸多兼夹病理产物。

吕教授认为FD的兼夹病理产物可成为新的病因影响脏腑功能的正常运行，使得疾病迁延复杂化，故临床时常在把握整体证候之下，对病理因素应用针对性的治疗，可有效加速疾病的转愈。

病“食”之治，多兼脾运不及，常加用焦三仙、鸡内金、炒谷芽等运脾化滞消食药物，见食滞便秘者可予大量莱菔子，用以消食润肠通便。

病“气”之治，常以香苏饮为主，该方通行三焦表里，畅达周身气机，脾胃气滞者必遣；见嗳气、矢气不畅甚者加佛手、枳壳，借以疏肝胃之气；气滞而腹胀满甚者可加枳实、槟榔、大腹皮等。

病“痰饮”者，临床常用茯苓、猪苓、白术、党参、陈皮、枳实、半夏、泽泻、冬瓜皮，可视为外台茯苓饮合五苓散加减，如此可消痰补虚，利水除饮。

病“湿热”者，当视病情而辨，湿热袭人，可据体质而化。体质强盛者，热易入阳明，故而湿从热化，见热胜于湿，甚者出现一派热象，此可以黄连、茵陈、大黄直折火邪或以大量蒲公英、紫花地丁清解阳明热毒；若见心下热痛者必予栀子、川芎，此为“心下毒痛用栀子川芎”之说；体赢弱者，则热易从湿化，见湿重于热，此时须用芳香化湿之品，如苍术、砂仁、豆蔻、石菖蒲等。除上之法，湿热之治当配淡渗利水之药物，如茯苓、猪苓、泽泻等，因湿性趋下，故以淡渗利导，可事半功倍。

病“瘀血”者，其痛最甚。因FD病久，血瘀入络，阻塞不通，不通则痛，若临床见血瘀痛甚者，可予化瘀止痛与行散通络药物同用，诸如郁金、川芎、延胡索、蒲黄、五灵脂、王不留行等。吕教授常言FD病在胃腑阳明多气多血之经，极易瘀血为患，故而临床治疗FD患者常予丹参配木香，二药一和血一调气，使瘀血得去，新血得生，可以病治病，未病防变。

5 从六维之“病期”论功能性消化不良

FD作为一个极易反复的慢性疾病，其临床诊断并没有明确的分期。但根据大多数患者伴有忧愁、易怒、睡眠障碍等精神层面症状，可判断FD在诸病因中受情志之伤为最，可依此将其动态发展过程大抵分为三期，有助于临床诊治。初期为情志所伤者，肝气运行最易紊乱，气乱一则郁滞，二则化热；病至中期，热势经治多已渐消，则解郁为首治；延至后期，郁象亦已渐解，却因肝郁化火克伐脾土，留呈一派脾土虚弱之象，以上则为FD 3期演变分治之概总，详具如下：

5.1 病起初期，气机紊乱，郁而化热

处于此期的FD患者盖因情志或焦虑而致肝郁，日久则气机紊乱，肝气于中焦横逆克胃，气郁后而化热，查患者舌脉均可见热象，症状以胃脘胀满、心烦易怒、焦虑不安、失眠纳差等为主。虽起病于肝胃气郁，然此期若热象显著，治宜先疏肝泻火，透热除烦，方用栀子厚朴汤加减主之，黄煌教授常合用半夏厚朴汤加上黄芩、连翘，又名八味除烦汤。

5.2 病至中期，热势渐消，郁证凸显

病至本期者，热象已不显，或服药后肝胃之热以徐徐消矣，独留肝郁之象凸显。肝郁则气滞气结，见肝气之病，当知其可传脾，故临床亦多见肝郁克伐脾土之证，症以两胁胀痛无定处，善太息，餐后饱胀，恶心呕吐，四肢不温，便溏等为主。此期治则宜疏肝解郁，方用四逆散合半夏厚朴汤主之，黄煌教授命名为八味解郁汤。

5.3 病延后期，郁象渐除，脾土累弱

延至此期的FD患者郁象多已不甚，或服药后郁象已解，唯独肝木乘克之症遗留，故见诸多脾土羸弱之象。如胃肠蠕动能力明显下降，见早饱，食欲不振，肢体乏力，身体羸瘦，大便溏泄等症。此期治宜健脾消食化滞，方用六君子汤加减治之。六君子汤主治脾虚，脾胃相为表里，脾虚则致胃弱，可见FD患者胃动力下降，而胃体蠕动不足则易受水谷之“滞”，故以麦芽、谷芽、神曲等消食药物同用，一则助胃消食，二则醒脾健运，如此兼顾脾胃同治，见效颇验。

6 从六维之“病势”论功能性消化不良

病势之论即为明辨FD发展过程中的动态演化，以“正气”与“邪实”的交争为主要的动态辨证对象，其意义在于预测疾病的转归及预后，以便料病先机，免致遗方之失。

FD病程多长而缓，起病之始乘虚者占比多数，若病情轻微，初予温运法便可迅速缓解病情。然多有碍于各种条件限制而导致病程拖延者，终酿正气亏损，而无力战胜外邪，以此导致FD由“正胜”转为“邪胜”，正虚者运化不及，于内更生痰、食、热、湿诸邪，内外合邪则邪气更盛，正气愈损。故而FD秉病势之治，以正气未虚而诸邪盛者，祛邪为首；见正气已弱兼有邪实者，祛邪扶正实当并举；正虚为主而诸邪未生者，急当扶正。

综上所述，FD之治应详审正邪力量对比，尤以不同阶段乘势转化之时为主，在结合患者体质的耐受度，病理产物性质的基础上，明确扶正、祛邪，手段的配比选用，可免扶正而壅滞，祛邪实而伤正，如此秉病势而治，诸症善愈。

7 善寻主症，精用药对、角药

药对和角药，是临床中常用之配伍形式，其组合有一定的规律，具有功用专一、药简力雄的特点，吕教授临床治疗FD以经方为基础，根据主症常配用以下药对与角药，所见每取良效。

丹参配木香：胃属阳明，多气多血，FD虽初起气分，若病情缠绵迁延，则可渐入血分阻塞胃络，故病变多以气血为主，如叶天士曾言：“初为气结在经。”“久则血伤入络。”“病久痛久则入血络。”吕教授常言治胃病必顾气血，丹参微寒不燥，效缓而不峻烈，活血祛瘀兼能养血，有功同四物之说，鲜有伤正之患，《本草纲目》谓其：“能破宿血，补新血”，极适于胃病血瘀日久，新血难生的FD病患。木香性辛温味苦，归脾胃二经，苦可泻浊、辛能行散、温可助通，善理脾胃气机壅滞，诚为脾胃良药，《本经》谓其：“通壅气导一切气，破也。”《本草求真》云：“木香，下气宽中……中宽则上下皆通，为三焦宣滞要剂。”二药配伍，调理气血，则阳明之苦可解。

黄连配吴茱萸：二药相合含左金丸之意，可清肝火降胃气，诚为治肝火犯胃嘈杂吞酸的良剂。黄连之性苦寒，可除肝胃之热，药一效二，《本草新编》谓其：“可升可降，最泻火，亦能入肝，止吐利吞酸，除痞满。”因其性大苦大寒，为防其克伐中州太过，少

佐以辛热之吴茱萸，有疏肝下气、暖脾温胃之功，一则条达肝经郁气，使木不生火；二则克黄连苦寒之性，促使胃气和降，二药寒温并用，苦辛相和，解肝胃郁热之气，疗嘈杂吞酸诸症。

海螵蛸配浙贝母：海螵蛸微温咸涩，有收敛制酸止血之用，主要药理成分为碳酸钙、磷酸钙、有机物质等，可有效中和胃酸，迅速缓解胃中灼热感，其中的有机物质与胃酸反应后，可形成保护膜附着于溃疡面，使其免受胃酸与蛋白酶的侵蚀，加速溃疡面炎症吸收，缓解疼痛症状。浙贝母辛苦微寒，清热解毒，化痰散结，清降之力数倍于川贝母，《本草正》谓其："最降痰气，善开郁结，止疼痛消胀满。"现代药理学研究证实其可通过抑制中枢神经达到止痛、解痉等作用，二药相伍，收敛制酸治标，解痉和胃治本，治标兼顾本，可愈嗳腐吞酸之症。

陈皮、紫苏梗、香附：脾胃司中焦气机升降之职，行其枢纽之用，且具调摄人身脏腑气机运行之功，脾胃气机之变为 FD 致病关键。香附辛苦甘平，性善走窜，具"气病之总司"与"气中血药"之名，可调全身气机，畅三焦解郁气，行血中之气。陈皮辛苦微温，善理中焦之气，有醒脾燥湿和胃之用，可奏消痞除满之功，为脾胃宣通之要药。紫苏梗之性辛甘微温，较苏叶宽中之力更甚，善于行气宽中，多为脾胃气滞所常用，《本草别录》谓其："主下气，除寒中。"实为脘腹胀痛，嗳气呕恶之良药，三药同用，理气行血不耗气，醒脾燥湿不伤阴，可愈脾胃气滞诸症。

8 临诊提要

8.1 用药之功，掌握分寸

吕教授言诸药之用，当顾其偏性，把握其分寸，顾护脾胃之气，方能得见其功，今略举一二。

8.1.1 苦寒之物，实火宜之，虚则伤中

苦寒之药虽有清热燥湿之用，亦有损伤中土之弊，倘因胃火炽盛而致脘痞呕恶，阳明腑实而致腹满便秘，正宜用此。但苦寒之药须防太过，过则败伤中土，化燥伤阴，吴鞠通曾言："苦先入心，其化以燥也，且重伐胃汁。"明示苦寒之物可重伤胃阴，脾胃失荣则生疼痛，寒性收引善凝气血，气血不通，痛必加重。

8.1.2 辛散耗气，气滞宜之，久虚不宜

辛散之物，性善走窜，具行气发散之力，奏开气、通络、散邪之功，然气滞、血瘀、痰湿等邪虽应其药证，却不可过用、久用于气虚之人，否则定然耗伤正气。久虚之人，气血阴阳皆损，辛温香燥之物尤为慎用，辛耗气燥伤津，如叶天士言："营枯液耗，不受辛药。"故而久虚者当戒过用辛散。

8.1.3 甘令中满，运化为要，切忌盲补

甘温之品善补脾胃，然过用亦善滞中，故当慎用。脾胃之治虽有趋补之势，却应以"运化"为要，如甘温之品虽补，倘若运化不及，非但无功且壅塞脾胃气机，唯有畅达脾

胃气机，复其斡旋之功，方得补虚扶正之效，吕教授治疗 FD 常以少许行气药略佐甘温之品以消其“滞”，有补而勿滞之妙。

8.1.4 峻猛伤正，身壮可予，体弱不宜

阳明多气多血，倘若以实为病，则可疗以大黄等峻猛之品，行气活血攻邪，效专而力宏，其效甚速。然临床为求速效而集峻猛攻邪药于一方之中者不在少数，此类药物虽可迅速缓解症状，但其效甚为峻烈，极易损人气血，轻则延缓痊愈，甚则可生新患。故而峻猛之用不仅需视其效，还要因人而异，身壮者虽可予之，却当“中病即止”，体弱者则绝对不宜，非危难急症不可予，应慎之再慎。

8.2 身心同治，安神为要

FD 患者多数伴有焦虑、抑郁、躯体化障碍等精神心理异常，吕教授临床治疗 FD 尤为重视心理治疗的作用，始终秉持“药以疗身，医乃治心”的身心同治理念。吕教授对于此类轻症患者常会在中药治疗的基础上采取倾听、安慰、积极暗示的方法帮助患者树立良好的心态环境，心理障碍严重者适量辅以黛力新等抗焦虑药，取效则可事半功倍。吕教授亦主张提高患者的主观能动性，进行适当的运动，如慢跑、游泳等，一则减缓抑郁、焦虑等情绪，二因脾主肌肉四肢利于疾患的恢复，长此以往则心慧然若无病。

8.3 中西汇通，互为所用

FD 虽为功能性胃肠病，部分症状却与器质性疾病重叠难分，必要时须中西互参，互为所用，既防贻误病情，又可保证中医疗效。对于 FD 患者长期消瘦、贫血、乏力、黑便、或疼痛性质突然变化者，吕教授会要求患者进行相关的理化检查以明确诊断。如胃肠内镜检查可以防止胃癌、肠癌、Barrett 食管的诊断遗漏；腹部 CT 和彩超检查可明确肝、胆、脾、胰等器官的实质性病变；^{14}C 尿素呼气试验明确是否伴有 Hp 感染，Hp 阳性可用四联杀菌联合口服中药治疗；部分心血管疾病患者，存在类似 FD 心下胃脘部不适症状，需要以心电图检查明确病情。

9 小结

吕教授业医以来，勤求伤寒经典，力崇经方之治，结合多年临床经验得出 FD 以中焦气机升降失常为核心致病之本，诸多兼夹病理因素为致病之标，可引上、中、下三焦起症，其治疗关键在于明辨病变本质，强调以“六维辨证”思维论治，从“病因、病位、病理因素”微观着手，再于“病性、病期、病势”整体把握疾病的演变之势，如此则可识病微宏，有的放矢，使遣方用药更具层次，以求取效之速。

（刘子嘉）

吕冠华教授应用半夏泻心汤治疗功能性胃肠病经验撷箐

功能性胃肠病（FGIDs）的系统认知兴起于近几十年，因整体起步较晚，故而现代医学对本病的发病原因、机制、系统治疗评价等仍处于摸索阶段，目前普遍认为FGIDs是一种脑－肠轴交互作用紊乱疾病，由微生态失衡、黏膜免疫功能异常、内脏高敏感性、中枢神经失调等导致肠道调节信号和动力功能异常引起，在治疗上没有一种药物或单一疗法完全有效。中医学中虽然没有FGIDs的系统论述，但其症状表现可见于多个类似的病证当中，并对此早有描述，根据临床特点将其归属于脾胃病中“呕吐”“嗳气”“痞满”“泄泻”等范畴。

1　功能性胃肠病病机扼要

“脾胃为气机升降之枢”。二者一脏一腑同处中焦，脾为太阴湿土，其气性燥，主升清，其用在阳，胃乃阳明燥土，其气性湿，主降浊，其用在阴。脾胃互为阴阳表里，主受纳传化水谷，奏气机升降之功，行其为“枢”之用。故而脾气不可一日不升，不升则无以生化气血，胃气不可一日不降，不降则糟粕无以下行。倘若脾胃因邪有损，则中焦气机升降紊乱，清阳难升、浊阴不降、清浊相干、寒热错杂、阴阳不相顺接，三焦皆可受累，脾胃之病随之生焉。

清浊相干者，痞满于中焦。诚如李东垣所言：“脾胃之寒热虚实……至于升降二字，尤为紧要。”若脾胃枢机不利，脾之清气不升，胃之浊阴不降，则纳运不相以和，寒热失于互调，中焦枢机之气难以贯上达下，必作中焦痞满，此为功能性消化不良、功能性腹胀起病之关键。浊阴不降者，火郁于其上。《金匮要略》有云：“上焦受中焦气未和……故能噫耳。”另有《四圣心源》论曰：“肝随脾升，胆随胃降。”若中焦气机升降失常，肝气当随脾升而不升，则郁而化火于上，胆气当随胃降而不降，则气逆于上焦也，此乃反流性胃肠病的病机。清阳难升者，飧泄于其下。《阴阳应象大论》之说：“清气在下，则生飧泄。”若感于外邪或内伤，则脾胃有损，失于运化，而无力牵引气机升降，清阳之气难升，与六腑湿浊之气相混，易见清浊相干，水湿不化之泄泻，此为慢性泄泻、肠易激综合征辨病之扼要。

吕教授治疗功能性胃肠病善以半夏泻心汤平调寒热立法，治疗的思想在于辛开苦降以枢利中焦气机，使上下气机得以贯通，则三焦之症可复，而非寒以治热、热治以寒的定式，跟诊所见屡有良效。

2 半夏泻心汤方证探微

半夏泻心汤源于仲景所著《伤寒杂病论》，为治疗“痞”证而专设的代表方，其方证描述涉及到《伤寒论》与《金匮要略》两处。一见“伤寒五六日……但满而不痛者，此为痞……宜半夏泻心汤。”太阳表证本当治以解表发汗，却误施以下法，故《伤寒论》第149条以失治误下为因，阐述了半夏泻心汤的方证。二见《金匮要略·呕吐哕下利病》篇记载“呕而肠鸣，心下痞者，半夏泻心汤主之。”结合第157条生姜泻心汤证、第158条甘草泻心汤证，3首方剂虽用量有异，但其组成相同，故分析可知半夏泻心汤方证除心下痞外，更有呕吐、下利、肠鸣等功能性胃肠病症状。

半夏为君，量至半升，黄连1两，黄芩、干姜各3两作臣之用，佐药人参3两，大枣12颗，使药炙甘草3两，此方由上述之药合剂量相构而成，虽仅有七味，却融合温、清、消、补、和诸法于一身，见寒热虚实，皆可加减用之。半夏、干姜，辛散之物，升阳通阳助脾气以升；黄芩、黄连，苦降之品，降逆气泄阴浊，苦与辛合，辛开苦降，脾气得辛可升，胃气依苦可降；人参、大枣、甘草用以佐使，辛散合以助通阳，合苦降以佐定阴，补益中州，复其中焦斡旋之力，使清升浊降，痞结自开。亦有医家论此三味药其意在补中气，行健脾之用以运湿化浊，即在祛邪的同时，兼以扶正而消痞。总览全方一则辛开苦降，寒温并投以祛邪，二则甘温调补以扶正，共奏辛开苦降，补泻兼施，上下复位之功，其方义可谓“一升一降，气机调和；一温一寒，阴阳协调”。作为治“痞”代表方，现代多用于治疗各种功能性胃肠病，张保国等通过药效学研究及临床应用证实半夏泻心汤在治疗胆汁反流性胃炎、反流性食管炎、功能性消化不良、功能性腹胀、肠易激惹综合征等胃肠功能性疾病均有良效。临床亦多成功用于其他内科疾病治疗，如眩晕、胸痹、汗证、消渴等，究其根本则是因为中焦气机不利，清阳不升，浊阴难降，继而气滞，血瘀，痰湿内生，痰瘀互结，湿热内蕴，百病从中而生。半夏泻心汤首创辛开苦降之法，复中焦气化之功，故笔者猜想凡属中焦气化失常、气机紊乱、湿邪阻滞之证或均可遣而用之。

3 半夏泻心汤辨治功能性胃肠病合方述要

自（清）柯韵伯作《伤寒来苏集》提出半夏泻心汤证的病机为“寒热之气互结”观点后，凡医家沿袭柯氏之说者，大多只以寒热言病性，将半夏泻心汤证的寒热错杂之说笼统抽象化，鲜有描述其于气机升降之用，吕教授言半夏泻心汤用以辛开苦降、寒热平调、善复脾胃气机升降之功，虽为治“痞”专设，却不可局限于痞证，当基于“脾胃气机升降紊乱”为功能性胃肠病核心致病之本，痰、湿、寒、热、瘀等邪为兼夹致病之标，辨治功能性胃肠病所显于上、中、下三焦之症，即以半夏泻心汤为核心方，据其兼证合用经方与加减药味辨证治疗，衍生新用，现将部分经验叙述如下：

3.1 中焦痞满，本责脾胃

脾胃气机紊乱，清浊相干，寒热错杂，致胃脘部痞闷不舒，主诉多描述不清，反复强调胃脘部难受不适、胀满（食少则减，多食加重）、胃中嘈杂怕冷、究其根本则是胃寒脾热，胃中虚客气上逆，气机紊乱既发痞满。痞满之治当顾护脾胃之本，仲景所言之“四季脾旺不受邪”与李东垣“内伤脾胃，百病由生”早有论述，脾为太阴湿土，喜燥恶湿，湿重者首当合用平胃散、六君子汤以燥湿健脾，顾护中焦脾胃；气滞阳郁者，四肢不温，胁肋满闷，合四逆散疏肝理脾，透邪解郁；兼有舌红少苔，大便秘结，则合益胃汤以养阴益胃；若痰饮水盛走于肠间，予苓桂术甘汤合之，化饮以助消痞。吕教授治“痞”证善从脾胃通降理论着手，认为中焦痞满的形成皆与气机郁滞有关，香苏饮通行表里三焦，畅达一身气机，无论寒热虚实皆可合而用之。

3.2 浊阴不降，气逆于上

脾胃气机紊乱，胃中浊阴之气不降，郁而化热引气逆于上，见呕吐、呃逆、嗳气、反酸、口腔黏膜糜烂溃疡等症。临床所见呃逆反复难除者，治气机升降而效不显，合血府逐瘀汤加减，多有奇效，是以气滞日久致血瘀为患；另有口腔溃疡久治不愈或愈后反复者，是以肾中虚火上冲所致，合潜阳封髓丹加减治之；呕吐酸水，脘胁疼痛者，是以肝火乘犯胃气，合左金丸加减；若见嗳气难制，反胃剧烈者，合旋覆代赭汤以重镇降逆；若气机上逆伴有咳嗽，咯痰色黄黏稠，舌红苔黄腻，则须清热化痰合小陷胸汤加减；若患者伴有明显情绪焦虑、喜怒、情志改变时易出现呃逆呕吐，属于肝气郁滞化火，横克脾胃，法当疏肝解郁，和解少阳，合用小柴胡汤加减，其效必验。

3.3 清阳难升，飧泄于下

脾胃气机紊乱，脾之清阳难升，则飧泄于下，所见病患多因饮食不慎贪凉或过食肥甘厚味，或饮酒过度，或饮食偏嗜，寒热湿邪为患，致脾胃中阳受损而作，脾气难以升清化浊，表现为胃脘及腹部惧冷、肠鸣、腹泻便溏（完谷不化，遇冷加重）、里急后重等症状。《医宗必读》言：“无湿不成泄。”而五苓散为治湿第一方，曾开利湿以治泄泻之法门，湿重泄泻者必合用之，湿热偏盛之泄可合葛根芩连汤；寒湿偏盛之泄合理中丸；若患者舌苔黄厚腻兼有腹泻，其为湿浊胶着，必合藿香正气散加减；素体亏虚，脾虚肝旺导致的泄泻，证见泻必腹痛，泻后痛减，合痛泻要方加减，补脾柔肝以止泻。

吕教授临证多年发现功能性胃肠病的患者在“气机升降”核心病机的基础上，易单独兼加痰、湿、寒、热、瘀等邪气因素，辨证遣方时可根据不同的邪气加减药味，正依《金匮要略浅注补正》言：“仲景遣药之法，皆依乎证，见一证则添一药，易一证则祛一药。”痰湿盛者可酌加佩兰、厚朴、豆蔻以化湿，茯苓、猪苓、车前子以利湿；寒重者酌加干姜、附子少许；热重者同用生石膏、知母；阳明多气血，久病气血瘀滞则酌加丹参、木香、三七等；气滞者可酌加陈皮、青皮、枳壳等；气郁者可酌加柴胡、郁金、川芎等，食积者可酌加焦三仙、鸡内金等；失眠不寐者酌加合欢皮、首乌藤宁心安神，诸如此类。

4 病案举例

患者程某，男，45 岁，2019 年 6 月 2 日初诊，胃脘部痞满不舒 3 年余，食后明显，1 个月前食生冷辛辣食物后，上述症状加重明显，嗳气频作，呃逆连连，伴反酸、胃灼热、口苦，口中异味，胸骨后灼烧不适，夜间偶有胃痛，食少纳呆，睡眠一般，大便干稀不调，舌淡暗，苔黄腻，脉弦实。自服奥美拉唑肠溶胶囊后症状未见明显改善。查胃镜示：反流性食管炎、慢性浅表性胃炎伴胆汁反流。中医诊断：痞满，证属寒热错杂兼有郁火。法当以辛开苦降，寒热平调，清肝泻火。遣半夏泻心汤合左金丸加减，方药如下：姜半夏 10g，黄连 5g，吴茱萸 3g，黄芩 15g，干姜 10g，党参 10g，陈皮 10g，青皮 10g，枳壳 10g，紫苏梗 10g，草豆蔻 15g，厚朴 20g，鸡内金 30g，木香 10g，丹参 20g，浙贝母 15g，海螵蛸 30g，醋延胡索 10g，炙甘草 10g，共 14 剂水煎服，1 剂 / 天，分早晚温服。

按语：患者职业系公交车司机，平素喜饮冰啤酒与食辛辣之物，偏食寒凉易损脾阳，辛辣之物最伤胃阴，脾胃位于中焦，为气机升降之枢纽，脾胃损伤则气机升降失司，气机失于疏利，痞塞于中焦，故胃脘痞满不舒，脾气不升，脾阳不振，则见大便干稀不调。患者受职业所限，平素缺少运动，周身气机不畅，故其脉象不流利，久而肝气郁滞，横克脾土，脾气不升、胃气不降，气郁化火，故见其脉弦实。舌淡暗苔黄腻，为寒热错杂，患者久病气滞血瘀，故其舌淡暗。方用半夏泻心汤加减，意在以辛开苦降，寒热平调的基础上兼顾疏肝，健脾，活血行气。方中姜半夏、黄连、黄芩合用，辛开苦降，清中焦湿热，复脾胃升降之功；加吴茱萸之意，意在与黄连合，成左金之用，行泻肝火，开痞结之功；鸡内金健脾胃消食积；枳壳、青皮、陈皮、紫苏梗同用，解中焦郁气以消火热之势；予厚朴、草豆蔻之品燥湿健脾以助运化；浙贝母、海螵蛸与延胡索同用，制酸活血行气，可止胃痛；胃属阳明多气多血，吕教授临床常用丹参合木香治疗脾胃气滞血瘀证。

二诊，2019 年 6 月 18 日，脘部痞满不适感减轻（3/5），无反酸胃灼热，胸骨后不适缓解，无口苦，半个月来夜间胃痛未发作，口中仍有异味，饮食睡眠可，大便成形稍软，苔薄黄，脉弦滑流利。上方去青皮、陈皮、厚朴、草豆蔻、醋延胡索，黄连改为 10g，加知母 10g，生石膏 30g。10 剂水煎服，1 剂 / 天，分早晚温服。

按语：患者服药后诸症皆有减轻，唯独口中仍有异味，故黄连加至 10g，见舌苔由腻转薄，去厚朴、草豆蔻燥湿之品，亦恐理气药多用耗气伤阴，故去之大半，加石膏、知母，取其清邪热，生津液之意。

三诊，2019 年 7 月 2 日，反馈服药 3 剂后口中异味基本消失，服药 10 剂后诸症皆消，食欲体力增加。患者意欲继续服药，遂予半夏泻心汤原方 7 剂以巩固，后随访 3 个月病情未复发。

（刘子嘉）

竹叶石膏汤治疗消化病病案3则

竹叶石膏汤出自《伤寒论·辨阴阳易差后劳复病脉证并治》第397条："伤寒解后，虚羸少气，气逆欲吐，竹叶石膏汤主之。"方由竹叶、石膏、半夏、麦冬、人参、甘草、粳米组成，具有清热生津、益气和胃之功效，主治伤寒、温病、暑病之余热未清，气阴两伤证。现将吕教授应用竹叶石膏汤治疗消化系统病案分享如下：

◆ 病案1：带状疱疹后胃脘嘈杂不适治验

王某，男，64岁，2016年1月28日初诊。患者右下肢带状疱疹缓解后，胃脘部嘈杂不适5d，局部皮肤瘙痒，触之疼痛，乏力，口干，无烧心反酸，无嗳气，饮食一般，睡眠安，大便调，小便黄，舌暗红，苔薄白，脉弦细缓。药用淡竹叶15g，石膏20g，党参15g，麦冬20g，清半夏10g，甘草10g，陈皮10g，黄芪30g，紫苏梗10g。5剂。

2016年2月1日二诊，患者自述胃脘部嘈杂不适缓解，局部皮肤瘙痒缓解，触之疼痛明显减轻，乏力缓解，轻微口干，饮食可，睡眠安，大便成形，小便正常，舌暗红，苔薄白，脉缓。处方：上方去石膏、淡竹叶，加生地黄20g。5剂。

按语：中医认为，带状疱疹由肝经郁火和脾经湿热内蕴，复感火热时邪，湿热蕴蒸浸淫肌肤经络而发。火热之邪伤及气阴，经过治疗后，疱疹症状缓解，体内余热留恋未清，气、津、阴液耗伤。气虚则乏力，阴虚则口干，胃阴受损则嘈杂。阴血不足经络肌肤失养则瘙痒，火热余邪稽留局部则触之疼痛，体内余热未清则小便黄。本病病机与竹叶石膏汤主治相符，故用竹叶石膏汤原方加黄芪30g以益气，药房无养胃之粳米，加陈皮10g、紫苏梗10g以和胃理气，代替粳米益气补脾、滋养胃阴之效，并可预防苦寒药物导致胃脘不适。药证契合，故获良效。二诊余邪已除，但舌质仍然暗红，轻微口干，阴液未充，原方5剂去石膏、淡竹叶，加生地黄以滋阴，巩固疗效。

◆ 病案2：感冒后胃脘胀满治验

刘某，女，72岁，2016年5月6日初诊。患者近期有感冒病史，口服大量消炎药物。

现胃脘部胀满不适，口干，口苦，乏力，食少，睡眠不安，大便不成形，1次/天，舌淡红，苔薄白，脉弦。药用淡竹叶10g，石膏20g，党参15g，麦冬10g，清半夏6g，炒薏苡仁20g，香橼10g，佛手10g。3剂。2016年5月9日二诊。患者自述胃脘部胀满减轻，口干减轻，口苦缓解，乏力减轻，饮食增加，睡眠不安，大便成形，1次/天，舌淡红，苔薄白，脉弦。药用柴胡10g，白芍15g，枳壳15g，陈皮10g，紫苏梗10g，香附10g，知母15g，合欢皮30g，首乌藤30g，麦冬20g，姜半夏10g，甘草10g，麦芽30g，荷叶15g，丹参20g。共7剂。

2016年5月20日反馈：服用上药后症状缓解。

按语：患者老年女性平素体虚，又因近期早晚温差较大感受风寒之邪，故发生感冒。中医认为，肺为娇脏，易感外邪，感冒之症邪气阻遏气机，使肺气不宣，加之患者年老体虚，故出现气阴两虚之乏力之症。因其服用大量消炎药物可见患者感冒迁延不愈，此时感冒症状虽已缓解，但体内邪气已郁里化热，引动肝气，故脉弦、睡眠不安，热盛则阴虚，阴虚则口干，肝盛则口苦。肝木横土，脾湿健运，故食少、大便不成形。吕教授使用竹叶石膏汤原方，取其清补并行、兼以和胃，清而不寒、补而不滞之效。加香橼、佛手以疏肝解郁、理气和中，缓解患者胃脘胀满不适之感。二诊症状基本好转，因患者口干、口苦症状基本缓解，提示患者余热已清，气阴已部分缓解，但气机不利的病机有所显现，故吕教授改用柴胡疏肝散加滋阴之品以巩固疗效。

◆ 病案3：肺炎差后饮食劳复呃逆呕吐治验

邱某，男，33岁，2016年7月22日院内会诊。患者感冒发热，后在外院诊断为“肺炎”，予抗炎治疗后，发热缓解。3天后因进食油腻食物，出现胃脘隐痛不适，呃逆，进食则呕吐。由我院急诊收入ICU病房观察。查胸部CT示：轻度肺炎，血常规轻度升高，血淀粉酶正常，尿淀粉酶1048U/L，胰腺形态正常。该科予奥美拉唑静点，营养支持，抗炎治疗，但呃逆持续不缓解，进食或饮水则呕吐，故请会诊。症见：胃脘部不适，无疼痛，间断呃逆，进食或饮水则呕吐，喜冷饮，舌淡暗，苔薄白，脉弦细。药用淡竹叶10g，石膏20g，太子参15g，麦冬20g，姜半夏10g，生姜10g，甘草10g。共3剂。患者服药1剂后呃逆缓解，虽有恶心，但可忍住不吐，3剂后症状恶心缓解，胃脘部时有隐痛，可正常进食遂出院。

按语：患者感冒发烧，与抗炎治疗后发热症状虽有缓解，但出现呃逆，进食则呕吐，喜冷饮之象，提示病情已出现入里化热之征，然气阴耗伤症状并不明显，与其持续静脉营养支持有关。其症状与《伤寒论·辨阴阳易差后劳复病脉证并治》第397条：“伤寒解后，虚羸少气，气逆欲吐，竹叶石膏汤主之。”相符，故吕教授应用竹叶石膏汤原方改人参为太子参，因该患者以感冒发热为主症，治疗后发热症状虽已缓解，但仍不适合服以温性之人参，而太子参其性略偏寒凉，为补气药中清补之品，宜用于热病之后，气阴两亏，倦怠自汗，饮食减少，口干少津，而不宜温补者，应用于此患者疗效应优于温补之人参，故药证契合，邪去病消。

按语：吕教授善用经方，举竹叶石膏汤一方之例，认为其方治病的前提要素有二：

一为曾感外邪，入里化热，气阴两伤；二为原发病愈后，余邪未清。上述3则案例均存在外邪致病已愈，但邪气尚未完全清除，从而出现郁里化热之象。吕教授应用竹叶石膏汤遵其经典，取其清补之义，在临床治疗中取得疗效甚佳。

竹叶石膏汤具有清热生津，益气和胃之功效。主治伤寒、温病、暑病之后，余热未清，气津两伤证。身热多汗，心胸烦闷，气逆欲呕，口干喜饮，气短神疲，或虚烦不寐，舌红少苔，脉虚数。竹叶石膏汤与白虎汤、麦门冬汤同出一门，此方取白虎汤之清热力强之效，又取麦门冬汤清养肺胃，降逆和中之功，加之以竹叶为君，此药凌冬不凋，能启动阴津，以行于周身。正如张隐庵对竹叶石膏汤的描述："竹叶凌冬青翠，得冬令寒水之气；半夏生当夏半，得一阴之气；参草粳米资养胃气，以生津液，麦冬通胃气之络；石膏纹理色白，能通胃中之逆气，达于肌腠。总令津液生而中气足，虚热解而吐自平矣。"伤寒愈后，体虚乏力，稍有气逆欲吐，是胃气不和的表现，也暗示有余热存在，此时须用竹叶石膏汤以清金润燥、补中降逆效佳。彭子益："伤寒愈后气逆方，竹叶石膏汤。伤寒愈后，虚羸少气，气逆欲吐，此伤寒阳明病后津伤燥起。参草粳米补气生津，石膏麦冬清燥，竹叶半夏降逆也。"（《圆运动的古中医学·伤寒论方解篇》）现代临床常用于治疗流脑后期、夏季热、中暑等余热未清、气津两伤者。由于本方组方严谨，药简效宏，后世临床亦使用其方治疗失眠、久咳、口疮、口臭、急性痛风性关节炎、丹痧后期等疾病，用处颇多，用法灵活。

（国绍莉，吕冠华）

从脾肾论治习惯性便秘的思路与方法

习惯性便秘是一种长期、慢性的功能性病变，主要表现为大便次数减少，大便干结，排便不畅或便意消失、排便不尽等症状。是临床常见病、多发病，多见于老年人和年轻女性。根据流行病学显示，我国习惯性便秘的发病率为6.07%，随着我国老龄化进程和生活节律的加快以及泻下药物的滥用，习惯性便秘的发病率有明显升高趋势。习惯性便秘的治疗首先要调节饮食，增加液体和蔬菜的摄入，并纠正错误的排便习惯。近年来，文献报道应用中医药治疗习惯性便秘具有确切的临床疗效。笔者从脾肾论治习惯性便秘，应用大剂量生白术和肉苁蓉配伍温阳、理气、滋阴、活血、清热药物辨证治疗取得良好的临床疗效，现将思路与方法分享如下。

1　理论依据

便秘的发生主要与大肠的传导功能失常和肠道津液不足有关。脾主运化水液，肾司二便，大肠的传导功能与脾肾密切相关。脾为后天之本，脾运正常则中气健旺，中气充足，大肠的传导有序，肾的气化正常则大便自通；脾阴充足，则一身之阴津充足，若脾土之阴受损，胃之阴津亦不足，肠道失于濡润则大便干结。《医学正传·秘结》言："原其所由，皆房劳过度，饮食失节，或恣饮酒浆，过食辛热，饮食之火起于脾胃……渐成结燥之证。"《杂病广要·脏腑类·脾胃病》云："若年高人脾虚血燥，易饥易饱，大便燥难。"脾胃功能受损，脾失健运则大肠传导功能失常。《灵枢·口问》篇曰："中气不足，溲便为之变。"朱丹溪《格致余论》言："脾土之阴受伤，转输之官失职，胃虽受谷不能运化。""肾司二便"，肾的气化与大便的排泄密切相关，肾阴亏虚则大便燥结。《景岳全书·秘结》谓："凡下焦阳虚，则阳气不行，阳气不行则不能传送，而阴凝于下，此阳虚而阴结也。"《何氏虚劳心传》言："二便不通，则肾水竭，水竭则火燥。老人便燥多由于此。"皆论述了便秘的发生与脾肾的关系。

2 病因病机

习惯性便秘由于病程较长，发病原因并不十分明显，主要与先天禀赋不足和后天失养有关。先天因素主要责之于肾，肾的气化功能失常导致长期排便障碍。后天失养与饮食不节，外感六淫，劳逸失常有关，影响脾的运化功能。习惯性便秘一般没有明确的病因，但可受到饮食、情志、外感及其他脏腑病变产生的病理因素诱发和加重。习惯性便秘迁延不愈，其病机关键为脾失健运，日久及肾，但由于受到各种因素的相互影响，主要表现为虚实两个方面，虚为气血阴阳的不足，实则为外感或内伤产生的病理因素，各种因素相互影响，导致病机愈加复杂。

2.1

习惯性便秘的病位在大肠，其基本病机为大肠传导失常和肠道濡润不足，二者与脾的运化和肾的气化密切相关。《素问·经脉别论》篇曰："饮入于胃，游溢精气，上输于脾，脾气散精，上归于肺，通调水道，下输膀胱，水精四布，五经并行。"脾的运化功能正常，则能将水谷精微和津液等布散到全身；若脾运不及，水谷精微不能输布到全身，则肠道失润，干燥枯涩，糟粕停滞于内形成燥屎。脾居中央，为一身气机升降之枢纽，脾的运化失常，则清阳不升，浊阴不降，大肠传导失司，无法推动糟粕下行，从而导致排便无力或不畅。大肠传导糟粕的功能，亦倚重于肾的气化推动作用。若肾阳不足则阴寒内盛，凝滞胃肠，肠道失于温养，推动无力，传导失司则排便不畅。《景岳全书》谓："凡下焦阳虚，则阳气不行，阳气不行不能传送，而阴凝于下，此阳虚而阴结也。"

2.2

兼夹病理因素的习惯性便秘虽然责之于大肠的传导功能失常，但与脏腑的功能紊乱密切相关，二者可相互影响。各脏腑气血功能紊乱可直接影响肠道的气化传导功能，亦可产生各种病理邪气进一步加重肠道气机运行障碍。心主血脉，全身的血脉运行均依赖于心脏的搏动，血脉通畅则肠道气血运行正常，肠道传化糟粕通畅；肺与大肠相表里，肺气的肃降，有助于大肠传导功能的发挥；脾主升清，胃主降浊，为全身气机升降之枢纽，脾升胃降相反相成，共同完成饮食物的消化吸收与传化，肠道气机通畅则糟粕传化正常；肝主疏泄，和脾胃的升降密切相关，肝的疏泄功能正常有助于肠道消化传导；肾司二便，大肠传化糟粕的功能与肾的气化相关，肾主水液，水津润布正常则肠道得以滋润。若外感六淫、饮食不节、情志失常等影响相关脏腑功能，则会导致虚实两种病机转归。虚则为各个脏腑气血阴阳的不足，实则会产生多种病理产物，进一步影响肠腑的传导功能，诱发和加重便秘症状。病理产物多由脏腑功能失调所产生，常见的有寒湿、痰饮、瘀血、热毒等。在疾病过程中，多种病理因素常相互复合、兼夹、转化为患，从而表现为不同而复杂的致病特点。

2.3

病机演变和转化习惯性便秘迁延日久，气血津液输布运化异常，可导致机体气血阴阳的失衡。初期脾失健运，表现为脾主运化及胃主受纳的功能下降，而脾胃为气血生化之源，脾虚则气血生化不足，各脏腑缺乏气血的温煦、濡养，会加重各个脏腑的功能减退。脾气虚日久，会导致脾阳不足，后天之阳无以供养先天之阳，进而导致脾肾阳虚，气化无力进一步加重排便困难。兼夹病机的转化则分虚实，虚则伴随气、血、阴、阳的不足；实则兼夹气滞、痰饮、寒湿、瘀血、热毒等病理邪气。在感受外邪和机体气血阴阳虚衰的影响下，兼夹病机可以转变为主要病机。临证时要根据发病部位，分析气血津液的虚实变化，进一步判断疾病的虚实性质，临床治疗时要“急则治其标，缓则治其本”。如患者便秘较重，伴有腹痛、腹胀，严重者会发展为肠梗阻，此时应以通便泻下为主。

3　辨治思路与方法

临床上从脾肾入手论治习惯性便秘，笔者根据不同临床表现制订“健脾法”和“健脾温肾法”两种基本治法，并根据不同兼夹病理因素配伍行气、滋阴、清热、活血药物。

3.1

健脾法基本处方为：生白术，肉苁蓉，厚朴，升麻。方中生白术、肉苁蓉的用量要大，两味药物均安全无毒。治疗习惯性便秘生白术用量一般在 30 ~ 120g，肉苁蓉可用至 30g 以上。

习惯性便秘病程较长，大剂量生白术可以促进胃肠道的蠕动。白术为补气健脾的要药，多用于脾气虚弱，运化失常所致消化系统疾病。其通便作用最初见于《伤寒论》桂枝附子汤证中：“若其人大便硬，小便自利者，去桂枝加白术汤主之。”本品炒用补气健脾，炒焦用则健脾止泻，生用具有燥湿利水作用。利水可促进胃肠津液输布，水行当行之处则大便得润，故认为生白术通便润便作用。习惯性便秘肠道蠕动功能降低，津液敷布失常，其关键是阳气推动不足，肉苁蓉既可补肾助阳，又能润肠通便，一举两得。《神农本草经》记载，肉苁蓉，味甘，微温，具有补五脏、强阴益精气、填髓补中之功，广泛应用于肾阳不足，精血亏虚等引起的多种疾病。现代研究证实，肉苁蓉具有增强肠蠕动和促进排便的作用，并呈浓度依赖性。习惯性便秘脾运不健，中焦气机不利，大肠腑气不通，配以厚朴、升麻，斡旋中焦气机，厚朴长于行气，可推动肠腑蠕动，为消除胀满之要药；升麻能升气举陷，有升清之意，与厚朴配伍则降气运行之中又有升举之用。四药合用，使脾胃健运，阳气充实，气机调畅，则大便自通。

3.2

温补脾肾法基本方是在上方的基础上加附子、肉桂、干姜等温补脾肾阳气药物，主要用于治疗老年体弱患者，阳气衰弱，排便无力，大便不干甚或稀溏，但排出不畅，伴有形寒肢冷、四肢不温、面色苍白、腰膝酸软、小便清长等症。附子、肉桂、干姜等温阳之品，能温补耗散之阳气，使下焦阳气充足，补肾阳之意亦可补益脾胃之阳气，气血旺盛，则阳气运行通畅，大肠传导功能顺畅而“阴凝”得排。

3.3

临证加减用药经验在习惯性便秘的临床辨治过程中，要根据患者的具体情况随证加减。

（1）习惯性便秘患者，若数日不便，腹胀明显，或有腹痛者，先以通便为主，“急则治其标”，予大小承气汤。故此治标之法，应中病即止。大便通畅后再施以复脾运或温脾阳等药物，“缓则治其本”。

（2）为了提高习惯性便秘的临床疗效，笔者常配伍大剂量炒莱菔子，能提高临床疗效，增加患者的治疗信心。炒莱菔子含有丰富的油脂，具有消食降气、润肠通便的作用，对习惯性便秘效果尤佳。《本草纲目》载：“莱菔子之功，长于利气，生能升，熟能降，有消食、除胀、利大便之功效。”临床应用时可从大剂量 30～60g 开始，便通后逐渐减量。

（3）临证治疗时，若因情志不畅导致便秘加重、腹胀明显者，可酌情配伍枳实、槟榔、大腹皮等，三者均有健脾行气消胀之功。

（4）大便干结者，可配伍增液汤、芍药甘草汤、火麻仁、郁李仁、决明子、桃仁、杏仁等。增液汤出自《温病条辨》，具有滋阴清热，润燥通便的作用。方中以玄参咸寒润下为君，伍以麦冬之甘寒滋润，生地之滋阴壮水，以补药之体，作泻药之用，使肠燥得润，大便得下，以达增水行舟之效。芍药甘草汤，出自《伤寒论》，用于治疗津液受损，阴血不足，筋脉失濡所致诸证。芍药配伍甘草酸甘化阴，能滋养脾阴，脾阴足则能散精于全身，津液下行濡润大肠，则便秘自除。火麻仁、郁李仁、决明子、桃仁、杏仁等果仁类，均有润肠通便之功。

（5）便秘日久兼血瘀者，配伍桃仁、红花、牡丹皮、莪术等活血化瘀等药物。习惯性便秘久病入络，肠道气血运行失常，日久血运不畅，故临证时稍加活血行血药物，有助于促进肠道气机运行，提高通便药物的效果。

（6）便秘兼热郁者，配伍酒大黄、虎杖、芦荟、番泻叶等。热郁较重者，多由于饮食不规律，暴饮暴食，嗜食肥甘厚味，食积日久化热，郁于肠腑，故临证时常少量配伍此类药物以清泻肠道实火，从而达到清热通便之功。

（7）伴有慢性呼吸道疾病的习惯性便秘患者，可配伍杏仁、紫菀、桔梗、枇杷叶等宣肺通便的药物表里同治。肺与大肠相表里，肺主宣发肃降，能够帮助大肠传导糟粕、排便。

4 病案举例

◆ 病案 1：

丁某，女，24 岁。2018 年 1 月 18 日初诊。症见：大便干 6 年余，3～7d 1 行，有时腹胀，月经量少，周期正常，舌淡红，边有瘀斑，苔薄白，脉弦细。药用：生白术 60g，肉苁蓉 30g，厚朴 20g，升麻 10g，莱菔子 30g，酒白芍 30g，甘草 10g，玄参 20g，生地黄 20g，麦冬 20g，莪术 10g，枳实 15g，火麻仁 20g，桃仁 10g，红花 10g。共 10 剂。二诊：排便通畅，大便稍干，1～3 天 1 行，无腹胀，月经量少，舌淡红，边有瘀斑，苔薄白，脉弦细。大便干减轻，月经量少，舌边有瘀斑，有血瘀表现，上方加川芎 15g，郁金 10g 以活血调经；加杏仁 10g 以降气润肠通便，共 14 剂。三诊：上方停药 1 个月余，近 4～5 天大便稍干，日 1～2 次，月经量增加，舌淡红，边有瘀斑，苔薄白，脉弦细。患者停药后大便正常，予原方 10 剂以巩固疗效。

按患者年轻女性，大便干多年，数日 1 行，伴有月经量少，舌边有瘀斑。辨证为脾失健运，气机不利，阴血不足，血行不畅。故予健脾通便基本方，配伍增液汤、芍药甘草汤、火麻仁养阴润肠，莱菔子、枳实理气通便，桃仁、红花养血活血通经。习惯性便秘病程较长，正虚邪实均不明显，可从病证结合两个方面缓解，可获得较好的长期疗效。

◆ 病案 2:

吕某，男，78 岁，2015 年 1 月 23 日初诊。症见：近 10 余天大便未排，多次便清水，有排气，轻微腹胀，无明显腹痛，饮食可，睡眠一般，平素排便不畅，长期口服通便药物，大便不成形，舌淡红，苔白腻，脉沉弦。立位腹平片示：结肠内大量肠内容物潴留，部分呈块状。部分结肠肠管积气，胃扩张。考虑不完全性肠梗阻。治以通腑泻下，予大承气汤加减。药用：厚朴 20g，枳实 15g，大黄 10g，芒硝 20g，桃仁 10g，红花 10g，陈皮 10g，当归 20g。3 剂。二诊：服药后排便 1 次，大便软，停药后 1 周大便未排，无明显腹胀，乏力，饮食可，睡眠一般，舌淡红，苔薄白腻，脉沉弦。气滞湿阻，肠腑不通，予上方加木香 10g，藿香 10g，莱菔子 15g。3 剂。三诊：服药后排黏液稀水样便 2 次，无腹痛，乏力，手足不温，腰膝酸软，舌淡红，苔薄白，脉沉弦细。肠道阻滞已通畅，考虑脾肾阳虚，运化无力，治以温肾助阳，理气通便。药用：生白术 100g，厚朴 20g，附子 10g，肉桂 10g，干姜 10g，莱菔子 15g，桃仁 10g，红花 10g，陈皮 10g，当归 20g，木香 10g，藿香 10g。7 剂。四诊：大便稀溏，2～3 天一行，无腹胀，手足不温，饮食可，睡眠安，舌淡红，苔薄白，脉沉细。药用：上方去藿香，改生白术 60g，附子 15g，加党参 20g，草豆蔻 15g，肉苁蓉 30g。7 剂。五诊：来人开药，反映服药后排便良好，予原方 10 剂以巩固疗效。后患者家属多次按原方开药，取得了较好的临床疗效。

按患者老年男性，长期排便不畅，乏力，手足不温，腰膝酸软，为脾肾阳气虚衰，大便不成形，排便不畅。初诊时 10 余天大便未排，出现肠道梗阻，多次便清水，此为热结旁流，“急则治其标”，给予大承气汤通腑泻下。服药后排便 1 次，停药后又出现 1 周大便不通，家属要求再次通下，给予原方后出现黏液稀水样便，此为泻下太过。患者脾肾阳虚，运化无力，给予温补脾肾法治疗，应用大量生白术、肉苁蓉，配合温阳健脾，理气活血药物，数十剂后，肾阳得温，脾阳渐复，肠道运化正常，取得良好的临床疗效。

（吕冠华）

吕冠华教授应用仲景方治疗便秘临床经验总结

便秘即大便秘结不通，排便周期延长，或周期不长，但粪便干结，排便艰难或粪质不硬，虽有便意，但便而不畅的一种病症。汉代张仲景在《伤寒论》中称其为“脾约”“闭”“阳微结”等名称，金元时期又有“虚秘”“风秘”“气秘”“热秘”“寒秘”“湿秘”“热燥”“风燥”之分。中医药治疗便秘多从润下通便入手，为目前治疗慢性功能性便秘的首选方法。吕冠华教授近年来应用仲景方治疗便秘取得了良好的临床疗效，现整理总结如下。

1　白术附子汤——温阳通便法

白术附子汤具有祛风除湿的功效，主治风湿相搏，身体疼烦，不能自转侧，不呕不渴，脉浮虚而涩，大便坚，小便自利。《金匮要略·痉湿暍篇》云：“若大便坚，小便自利者，去桂加白术汤主之。”白术附子汤证出现便秘的机制是脾阳虚弱，水湿布散失调，一方面湿邪停滞风湿之证仍在，一方面脾不能主宰大腹，肠道运动减弱，大便不行同时脾为胃行其津液的功能下降，水液输布失衡，水液尽走前窍而致便秘，肠道失其津液，更加重便秘的发生。

◆ 病案

吕某，男，78岁，2015年1月23日初诊。主诉：大便10天未解。现病史：排便困难30余年，平素靠服用大黄、番泻叶、果导片等维持，若不用药，则5～7天不大便。就诊时症见：大便10天未解，多次便清水，饮食可，睡眠一般，舌淡红，苔薄白腻，脉沉弦。中医诊断：便秘（阳虚湿盛证），治以温阳化湿，方用白术附子汤加减，处方：生白术100g，肉桂10g，厚朴20g，附子10g，干姜10g，桃仁10g，红花10g，陈皮10g，当归20g，木香10g，藿香10g，莱菔子15g。共10剂，每日1剂，水煎服。2015年2月25日二诊：服药后 1～2 天排成形软便 1 次，近日停药后排稀水样便 2 次，无腹痛，手足不温，舌淡红，苔薄白，脉沉细。效不更方，原方 14 剂。后患者间断服药，排便情况良好。

按语：患者为老年男性，脾亏虚，阳气虚衰，阴寒凝结，水湿内停，肠中糟粕难以下行，故见便秘。吕教授考虑到此患者虽有热结旁流之征象，但舌淡红，苔薄白腻，脉沉弦并非实热之证，故用白术附子汤加减，疗效甚好。方中附子温阳通气、温补肾阳，除机体内寒湿之邪，还可解大便硬；白术健脾温阳、化湿益气，助脾运化以散其津液，解除便秘之苦，配附子加强其散寒之力，配肉桂、干姜以增强温阳之功；木香、藿香配伍则可芳香化湿，除肠中之寒湿之邪。全方配伍，阳气得运，寒散积化，化气行水，内输肠胃而大便自调，乃治病求本之法。

2 小柴胡汤——表里双解法

小柴胡汤为和解少阳病之主方。《伤寒论》云："伤寒五六日，头汗出，微恶寒，手足冷……设不了了者，得屎而解。"《金匮要略·妇人产后病脉证第十一》云："产妇郁冒，其脉微弱，呕不能食，大便反坚，但头汗出，所以然者，血虚而厥，厥而必冒……大便坚，呕不能食，小柴胡汤主之。"小柴胡汤治疗的便秘乃是仲景所谓的阳微结，是邪结于胸胁，热郁于里，气机不利，津液不下，胃气失和所致的便秘，较阳明里实热燥结之证，热结尚浅，且表证未解，故称阳微结。

◆ 病案

金某，女，31 岁，2015 年 6 月 12 日初诊，主诉：便秘伴腹胀 6 天。平素便秘，平均 2～3 天 1 行，口服果导片或番泻叶后缓解，患者 10 天前剖宫产后 6 天未大便，排出少许粪块，干如羊屎，仍腹胀，遂来就诊。就诊时症见：恶寒重，发热轻，头痛如裹，腹胀，食欲差，呃逆，嗳气，乳汁少，平素脾气暴躁，近日更重，舌淡红，苔薄白，脉弦细，尺脉尤弱。中医诊断：便秘（气血虚弱兼风寒证），治以疏风散寒、益气通便，方予小柴胡汤加减，处方：柴胡 30g，黄芩 15g，太子参 10g，生姜 10g，姜半夏 10g，通草 10g，王不留行 10g，炙甘草 10g，大枣 10 枚。共 7 剂，每日 3 次，水煎服。2015 年 6 月 20 日二诊，服药后每天可排便，头痛减轻，食欲好转，舌淡红，苔薄白，脉弦细。原方加生白术 30g，另嘱患者避风寒、调饮食、畅情志、勿过劳。

按语：患者平素津亏，气血失运，外感风寒之邪致肠道失润，糟粕干结，肠腑无力推动燥屎运行而致便秘，且病史较长，无痞满燥实等实热之征象，又因产后血虚，故不能猛攻峻下，而选用和解剂小柴胡汤来运转枢机、和解表里。小柴胡汤中既有祛邪清热的药物，也有扶正补虚之药。方中重用柴胡，正如《神农本草经》中云："柴胡味苦平，主治心腹肠胃中结气，饮食积聚，寒热邪气，推陈致新。"从而发挥推陈致新、疏通郁结、透热外出之功效。黄芩清中上焦热邪；姜半夏和胃降逆；人参、炙甘草扶助正气抵抗病邪；生姜、大枣和胃生津，运转输机，利三焦通畅。诸药合用，共奏开郁散结之功，上焦得通，津液得下，则便结自除。二诊时加生白术健脾益气，大剂量兼有润肠作用。

3 小承气汤——泻下通便法

小承气汤为热结峻下之良方。阳明病里热炽盛，迫津外泄，以致胃肠内津亏干燥而结实，故大便必硬，临床常见谵语潮热，大便秘结，胸腹痞满，舌苔黄，脉滑数。痢疾初起，腹中痛，或脘腹胀满，舌苔黄，脉滑数。《伤寒论》第213条云："阳明病，其人多汗，以津液外出，胃中燥……小承气汤主之。"

◆ 病案

黄某，女，55岁，2014年12月21日初诊。主诉：便秘伴腹胀腹痛3天。诊时症见：大便干，排便不畅，进食后胃脘胀满，口干，饮食一般，睡眠可，舌淡红，苔薄黄，脉沉弦。中医诊断：便秘病（实热证），治法：通腑泄热，方用小承气汤加减，处方：枳实10g，厚朴20g，酒大黄15g，当归15g，生地黄20g，大腹皮10g，杏仁10g，石膏30g，炙甘草10g，木瓜15g，香附1 10g，火麻仁20g，地龙15g，川牛膝15g。共7剂，水煎服，每日1剂。2015年1月1日二诊：服药后大便1天1次，便软，排便通畅，胃脘胀满缓解，舌淡红，苔薄黄，脉沉弦。处方改枳实为枳壳，加牡丹皮、太子参各10g。14剂。三诊：大便通畅，诸症减轻，续以补气养血调理3个月，体质好转，随访1年未复发。

按语：患者为中老年女性，平素脾胃虚弱，中气不足，脾胃运化功能虚弱，致肠中糟粕无以下行，致排便不畅。《素问·阴阳应象大论》云："年四十，而阴气自半矣，起居衰矣。"随着年龄增长，脾胃亏虚，气血生化乏源，肠道推动无力，糟粕停滞肠腑，蕴湿生热而致便秘；口苦、苔黄为肠腑热结，方用小承气汤为主。一诊时以行气导滞为主，酒军、枳实、厚朴为小承气原方，有行气导滞之功，佐以石膏泄热、大腹皮行气，杏仁、火麻仁润肠通便，全方配伍，能解便秘之苦。二诊时，将枳实易为枳壳，以减其破气之功，加牡丹皮、太子参以养阴润肠通便。三诊时则以补养气血为主，以复其本。吕教授认为治疗便秘时不能一味攻下，应与滋补润燥相结合，还应辨清其标本缓急。

4 四逆散——行气导滞法

《伤寒论》中记载四逆散治疗泄利下重，吕教授认为便秘与泄利下重同为胃肠之病，所涉及脏腑相同，病机均为升降失调、气机不畅、传导失司。《伤寒论·辨少阴病脉证并治》云："少阴病，四逆，其人或咳或悸，或小便不利，或滑利下重者，四逆散主之。"大便的排泄正常与否既与大肠的传导密不可分，又与肝的调达疏泄息息相关。情志不畅则肝气郁滞，大肠之气不得肝之疏泄，则传导失司，糟粕蓄而不下引起便秘。

◆ 病案

章某，女，49岁，2016年2月1日初诊。主诉：便秘10天。就诊时症见：素往便秘，呈羊屎状，数日一行，无便意，有明显腹胀，月经不规律，舌质红，苔薄白，脉细弦。中医诊断：便秘（气秘），治则：行气导滞，方以四逆散加减治疗，处方：柴胡10g，枳实10g，白芍15g，厚朴15g，桔梗10g，杏仁15g，火麻仁15g，郁李仁15g，炙甘草10g。7剂，每日1剂，水煎服。二诊时，症状明显好转，效不更方。14剂。

按语：患者为中年女性，处于绝经期前后，肝气不疏，气滞不行而致便秘。肝主疏泄上下一身之气机，胃肠道气机通畅，则燥屎自除。《医学入门》最早提出了肝与大肠相通的理论。方中柴胡、芍药配伍为肝胆药，枳实、甘草同为脾胃药，此二组能疏肝理气、调和脾胃，芍药与甘草相伍可除血痹缓挛痛；枳实与芍药配伍，一气一血，有行气活血之功，柴胡与枳实配伍，一升一降，升清降浊。纵观此方，其主要功效为畅达气机、疏肝理气、调和脾胃，其作用部位为肝胆、脾胃、大肠。

5　芍药甘草汤——滋阴通便法

芍药甘草汤在《伤寒论》中主治脚挛急，其病机为血脉凝滞、痹阻不通，但《伤寒论》中并未提及芍药及甘草有养阴血之功效。《名医别录》中指出："脚及伸，阴血行也。"《伤寒论》第 29 条云："伤寒脉浮，自汗出，小便数……作甘草干姜汤主之。若厥愈足温者，芍药甘草汤主之。"《伤寒论》中滋阴通便法多用麻子仁丸，而吕教授认为治疗脾阴不足、肠燥津乏的便秘应首选芍药甘草汤。脾为阴中之至阴，至者大也，其阴液充满全身；至者达也，而散精于全身。脾阴不足，则全身津液匮乏，胃肠道津液不足，故可见燥屎难下。

◆ 病案

患者剧某，男，4 岁，2017 年 1 月 5 日初诊。主诉：大便干，3 天未解。病史：患者平素大便干，3～5 天 1 行，3d 前无明显诱因，大便干结，腹部胀满，饮食一般，睡眠安，舌淡红，苔薄白，有剥脱，脉平。中医诊断：便秘（阴虚证），治则：滋阴润肠通便，以芍药甘草汤加减，处方：白芍 30g，甘草 10g，玄参 15g，生地黄 20g，麦冬 20g，莱菔子 30g。14 剂，每日 1 剂，水煎服。二诊时，症状明显缓解，便软。处方：上方加厚朴 20g，继服 14 剂。

按语：患者为儿童，其生理特点为脾常虚。患儿平素便秘，辨证为脾阴虚证，遂用芍药甘草汤加减以滋脾阴，又佐以增液汤以滋阴润肠通便；大量莱菔子可增其胃肠动力。全方配伍能促进胃肠道蠕动，滋阴通便。

6　结语

吕教授根据多年临床经验总结出经方对便秘的一些治法，如温阳通便、表里双解、泄下通便、行气导滞、滋阴通便等法，认为临床上单独腑实热秘者少见，虚型及虚实夹杂者较常见。仲景对便秘的论治分为清下法、温下法、顺气导滞法、逐饮泻下法、阳明三急下、少阴三急下、增水行舟等，其治疗便秘立论全面，辨证灵活，治法多样，而并非实热阴虚等概之，总之以通便为主，更应辨清寒热虚实，采用峻下、温下、和下、润下等多种方法。《伤寒论》中的经方在临床中应用广泛，只有紧扣病机，注重辨证，才能保证临床疗效；只有充分理解其含义，经方运用的思路才能进一步拓宽，应用范围才能进一步扩大。

（王佳慧）

风药在泄泻治疗中的应用

“风药”首见于《脾胃论》，是一类具有升发作用的药物，常见的有防风、藿香、羌活、独活、柴胡、葛根、升麻、藁本、薄荷等。泄泻以湿盛与脾虚为病机关键，内湿、外湿均可致泻，故有“湿胜则濡泻”的记载。而风药多性温，味辛、苦、芳香，辛温可升阳胜湿，辛香可醒脾化湿，苦温可燥湿，以达祛湿止泻之功，在临床治疗泄泻时配伍应用可取得较好的疗效。本文总结风药治疗泄泻的机制如下。

1　风药治疗泄泻的理论依据

1.1　解表祛湿止泻

《黄帝内经》中有关外邪致泻的论述：“久风入中则为肠风飧泄。”“感寒则肠鸣洞泄。”“湿胜则濡泻。”等。可见风寒湿邪均可致泻，但以湿邪最为常见。湿邪困阻脾土，故脾气不升，清浊不分而成泄泻。风药多为辛香发散之品，能行能散，善于开发腠理，调和营卫，多可使侵袭肺卫肌表之邪从汗而解，由表而散。风药通过解表，使肠之玄府开通而达到调营卫、和气血的目的。

藿香正气散用于外感风寒，内伤湿阻之泄泻。主症见：肠鸣泄泻，头痛，呕吐，胸膈满闷，恶寒发热，舌苔白腻。治宜解表化湿，理气止泻。方中藿香取其辛温之性而解在表之风寒，又取其芳香之气而化在里之湿浊；紫苏、白芷、桔梗疏解表邪，助化湿；厚朴、大腹皮行气化湿，寓气行则湿化之义；半夏曲、陈皮理气燥湿；茯苓、白术健脾运湿以止泻；生姜、大枣、甘草和中健脾。诸药合用，使风寒外散，湿浊内化，气机通畅，脾胃调和，清升浊降，则泄泻自止。

《伤寒论》葛根芩连汤用于协热下利。主症见：身热下利，心胸烦热，口渴，喘而汗出，舌红苔黄，脉数。治宜解表清里。方中以葛根为君，取其辛甘而凉之特性，既解表退热，又升发脾胃清阳之气而治泄泻；黄芩、黄连清热燥湿止利；甘草和中。诸药合用，表里同治，使表解里和，热利自愈。

1.2 升阳胜湿止泻

泄泻的病因，在外与六淫有关，在内与肝、脾、肾有关，泄泻发生的关键病机是脾虚湿盛，因此，治疗以健脾祛湿为主。《兰室秘藏》有云："盖风气上冲，以助胜湿。"《脾胃论》有云："寒湿之胜，当助风以平之。"《内外伤辨惑论》中提出："客邪寒湿之胜，自外入里而暴甚，当以升阳之药为宜。"皆阐明了李东垣以风药治湿的学术思想。《医宗金鉴》中提到："湿为土病，风为木气，木可胜土，风亦胜湿。"风药胜湿，是建立在升阳的基础上，升举下陷之清阳，有利于脾气的升发，阳气得升，浊阴自降，达到祛除湿邪的目的，故主要适用于脾虚清阳不升，湿浊内阻所致的泄泻。

升阳除湿汤用于脾虚湿盛之泄泻。主症见：泄泻无度，肠鸣腹痛，不思饮食，小便黄，四肢困弱，舌淡红，苔白腻，脉细。治宜健脾胜湿止泻。方中借升麻、柴胡升发之特性助清阳上行，清阳升则水湿化；羌活、防风祛风胜湿；苍术、白术、陈皮、薏苡仁健脾祛湿；猪苓、泽泻利水渗湿；半夏理气和胃化湿；六神曲、炒麦芽消食和中；益智仁温中止泻；甘草益气健脾。诸药合用，共奏升阳胜湿之效。方中运用了升麻、柴胡、羌活、防风等风药，风药能升阳胜湿，湿除则脾运健，脾气升清，则泄泻自止。

1.3 益气升阳止泻

《素问·阴阳应象大论》指出："清气在下，则生飧泄，浊气在上，则生䐜胀。"意为脾虚纳运失常，清浊不分，清气不升而下注成泄泻，湿浊不降停滞中焦，气机阻滞而现腹胀满闷。李东垣指出："清气在阴者，乃人之脾气虚，不能升发阳气，故用风药之类以引清气上升，不令飧泄也。"将泄泻归因于脾虚清阳不升，强调"必用风药即瘥"，因风药芳香上行，质清主升，能升举下陷之清阳，阳气得升，浊阴自降，而令泄止。如《脾胃论》曰："脾胃不足之证，须用柴胡、升麻苦平味之薄者……引脾胃之清气升阳道。"《医宗必读·泄泻》提到治泄九法之升提法即用"升麻、柴胡、防风、葛根"之类风药以鼓舞清气上升，则泄泻自止。即借风药轻清发散之性，升举脾胃清阳之气，恢复脾胃气机升降功能。风药通过调理脾胃气机的升降，从而止泻。

补中益气汤用治脾虚气陷之泄泻。主症见：久泄不愈，少气懒言，体倦肢软，面色萎黄，舌淡白，脉虚弱。治宜补中益气，升阳止泻。方中黄芪补中益气升阳；白术、人参、炙甘草补气健脾；陈皮理气健脾，使诸药补而不滞；并以少量升麻、柴胡升举清阳，助黄芪以升提下陷之中气。且升麻、柴胡辛散能行，有助于调理气机，有补有散，使诸药补而不滞。《本草纲目》云："升麻引阳明清气上升，柴胡引少阳清气上行，此乃禀赋虚弱，元气虚馁……脾胃引经最要药也。"李东垣每以黄芪、柴胡、升麻三药同用，为补气升阳的基本结构。诸药合用，气虚得补，气陷得升，泄泻自愈。

1.4 疏肝理脾止泻

《脾胃论》中载："诸风药升发阳气，以滋肝胆之用。""肝阳不足不舒，风药疏补之。"《医方考》云："泻责之脾，痛责之肝，肝责之实，脾责之虚，脾虚肝实，故令痛泻。"《医碥·泄泻》中指出："有肝气滞，两胁痛而泻者名肝泻。"肝木生于土，肝郁气机不能畅达，横逆侮脾，脾病则运化失权，升降失常，清浊不分，混杂而下，日久而致久泻。肝为风木之脏，性宜发冲和，风药属木与其相类，长于条达木气，入厥阴肝经而助疏泄，显现木气升发之象，畅达肝气乃顺其性。脾胃与肝关系密切。配伍风药以治疗泄泻时，根据风药升散之特性，既有助于脾气升发，又应肝木之条达，舒畅肝气，疏木扶土，肝气畅达，脾气得升，泄泻自止。

痛泻要方用治脾虚肝旺之痛泻。主症见：每因恼怒或情绪紧张之时泄泻，肠鸣腹痛，泻后痛减，舌淡红，苔薄白，脉弦。治宜抑肝扶脾止泻。方中白术健脾燥湿；白芍缓急止痛；陈皮理气燥湿；配伍少量防风，因其升散之性，辛能散肝郁，又为脾经引经之药，芳香能舒脾气，且有燥湿以助止泻之功。久泻者，可加炒升麻以升阳止泻。诸药相配，补脾胜湿而止泻，疏肝理气而止痛。防风为理脾要药，性温味辛，入肝、脾经。《医方集解·和解之剂》云："防风香能舒脾，辛能散肝，风能胜湿，为理脾引经要药。"可以看出，防风有疏肝、理脾、胜湿之功效，其基础是调理气机，通过理气来疏肝、理脾、胜湿，从而止泻。

小柴胡汤功效为和解少阳，此方通过调整气机升降，疏肝理脾，符合泄泻病机，以其治疗泄泻，临床效果良好。方中柴胡既透泄少阳之邪，又疏泄气机之郁滞；黄芩清泄少阳之热。柴胡之升散，黄芩之降泄，两者配伍，是和解少阳的基本结构。小柴胡汤能够调节肝、胆、脾、胃的功能，本方以和解少阳为主，兼补胃气；以祛邪为主，兼补正气。诸药合用，使邪气得散，气机得利，胃气调和，气机和，则肝脾和，泄泻止。从配伍可以看出，此方疏肝补脾，可以用来治疗脾虚肝郁之泄泻。

1.5 温中散寒止泻

桂枝人参汤具有解表温中止泻之功效。常见于太阳病表证未除，而数下之，以致脾胃虚寒之泄泻的治疗。本方由理中汤加桂枝组成。方中人参益气补脾，干姜温中散寒，白术健脾燥湿，甘草健脾益气，桂枝解表，并能温中散寒。寒凝气滞，气机阻滞中焦则脾胃运化功能失常，清气不升故下利。故予少量防风、柴胡以调理气机，气行则脾胃纳运功能恢复正常，故泄泻止。诸药相伍，共奏温中散寒止泻之功。四神丸适用于脾肾阳虚之虚寒泄泻。主症见：黎明之前泄泻，腰膝酸软，形寒肢冷，舌淡，苔滑，脉沉无力。治宜温肾助阳，暖脾止泻。在此方中加少许风药不仅能够温中散寒，而且有助于肾脏的气化以温煦脾阳。脾肾阳虚的泄泻病程长，可酌情加黄芪、柴胡提升清阳。

2 病案举例

2.1 藿香正气散病案

患者男，58岁，2016年9月26日初诊。现病史：腹痛，大便稀溏1周，4~5次/天，胃脘部不适，喜温喜按，时有痔疮出血，饮食可，睡眠安，舌淡暗，苔白腻，脉濡。中医诊断：泄泻。中医辨证：外感风寒，内伤湿阻证。宜解表散寒，化湿止泻。方用藿香正气散加减，处方：藿香15g，防风10g，葛根30g，紫苏梗15g，干姜10g，陈皮15g，茯苓30g，泽泻15g，大腹皮10g，砂仁6g，法半夏15g，升麻10g，炙甘草10g。1剂/天，3剂水煎服。2016年9月29日二诊症状：大便稍成形，2次/天，腹痛明显减轻，进食后胃脘部不适，痔疮出血缓解，饮食可，睡眠安，舌淡暗，苔薄白腻，脉细。处方：上方加佩兰10g，木香10g。服药7剂，病愈。

按语：藿香正气散常用于治疗急性胃肠炎或四时感冒属湿滞脾胃，外感风寒者。方中加入藿香不仅能够解在表之风寒湿邪，且芳香醒脾，有助于脾气升清。葛根能解肌发表，升阳止泻。防风乃脾胃引经之要药，既升清，又能胜湿。诸药合用，使湿浊除清气升表和，泄泻自愈。

2.2 葛根芩连汤病案

患者男，52岁，2017年4月17日初诊。现病史：大便稀溏3天，4~5次/天，便前腹痛，便后稍缓解，汗出，曾有恶寒发热，饮食可，睡眠安，舌暗红，苔薄黄，脉缓。中医诊断：泄泻。中医辨证：湿热困脾证。治宜清热利湿止泻，方选葛根芩连汤加减。处方：葛根50g，茯苓30g，黄芩10g，黄连10g，泽泻20g，大腹皮15g，紫苏梗15g，陈皮10g，木香10g，生姜10g，炙甘草10g。1剂/天，3剂水煎服。2017年4月22反馈：服药3天症状消失。

按语：葛根芩连汤常用于治疗表邪未解、邪热内陷所致之泄泻。常可出现腹泻伴汗出，不恶寒，进食辛辣时腹泻加重，肛门灼热不适，下利臭秽，舌苔黄或黄腻等症状。方中重用葛根，因其既能解表退热，生津止渴，又升发脾胃清阳之气而止泻。诸药合用，共奏解表、清热利湿之效。

3 小结

风药用于治疗泄泻有升阳、胜湿、疏肝、解表等多种作用，但均不外乎利用了风药辛散升浮这一特性。这一特性决定了风药的调理气机的作用。风药通过调理气机，从而调整了机体的气血、津液的代谢，故风药治疗泄泻的核心基础为调理气机。风药大多味辛性燥，走窜力强，不宜久用或过量，容易伤阴耗气，因此使用风药时注意配伍养阴润燥和益气之品。风药用于健脾升阳时，剂量多在6g以下；用于疏肝行气时，剂量一般在10g左右；而化湿祛浊时可适当加大剂量。此可以作为参考来调整风药的使用剂量。由此可见风药的广泛适用性，不仅能应用于泄泻病，而且能治疗各种内外科疾病。

（唐艳云，吕冠华）

吕冠华教授应用温阳法治疗慢性腹泻的经验总结

慢性腹泻中医属“泄泻”“久泻”的范畴，是以每日排便次数增多，粪质稀溏或泻出如水样，甚至完谷不化为主症的病证。慢性腹泻病机复杂，临证中以虚为主，虚实夹杂多见。脾虚湿盛为本病的病机，病之根本在于脾虚，其标“湿邪”是其主要病理因素，而“湿”属于阴邪，非温法不能除之。脾虚日久及肾，导致脾肾阳虚，故常加附子、肉桂以增强温补脾肾之力。吕教授治疗慢性腹泻多在温阳法的基础上，辅以补益、散寒、化湿、固涩、疏肝、清热、化瘀等法，合理辨证，临床效果满意。现将吕教授对慢性腹泻的辨治思路进行归纳分析，总结如下。

1　从阳虚角度分析慢性腹泻

《景岳全书·泄泻》提出：“泄泻之本，无不由于脾胃。”脾主运化，主升清降浊，脾气虚弱，运化失司，则水液停聚，化为痰湿。“无湿不成泻”，湿性趋下，留于肠腑，发为泄泻。新发泄泻，多责之于湿盛，日久病之“本”多因脾气虚弱，脾气虚迁延日久伤及脾阳，中阳不健，则成慢性腹泻。“痰饮者，未有不从胃者起矣”，可知脾胃乃聚湿生痰之源，脾阳虚不能温化水饮，易聚湿生痰，水停为饮，水湿痰饮下注发为泄泻。又有“病痰饮者，当以温药和之”，可见水湿痰饮之邪非温药不能除之。吕教授认为慢性腹泻以脾阳虚为基本病理，常累及肾阳，水湿痰饮为主要病理因素，以寒象、虚象为主要表现症状，故治疗时应重视温阳法的运用。治疗中常以温药为主，温化水湿痰饮、温肾健脾止泻。

1.1　慢性腹泻从脾肾阳虚论治

慢性腹泻关键病机责之于脾肾的阳气不足，水湿痰饮为主要的病理因素。盖湿为阴邪，易伤阳气，故慢性腹泻多以脾阳虚为主。而脾阳虚日久累及肾，乃至脾肾阳气俱亏。

如“盖久泻皆由肾命火衰，不能专责脾胃”所释。湿为阴邪，得温则化，若湿邪顽固、缠绵难愈、久泄不愈者，应采用温肾健脾化湿法治疗。

1.1.1　**初、中期多以脾阳虚为主，治以温中健脾止泻**

脾阳不振，其特点是寒象较明显。每由脾气虚演变而来，亦可因恣嗜生冷，过用寒凉药物，损伤脾阳所致。症见腹泻日行数次，脘腹冷痛，喜热喜按，呕吐清水，面色苍白，形寒肢冷，神疲倦怠，苔白腻，脉沉迟。初、中期以补脾阳为主，如果辨证用药得当，临床可获满意效果。大便转实后需减量或成药巩固治疗一段时间，预后良好。需注意勿食寒凉，保暖避寒以防诱发泄泻。

慢性腹泻早期多为脾阳虚，脾阳受损，中焦虚寒，寒湿内盛，下走大肠，故自利益甚。治疗应温中散寒、健脾燥湿，方用理中汤。其见于《伤寒论》第 277 条：“自利不渴者，属太阴，以其藏有寒故也，当温之，宜服四逆辈。”其中，“自利不渴”是脾阳虚泄泻的重点所在，“藏有寒”指中焦脾脏虚寒；“四逆辈”指理中汤、四逆汤一类的方剂。理中汤主治脾虚寒湿内盛证，症见吐利交作、腹中冷痛、喜温喜按、不欲饮水等。方中干姜温中散寒；白术健脾补气燥湿；人参、炙甘草健脾补气。理中汤为治疗脾阳虚泄泻的代表方，而慢性腹泻病机复杂，缠绵难愈，临床单用理中汤往往效果一般，故吕教授常采用合方治之。脾阳虚不能运化水湿，寒气内生，故寒与湿为主要的病理因素。慢性腹泻感受寒湿加重偏湿重者，多用理中汤合五苓散治之；寒湿俱重者，多用理中汤合藿香正气散治之。

五苓散方由猪苓、茯苓、泽泻、桂枝、白术组成。方中猪苓、茯苓、泽泻利水渗湿；桂枝温阳健脾，化气行水；白术健脾燥湿。全方具有温阳化气行水，利小便而实大便的功效。因此用于治疗太阳膀胱蓄水证，亦可用于慢性下利日久不愈病机相符者，正如《伤寒论》第 159 条所述“复不止者，当利其小便”。凡辨证属水湿内停，膀胱气化不利，水液偏渗大肠者，症见大便溏，小便不利等，均可使用此方。本方大多由利水渗湿药组成，功效偏于利湿止泻，故适用于湿盛为主的泄泻。理中汤与五苓散合用，能增强利湿止泻之效，故可用于治疗以湿为主的脾阳虚泄泻。

藿香正气散由藿香、大腹皮、白芷、紫苏、半夏、白术、陈皮、厚朴、桔梗、甘草等组成。方中白芷、紫苏、藿香、生姜有疏风散寒之功效，其余大多为芳香化湿、行气利湿之品，是治疗外有风寒、内有湿滞所致泄泻的常用方。阳虚卫外能力减弱，易外感风寒湿邪，寒湿伤阳气，脾阳更虚，内生寒湿，以致泄泻经久不愈。理中汤与藿香正气散合用，外散寒湿，内温中阳，故温阳散寒、化湿止泻之力倍增，可用于治疗寒湿内盛之久利。

1.1.2　**后期多以脾肾阳虚或肾阳虚为主，治以温肾健脾止泻**

脾阳虚病情较轻，进一步发展将累及肾阳，以致脾肾阳虚，故后期病情较重，更为难治。年老体弱、久病耗损脾肾之阳气；或泄泻日久伤及脾肾之阳；或肾阳虚水泛及脾，伤及脾阳，皆可导致脾肾之阳俱虚。亦有因先天亏损或后天失养，导致肾阳虚者。脾肾阳虚，运化水谷精微及排泄二便功能失常，则见下利；脾阳不振，腐熟水谷受碍，则完谷不化；寅卯之交，阴气极盛，肾阳不足，命门火衰，阴寒内盛，发为五更泄。临床症见：

泄泻多发于黎明之前或上午，大便稀溏，腰膝酸软，腹部隐痛，喜温喜按，形寒肢冷，舌淡苔白滑，脉沉迟。

脾肾阳虚之下利临证以附子理中汤为主方治疗。附子理中汤即理中汤加附子，其治疗久泄之思路为温阳法，只是在治疗范围上有所延伸，从温补中焦扩展到温补中下二焦。附子性味辛热，能温补脾肾，散寒祛湿，治虚寒之久泻最为适宜。对于某些顽固性久泻、虚寒之久泻患者，非重用附子不能温其阳、散其寒、祛其湿。因此附子是能否取效的关键性药物。炮姜温中散寒，其辛燥之性较干姜弱，温中作用虽不及干姜，但作用力缓和持久，非常适合虚寒久泻，故常用炮姜代替干姜使用。

肾阳虚轻证之下利临证以金匮肾气丸为主方治疗。金匮肾气丸由干生地黄、泽泻、茯苓、桂枝、附子等八味药组成。主治腰膝酸软、下肢欠温、形寒怕冷、少腹拘急、小便不利以及脚气水肿等症。肾主水，肾阳虚不能化气利水，故以肾气丸温补肾阳助气化，气化则水行，水肿自消，泄泻自止。其重点在于温肾阳，以水肿和小便不利为突出症状，当和附子理中汤的症状特点加以区分。

肾阳虚重证之下利临证以四逆汤为主方治疗。若其虚寒诸症较前者更重，出现了下利完谷，冷汗淋漓，甚或四肢厥逆，脉微欲绝等危重症状，此时要亟予大补元气，温补肾阳，用四逆汤或参附汤加减治疗。正如《伤寒论》第 323 条指出："少阴病，脉沉者，急温之，宜四逆汤。"四逆汤药味组成少，但药效显著。其由生附子、干姜、炙甘草组成，生附子、干姜合用能回阳救逆，增强温补肾阳之力，甘草能缓和两者药性之峻烈。故四逆汤用于治疗肾阳虚衰，阴寒内盛之下利。

泄泻日久，泻下无度临证多配伍桃花汤治疗。其见于《伤寒论》第 307 条所述："少阴病，二三日至四五日，腹痛，小便不利，下利不止，便脓血者，桃花汤主之。"泄泻日久，肾阳虚统摄无权，大肠滑脱，故下利无度。桃花汤方由赤石脂、干姜、粳米组成，具有温肾散寒，涩肠固脱止泻之功效，故临床用桃花汤治疗虚寒滑脱之久利。泄泻日久，一般多用固涩之法，望可收速效。然而，至虚之处，常为容邪之所。久泻易出现虚中夹滞，当补泻兼顾。滋补止涩，势必"闭门留寇"，病必不愈或反复发作，临床当注意。

2　以温阳化湿为基本治法，兼以他法

湿邪是导致慢性腹泻发生的关键因素。外来湿邪，最易困阻脾土，以致升降失调，清浊不分，水谷杂下而发生泄泻。脾肾阳虚日久生湿，也可出现湿邪病理因素，湿为阴邪伤阳气，故阳虚益甚。阳虚与湿盛互为因果，以致泄泻缠绵不愈，反复发作。故导师以温阳法为核心治疗慢性腹泻，因温能散寒，温能祛湿，温助运化。慢性腹泻病机复杂，临证以虚为主，而至虚之处，常为容邪之所，故临床多为多种邪气兼夹。治疗应扶正祛邪，即温补脾肾之阳气，祛除兼夹之邪气。

2.1　湿热壅结证

由于当代人嗜食酒甘厚味、辛辣，易生湿化热，湿热蕴结脾胃，脾胃升降失调，湿热

下注则为泄泻。常伴有肛门灼热不适，甚至胀痛难忍，大便夹杂红白相间黏液，胃脘不适，口渴烦热，舌质红，苔黄腻，脉滑数。临床运用葛根芩连汤加减治疗湿热型泄泻，常用白头翁、马齿苋、葛根、黄芩、黄连、黄柏、槐角、地榆以清热化湿止泻。而下利日久脾肾阳虚，独用葛根芩连汤效果一般，根据疾病本质，亦可加用温补脾肾之药物，或按虚实夹杂，寒热错杂之法治疗。祛邪同时不忘扶正，湿热清，阳气充盛，故久泻痊愈。

2.2 寒湿困脾证

由于当代人嗜食寒冷、贪凉，易感受寒湿，寒湿困脾，脾不升清，寒湿下注则为泄泻。常伴有泄泻清稀，甚至完谷不化，肠鸣，腹痛拘急，遇寒加重，得温则缓，纳呆，倦怠乏力，苔白腻，脉迟缓。临床运用五苓散或藿香正气散加减治疗寒湿型泄泻，常用藿香、桂枝、茯苓、白术、紫苏、陈皮、厚朴、草豆蔻、干姜、炮姜以散寒化湿，温中止泻。病之本为脾阳虚，阳虚生内寒，且更易外感寒湿之邪，造成阳虚益甚。故重点以温补脾阳为主，脾阳充盛，寒湿得化，久泻自止。

2.3 湿瘀互结证

久病入络，瘀血内生，阳虚湿盛，湿瘀互结，故泄泻经久不愈。常伴有脘腹疼痛显著，固定不移，肛门刺痛，坠胀不适，大便带血，血色暗红，或大便黏稠，舌有瘀斑瘀点，舌下脉络迂曲，脉涩缓。临床运用温经汤加减治疗瘀血内阻型泄泻，常用川芎、丹参、桂枝、牡丹皮、当归、吴茱萸、陈皮、半夏、苍术以活血化瘀，燥湿止泻。方中加入温阳药不仅能散瘀化湿，而且能温阳固本，紧守病机本质，随证治之，临床疗效方能确切。

2.4 气滞湿阻证

泄泻日久伤脾阳，阳虚生湿，湿性黏腻易阻碍气机，气滞湿阻导致泄泻反复发作不愈。常伴有腹痛肠鸣，腹痛即泻，泻后疼痛缓解，痛、泻的发生常和情绪变化有关，可伴有心烦，善太息，舌淡苔白腻，脉弦滑。临床运用痛泻要方加减治疗气滞湿阻型泄泻。常用木香、柴胡、枳壳、防风、厚朴、苍术、白术、白芍、陈皮以疏肝理气、化湿止泻。湿邪黏腻不易祛除，温阳药多性温、味辛，故当适量添加温阳药以理气化湿止泻。

2.5 久泄夹风证

下利日久，中气下陷，清阳不升，浊阴不降，水谷精微下注发为泄泻。常伴有泄泻，腹胀，神疲乏力，头目眩晕，脘腹或肛门坠胀，舌淡白，脉沉细。临床运用升阳益胃汤加减治疗气陷湿滞型泄泻。常用白术、党参、甘草、葛根、防风、升麻、羌活、独活、柴胡以健脾升阳，胜湿止泻。常在健脾补气药中常佐以风药，取“风能胜湿”之意，且风药能鼓舞振奋脾阳，升举清阳之气，脾阳升则湿化。根据疾病情况，若脾阳虚偏重，宜应用温性的风药，如羌活、独活、防风。

湿为慢性泄泻的主要病理邪气，湿邪多与其他邪气相兼夹为病。因现代人饮食不慎、风寒不避、情志不畅，故常夹寒、夹热、夹气滞等，以致泄泻的症状加重或病情迁延不愈。泄泻日久，伤及脾肾，病之根本为脾肾阳虚，故应以温阳法为核心治疗慢性腹泻。临床需要仔细辨别兼夹证的特点，在温阳化湿的基础上，随证治之。

3 久泻多虚，寒热错杂每多并见

慢性腹泻，屡经治疗，经久不愈，往往容易形成寒热错杂之证。然寒热错杂之证，又有病在中焦与病在下焦之分，病在中焦脾胃者，依据治疗侧重点不同可选用半夏泻心汤、甘草泻心汤或生姜泻心汤；若久泻不止，累及肝肾者，此即病在下焦，则可考虑选用乌梅丸治疗。

3.1 半夏泻心汤（附方：生姜泻心汤、甘草泻心汤）

半夏泻心汤效用颇多，《金匮要略》中提出："呕而肠鸣，心下痞者，半夏泻心汤主之。"全方辛开苦降、平调寒热、补益中焦，用治寒热互结之中焦脾胃所致胃痞、呕吐、肠鸣泄泻等病证。湿热阻于中焦脾胃，阻滞气机，则心下痞满；胃气上逆，则见呕吐；湿伤脾气，则大便溏薄。常见症状有：肠鸣，大便溏薄易泄，胃胀明显，畏寒，恶心欲吐，口干，舌红，苔黄腻，脉濡或滑。临床具体运用中，可根据寒热的轻重，调整寒热药物的剂量。如大便溏薄易泻，畏寒较重，则加大干姜、党参的用量，减少黄连、黄芩的用量。"湿淫于内，治以苦热""病痰饮者，当以温药和之"，湿为阴邪，佐以辛热的干姜，有助于湿邪的消除。

本方与甘草泻心汤、生姜泻心汤等均属中焦寒热失和，脾胃升降紊乱心下痞兼见下利之症，但甘草泻心汤偏于脾虚，半夏泻心汤偏于痰气交阻，生姜泻心汤偏于水饮食滞，临证之时，斟酌选用。

3.2 乌梅丸

乌梅丸见于《伤寒论》所述："厥阴之为病，消渴，气上撞心，心中疼热，饥而不欲食，食则吐蚘，下之利不止。"乌梅丸用于治疗上热下寒之久泻，临床疗效甚佳。从脏腑辨证的角度，乌梅丸的病机为脾肾虚寒，肝胃郁热，上热下寒。肾阳虚寒，脾土亦寒，则不欲食，下之利不止；肝脾气机不升，郁而上冲心胃，见消渴，善饥，气上撞心等症。治疗原则当温补脾肾，降心胃标热。故以乌梅敛阴柔肝为君，桂枝温阳化气，当归滋阴润肝，干姜、党参、川椒温脾阳、补脾气，附子温肾阳，黄连除肝胃之郁热。乌梅丸治疗寒热互结的慢性腹泻，主要见症有腹泻症状较重，可为五更泻，畏寒，纳差，腰酸膝软，口干，反酸，胃灼热，心胸烦热，舌淡白，苔白腻微黄，脉弦虚，有尺脉沉弱。

乌梅丸的病位在肝、脾、肾、胃。乌梅丸证病机是脾肾虚寒为本，程度较重，肝胃郁热为标，为轻，全方温阳药味多而重，以腹泻、畏寒、心胸烦热症状为主。三泻心汤病位在脾、胃，病机为中焦气机失常，脾胃升降紊乱，以心下痞和下利症状为主。乌梅丸所治病证的病理核心因素是虚、寒，湿，故治以温阳健脾化湿。三泻心汤所治病证的病理核心因素是脾虚、寒湿、水饮、气滞、痰郁，故治以温阳健脾化饮，理气化痰。虽然皆为寒热错杂之证，但病变本质是阳虚湿盛，故以温阳法为总治疗原则。

4 病案举例

◆ 病案1：

李某，女，58岁，腹痛腹泻7年余，泻后痛减，日3次，排便不爽，肠鸣，怕冷，腰膝酸软，饮食可，睡眠一般，舌淡红，苔薄白，脉弦细。证属脾肾阳虚，气滞湿阻。治以温补脾肾，理气化湿止泻。处方：党参15g，白术15g，茯苓30g，干姜10g，陈皮10g，防风10g，白芍10g，肉桂10g，肉豆蔻20g，五味子10g，芡实30g，附子10g，炙甘草10g，泽泻20g，葛根20g，升麻10g。共14剂。二诊患者夜间时有肠鸣，大便不成形，日2次，腹痛、排便不爽、腰膝酸软明显减轻，仍怕冷，饮食可，睡眠一般，舌淡红，苔薄白，脉弦细。原方改附子为20g。共14剂。三诊患者大便基本成形，日1次，肠鸣、怕冷减轻，处方：上方14剂，症愈。

按语：情志不畅，肝气郁滞，横逆犯脾，以致肝郁脾虚，发作痛泻。而脾虚日久及肾，以致脾肾阳虚，久泄不愈，故以附桂理中汤合痛泻要方加减治疗该病。方中附子、肉桂、干姜温补脾肾，党参、白术、茯苓、炙甘草健脾补气，陈皮、防风理气和中，白芍缓急止痛，泽泻利湿，肉豆蔻、五味子、芡实收敛固涩，葛根、升麻升举清阳，诸药合用，起到温补脾肾，理气化湿止泻之效。泄泻日久，脾肾阳虚，疾病缠绵难愈，故关键在于温阳药的使用。吕教授喜用附子、干姜、肉桂，其中尤为青睐附子。附子“辛温大热，其性善走，故为通十二经纯阳之要药”，强调附子的应用宜从小剂量开始，并根据病情、体质等不同调整剂量，中病即止。考虑该患者病情较重，附子应从10g开始酌加剂量，否则难以起效或效果不明显。常用附子、肉桂以振奋脾肾之阳，温化水饮，使病情痊愈，认为久泻非附子、肉桂难以收功。

◆ 病案2：

于某，男，48岁，凌晨2点发作肠鸣，腹泻1年余，夜间阵发性心慌，口干，饮水少，食少，睡眠一般，舌淡红，苔薄白，脉沉弦。证属阳虚湿盛，治以温阳化饮，健脾利湿。处方：茯苓50g，桂枝10g，白术15g，甘草10g，陈皮10g，泽泻20g，猪苓15g，荷叶10g，防风10g。共7剂。二诊晨起肠鸣、腹泻缓解，阵发性心跳缓解，口干减轻，饮水少，饮食一般，睡眠转安，舌淡红，苔薄白，脉沉弦。原方改桂枝15g。共7剂。三诊大便成形，日1次，无肠鸣，阵发性心跳，口干明显缓解，上方7剂，症愈。

按语：凌晨左右正是阴盛阳微之际，阳虚湿盛，泄泻易作。脾主运化水湿，脾阳充足，水饮得以温化。泄泻日久，脾虚生湿，水湿泛滥上扰心神，以致心神不宁。水饮本阴邪，当温阳化饮，故以苓桂术甘汤加减治疗该病。方中白术健脾燥湿，茯苓健脾利水、宁心安神，桂枝助膀胱气化而行水湿之邪、温阳健脾以助水运，陈皮理气燥湿，泽泻、猪苓利水渗湿，荷叶、防风升举清气，甘草健脾和中、调和诸药。诸药合用，起到温阳健脾、利湿止泻之功效。

5 小结

吕教授根据多年的临床经验，以温阳法为核心治疗慢性腹泻，临床疗效显著。泄泻日久，伤及脾肾，病之本为脾肾阳虚。阳虚湿盛，“湿邪”是其主要病理因素，而“湿”属于阴邪，非温法不能除湿邪、补脾阳、温肾阳。初、中期多以脾阳虚为主，代表方为理中汤加减；后期以脾肾阳虚或肾阳虚为主，代表方为附子理中汤或金匮肾气丸加减。慢性腹泻经久不愈，多形成寒热错杂之证，代表方依次为三泻心汤或乌梅丸加减。本病病机复杂，常伴随不同兼夹证，故治疗在温阳化湿的基础上，辅以散寒、固涩、清热、疏肝、化瘀等法。

（唐艳云）

温阳法辨治溃疡性结肠炎探讨

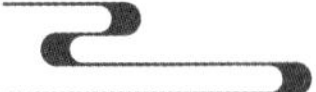

溃疡性结肠炎（ulcerativecolitis，UC）属于中医学久痢、肠澼等范畴，临床主要表现为腹痛、腹泻、黏液脓血便三大症状。近年来，中医对该病病因病机的认识逐渐深化，中成药治疗 UC 有效。众多医家认为阳虚是 UC 的根本病因，温阳法是治疗 UC 的重要治则之一。笔者基于古今文献和临床研究，对温阳法辨治溃疡性结肠炎进行探讨。

1 病因病机

1.1 先天不足，肾阳亏虚

UC 的病程分为活动期和缓解期。活动期多属邪实，过食肥甘厚味、情志不达、感受外邪均可使湿、热、瘀、毒等病理因素占据主导地位而致泻，然《黄帝内经》云：“正气存内，邪不可干。”“邪之所凑，其气必虚。”故邪之所以能侵袭机体致病必然是机体有所亏损。缓解期多见正虚，且以脾肾亏虚为主。缓解期虚证又有阴虚、阳虚、气虚、血虚之差别，UC 的病因病机以阳虚为本。

肾为先天之本，分属阴阳，肾阳又称真阳、元阳、命门之火，是人体生命的本源，是机体生理功能和物质代谢的原动力，正如《素问》所云：“阳气者，若天与日，失其所，则折寿而不彰。”若先天元阳不足，肾中命门之火虚馁，则人体五脏六腑之阳皆不得温煦与推动，即所谓“得阳者生，失阳者亡”。机体功能的正常有赖于阳气的支持，肾阳为一身阳气之本，温煦脏腑，激发脏腑功能，若其亏虚，则温煦、推动力弱，可出现火不暖土，脾失健运，表现于胃肠可见久泻不止、完谷不化、五更泄泻等肾阳不足的症状。

1.2 后天失养，脾阳不足

脾为后天之本，水谷之海，气血化生之源，居于中央，灌溉四傍。《脾胃论》云：

“脾胃不足之源，乃阳气不足，阴气有余……。”“脾胃虚弱，阳气不能生长，是春夏之令不行，五脏之气不生。”故临床上脾病多见于脾阳虚。后天摄食失节（洁）、感受外邪可损伤脾阳，致使脾胃运化功能失司，水液不得转输布散，水湿壅盛，而湿为之阴邪，其性趋下易阻滞气机，气郁化热，湿热胶阻结于肠腑，肠道气血运行不畅，大肠传导失司，日久气滞血瘀，血败肉腐，化为脓血而下，故可见腹痛、腹泻、便黏液脓血。正如吴瑭《温病条辨》所云：“伤脾阳，在中则不运痞满，传下则洞泄腹痛。”张景岳有言：“泄泻之本，无不由于脾胃。盖胃为水谷之海，而脾主运化，使脾健胃和，则水谷腐熟，而化气化水以行营卫，若饮食失节，起居不时，以致脾胃受伤，则水反为湿，谷反为滞，精华之气不能输化，乃致合污下降，而作泻痢矣。”

1.3　肝郁气滞，脾阳受损

《丹溪心法》云：“气血冲和，万病不生，一有怫郁，诸症生焉。”情志不舒，肝气郁结，气血运行不畅，可导致疾病的发生，而肝之疏泄功能对脾胃气机升降的影响尤为重要。《黄帝内经》云：“厥阴之胜……肠鸣飧泄、少腹痛。”《金匮要略》云：“见肝之病，知肝传脾。”木强则侮土，脾土被克则失于健运，主气行水之力乏源，水谷精微不得布散，化为水湿聚于中焦，致使脾阳愈加虚弱，可见脘腹胀满不适（随情志不遂加重），腹泻、泻后痛减，怕冷等症状。正如《黄帝内经》所云：“脾病者，虚则腹满肠鸣，飧泄食不化。”若疾病日久，后天之本不能化生水谷精微以充养先天，亦导致肾阳虚弱，大肠传导失司，可出现粪便稀溏或水样、畏寒肢冷、肢软腰酸等脾肾阳虚的症状。

1.4　久病阳虚，血络郁滞

王清任《医林改错》云：“久病必有瘀。”溃疡性结肠炎脾肾阳虚日久，一则阳虚生内寒，寒性凝滞收引，使血行瘀滞。如《素问》云：“经脉流行不止，环周不休，寒气入经而稽迟，泣而不行。”二则气为血之帅，血之运行，听命于气。《诸病源候论》谓：“血之在身，随气而行，常无停积。”若阳气虚，气无力推动血液在脉道内运行，则血行不畅而致瘀。《证因脉治》有云：“七情内伤痢之因，忧愁思虑则伤脾，脾阳既伤则转输失职，日饮水谷不能运化，停积肠胃之中，气至其处则凝，血流其处则泣……而贼邪传肾之症作矣。”由此可见溃疡性结肠炎发病日久，脾阳受损，水谷停积于胃肠，气行不畅，血脉瘀滞，肠络失和而血败肉腐化脓下注，故在症状表现上不仅可以见到滑泻不止，或腹泻迁延不愈、反复发作等脾肾阳虚的症状，还会表现出面色晦暗、肌肤甲错、口唇爪甲紫黯等血瘀症状。

2　治疗方法

2.1　温阳健脾补肾法

温阳法是治疗溃疡性结肠炎的有效方法，但临床溃疡性结肠炎的病因病机错综复杂以及个人体质禀赋的差异，在治疗上不能仅拘泥于温阳，而是在温阳的基础上佐以他法。

《医宗必读》云："痢之为证，多本脾肾，脾司仓廪，土为万物之母，肾主蛰藏，水为万物之元……然而尤有至要者，则在脾肾两脏。"溃疡性结肠炎日久，病之根本在脾在肾，二者阳气亏虚，水湿为患，故在治疗中当以温阳健脾补肾。湿为之阴邪，得温则化，脾为之湿土，得阳则运，丹波元坚在《杂病广要》中指出："脾土强者，自能胜湿，无湿则不泻。"中焦水湿蕴结，壅而化热，湿热交阻，肠络受损，下痢脓血，此时勿要仅重于清热解毒，只知治标而忽略治其根本。如《景岳全书》云："但见痢者，开口便解热毒，反以寒凉治生冷，何异雪上加霜呼？"故宜审时度势，治疗时重视温补脾阳，健脾以胜湿，常用白术、苍术、茯苓、薏苡仁、草豆蔻等温中健脾，利湿行气。

此外，还应顾护肾阳。《医方集解》云："久泻命门火衰，又不能专责脾胃。大补下焦之阳，土旺火强，则能制水而不复妄行。"在健脾利湿的同时要注意温补下焦之阳，常用附子、干姜、肉桂、吴茱萸等药物温阳，如此肾阳充实以滋养脾阳，水饮得去而不易复发。《医宗必读》记载："是知在脾者病浅在肾者病深。肾为胃关，开窍于二阴，未有久痢而肾不损者，故治痢不知补肾，非其治也。"现代研究表明，温补脾肾方药，如四神丸、附子理中丸能够通过提高机体免疫力，抑制肠管推进作用，调节肠道菌群等来改善溃疡性结肠炎的病情及预后。

2.2 温阳清热利湿法

《证治汇补》云："肠澼者，谓湿热积于肠中，即今之痢疾也。"溃疡性结肠炎病位在大肠，其根本病因在于久病脾肾阳虚，湿热蕴结肠腑，血败肉腐，下利赤白，湿热之邪为溃疡性结肠炎之标，湿邪蕴结阻滞气机，热邪可化火成毒，喻嘉言云："疮疡之起莫不有因……内因者，醇酒厚味之热毒也，郁怒横决之火毒也。"张声生教授亦认为溃疡性结肠炎是因热积不散，肠络受损，形成痈肿，进而破痈为疡，血溢脉外，下痢脓血，故在治疗时应温补阳气兼以清利湿热，常用黄芩、黄连、白头翁、败酱草、青黛等清热燥湿解毒之品。

2.3 温阳疏肝健脾法

《素问》云："土得木而达。"若忧思恼怒、五志失常，肝失于疏泄，气机不畅，可使脾失健运，脾阳受损。叶天士云："肝体阴而用阳。"肝以血为体，以气为用，脾胃为气机升降之枢纽，其运化正常，气血生化有源，肝体方得濡养，故应温阳健脾以化源濡养肝木。肝气郁滞，肝主疏泄功能失司，木强克土，木不疏土，脾土壅滞，水湿泛滥，化热胶着，下注大肠，气血不调，则发为溃疡，下利黏液脓血便，因此温阳健脾之时要佐以疏肝药物，如柴胡、香附、佛手、香橼、郁金等理气解郁之品。有学者认为疏肝法和健脾法联合运用时，要分清主次，以肝旺为主，方取《伤寒杂病论》："泄利下重者，四逆散主之。"以脾弱为主，加用四君子汤以健脾助运。

2.4 温阳调气活血法

唐容川《血证论》云："血瘀于经络脏腑之间……若气不运之，而反与相结，气为血所郁则痛，血为气所蒸则化为脓。”故溃疡性结肠炎病久，脾肾阳虚，水湿壅盛，气滞血瘀，肠络腐溃，痛而下脓，此时应在温阳健脾的同时酌情加入行气活血之品。正如刘河间所云：“调气则后重自除，行血则便脓自愈。”溃疡性结肠炎病程多属慢性迁延型，活动期与缓解期交替发作，多数在治疗之后仍然会复发。《医林改错》云：“泻肚日久，百方不效，是瘀血过多。”清代傅山指出：“久病不用活血化瘀，何除年深坚固之沉疾，破日久闭结之瘀滞。”瘀血不去，新血不生，血瘀愈甚，病情迁延，难以治愈，故对年久不愈的沉疴、痼疾、顽症当从瘀治。有研究表明，当归、丹参、红花、赤芍等活血化瘀药可明显改善肠壁血流状态，降低炎症因子水平，减少对肠道黏膜产生持续性损伤，有助于溃疡性结肠炎的治愈。

3 病案举例

张某，女，43岁，2020年10月5日初诊。3年前开始反复出现黏液脓血便，伴有腹痛、腹胀等症状，行结肠镜检查诊断为溃疡性结肠炎，予美沙拉嗪肠溶片、激素等药物治疗，症状可迅速缓解，但停药后病情即反复发作。刻诊见：精神差，面色萎黄，乏力，左下腹隐痛不适，大便6～8次/天，有黏液脓血，饮食少，睡眠不实，小便可。舌质红、苔薄黄，脉弦。结肠镜检查可见左半结肠、直肠充血、糜烂及浅溃疡。中医辨证：脾虚夹有湿热证，治法：温中健脾，清热利湿。药用：炒白术20g，苍术、败酱草各15g，黄芪、干姜、白头翁、地榆、山楂、车前子、补骨脂各10g，苦参6g，肉桂、炙甘草各5g，青黛3g，共14剂，每日1剂，水煎，早晚两次饭后温服。2020年10月20日复诊：患者腹痛减轻，大便2～3次/天，偶有脓血，怕冷，其余症状较前明显好转。故治疗在初诊方基础上去苦参，加淡附片10g。共14剂。此后患者仍坚持门诊中药巩固治疗，并予灌肠协助治疗，至2021年3月15日最后一次复诊时，患者无腹痛，大便1～2次/天，无黏液脓血，无里急后重，饮食可，睡眠安，舌脉正常。嘱患者平素不进食生冷刺激食物以防损伤阳气，适当体育锻炼以增强体质。

按语：该患者中年，阳气渐亏，加之久病缠身，势必有阳虚之象，病机以脾虚为本，湿热为标，方予炒白术、黄芪、干姜、肉桂益气健脾温中；炒白术配苍术健脾燥湿；败酱草、白头翁、青黛、苦参清热利湿；地榆具有凉血泄热、收敛止血之功；山楂、车前子、补骨脂相配具有收敛止泻、温脾止泻、利小便而实大便之效。脓血便减少后，患者怕冷，乃脾肾阳虚之象，遂加用淡附片以温阳固本。

4 小结

温阳法是指以温热性质的方药温复阳气和温散寒邪的一种治疗方法。最早出自《黄帝内经》：“形不足者，温之以气。”李中梓认为：“阳气衰微，则形不足，温之以气，则形渐复也。”该治法奠基于张仲景所著《伤寒杂病论》，书中虽然未有温阳法的名称，但却在多处运用了温阳的方药。吴鞠通云：“伤寒一书，始终以救阳气为主。”柯韵伯亦云：“伤寒以阳气为主。”李东垣创立脾胃内伤学说，强调脾胃元阳不足致病的理论，认为“脾胃之气既伤，而元气亦不能充，而百病之所由生”。

溃疡性结肠炎病因病机复杂多样，治疗应抓住其根本病机——脾肾阳虚，方可治本。《素问》云：“阴阳者，天地之道也，万物之纲纪……治病必求于本。”温阳法是治疗溃疡性结肠炎的有效方法，从中医整体观念出发，辨证论治，标本同治，在治疗中重视培土建中，温中阳以运化水湿，温肾阳以化气，随证佐以清热利湿、健脾补肾、疏肝健脾、调气活血等方法。阳气得升，脾阳得健，肾阳得充，则人体精神饱满，充满活力，身体强壮，如《名医方论》云：“阳之动始于温，温气得而谷精运。”

（李明坤，吕冠华）

吕冠华教授应用健脾凉血法治疗放射性直肠炎经验

放射治疗会导致局部黏膜组织损伤，同时产生恶心、呕吐、食欲下降、腹痛、腹泻或便秘等诸多放疗后毒副作用，其中盆腔器官肿瘤受辐射治疗后直肠黏膜损伤是最常见的毒副反应之一，即放射性直肠炎。临床表现为排便次数增多、腹泻、黏液脓血、腹痛、里急后重、肛门下坠，甚至合并直肠宫颈瘘或直肠阴道瘘。吕教授结合中医理论及临床经验，以健脾凉血法作为基本方法治疗放射性直肠炎，疗效确切。现将吕教授诊治思路、临床经验，及用药规律进行总结，管窥所及，陈述如下。

1 中医对放射性直肠炎病因病机的认识

1.1 火热邪气伤及脉络

放射性直肠炎病因明确，以盆腔肿瘤患者接受放射治疗后，肠络灼伤而致病。放射线作为特殊的致病因素，根据外感病因、六淫邪气理论以及临床症状表现，吕教授认为其当属“火热邪气”。火为阳邪，易耗气伤津，火旺气衰，《素问·阴阳应象大论》云：“壮火食气。”“壮火”之火热邪气侵犯人体，蒸腾于内，消烁津液；津能载气，津液外泄，气也随之外泄，加之阳热亢盛之壮火，耗气伤津，进而耗伤人体正气，津、气衰脱，而使生理机能减退。火易生风动血，火热邪气灼伤脉络，血行加速，迫血妄行，故可见血热或动血症状，而致便血。《黄帝内经》云：“大热不止，甚则肉腐，故名曰痈。”火易致疮痈，火热之邪侵入血分，聚于局部，腐蚀血肉发为痈肿疮疡，故有黏液脓血。

1.2 湿热毒邪蕴结，气滞血瘀

邪热侵入，火热炽盛，湿热邪气郁结成毒。肠道受高能、火热之射线穿透性照射，火热之性，火不受制，炼液成毒，尤氏《匮要略心典》言："毒者，邪气蕴蓄不解之谓。"火热邪气郁结于下焦肠内，热毒炽盛，伤络动血，而迫血妄行；《诸病源候论·伤寒脓血痢候》云："热毒伤于肠胃，故下脓血如鱼脑，或如烂肉汁，壮热而肠痛，此湿毒气盛故也。"即热毒结合肠道内湿，湿热毒盛，热盛肉腐；湿热毒邪蕴结于脉络，大肠气机壅阻，血瘀肠络，腑气不通，毒瘀互结，闭塞滞下，可见腹痛，里急后重；热毒邪气直伤营血，灼伤津液，耗气伤阴，大肠传导失司。叶天士云："初病在气，久病在血。""久病兼瘀。"病程日久，气滞血瘀，隧道痹阻，兼有瘀血之象。若热邪壅滞，腑气不通，气滞血瘀；肠道传导失常，气血循行受阻，血气不足以濡养经脉，气滞血瘀；阴津耗伤，血液黏稠，气血瘀滞；脾虚失运，气机失调，气滞血瘀；故湿热、瘀血是病机关键。热毒胶结，热伤脉络是本病的病理过程。吕教授认为临证当以"热毒"立论，初期火邪入络，热毒渐盛；中期火热化毒，瘀毒内结；后期热毒伤阴，伤阴耗气，气滞血瘀。湿热、瘀血均是放射性直肠炎疾病发展中的病理产物，也是本病反复发作的致病因素，二者相互作用，导致疾病反复发作，迁延难愈。

1.3 脾虚邪恋，虚实夹杂

病理性质当属本虚标实，虚实夹杂；整体为虚，局部为实；虚者机体正气虚损，元气耗伤，脾胃虚弱；实者局部火热熏灼肠腑，热毒蕴结。病机要点总属整体脾虚，局部热毒。症状上既表现为肛门灼痛、大便频数、便血或黏液脓血、肛门刺痛、里急后重等因热迫大肠，湿热内蕴、热毒实邪之象；同时有腹痛、体虚乏力、食少纳呆、大便稀溏或出现便秘、完谷不化、肛门坠痛、口干不欲饮等脾胃虚弱、气血不足、耗伤气阴的表现。

邪盛、正虚为病之基础。射线在消灭瘤体的同时，热毒邪热入里，内陷肠腑，气血搏结，耗气伤血，《景岳全书·热伤气阴证》云："血本阴精，不宜动也，而动则为病。血主荣气，不宜损也，而损则为病。盖动者多由于火，火盛则逼血妄行；损者多由于气，气伤则血无以存"。然火热邪气，灼络动血，损伤气阴；津液耗伤，正气虚损，机体气血阴阳失调，正气难以恢复，日久成虚，此为其一。同时，脏腑正气的盈亏，也与本病的发生发展密切相关。肿瘤患者多素体亏虚，气化失调；疾病日久，正气耗伤，元气亏虚，脏腑气血功能失衡。正气耗损而邪毒更盛，故正虚邪胜，百病始生，此为其二。

脾胃虚弱当为病之根本。火性炎上，火与元气不两立，火胜则乘其土位，伤及脾胃。脾气主升，脾胃虚弱，脾不升清，则便溏、泄泻；脾主统血，脾胃为气血生化之源，"五脏六腑之气血，全赖脾气之统摄"，道出了脾胃之于人体的重要性，脾健运失司，失于统摄，血不循经，则血溢脉外；脾主运化，运化失常，脾虚生湿，日久化热，则湿热下注。历观古籍，则元气之充足，皆因脾胃之气无所伤，而后能滋养元气，李东垣提出："人以胃气为本"的学说，强调脾胃为元气之所出；若脾胃之气已伤，元气亦不能充，诸病之所由生也。病之始多为气血失调，脾胃虚弱，"脾胃为气血生化之源"，因此脾胃虚损是本病发病之本。故元气亏虚，热毒侵入伤津耗气，火胜伤及脾土，损伤脾胃，脾虚邪恋。土虚木乘，脾胃虚弱，肝失疏泄，反又横逆犯脾，脾郁加虚损，肝失所养，合火热邪气郁滞，蕴热化火，肝木克土，则脾虚泄泻，肝胆湿热下注。病久及肾，《难经·三十六难》亦云："命门者……原气之别使也。"原气即为人之元气，肾为先天之本，阴阳之根；久病必虚，伤及肾元，元气无所系，阳气虚衰，摄纳无权，气不归元，脾肾两虚。

2　吕冠华教授诊治放射性直肠炎思路

放射性直肠炎临床治疗要分清标本虚实主次。火热邪气侵扰，灼伤肠腑，局部热毒；火热燥扰阴津，气血亏虚。且热毒胶着，直伤营阴，注意病理特点，结合兼证，辨其症候所属。扶正祛邪是治疗本病的基本原则。在治疗时审证求因，以健脾凉血为基本治疗大法，并根据病情变化，患者体质因素等个体差异辨证施治、选方治疗，并视患者病情发展转归而随症加减用药。

2.1　辨病为主，辨证为用

患者临证治疗放射性直肠炎是以整体辨证结合局部症状为指导原则，临证时将辨病与辨证密切结合，二者切不可背离；以扶正祛邪为本病基本治疗原则，确立益气健脾、凉血止痢标本兼顾的治疗大法。整体脾虚，局部热毒为病机特点；热毒立论，脾虚、湿热、血瘀为疾病发生发展中的病机关键，在此基础上结合临床兼夹证，辨别标本虚实，气血阴阳之变化，注意病情转归，随证化裁用药，务必法随证变，药随法出。

例如初期，火热邪毒渐盛，伤及气血，阻塞气机，气机不畅，《妇人大全良方》曰："人之病，未有不先伤其气血者。"临证之时重视健脾益气，气能摄血，气能行血，调气便是调血，脾气旺盛，气行则血行；健脾常用四君子汤或六君子汤加减，配合厚朴、枳实以理气除胀；"以甘温之剂，补其中，升其阳，苦寒以泻其火则愈"。予苦寒清热药地榆、槐花、白头翁、败酱草为主药以清放射火毒之邪，清热解毒，凉血止血；便血多者加三七活血止血；便中黏液较多者，加仙鹤草、白头翁、青黛清热解毒，凉血止痢；大便干者为血虚有热，阴液耗伤，配伍增液汤以养阴润燥通便，配伍酒大黄以清热通便，当归养血润肠通便，火麻仁滋阴润肠通便，治以益气养阴。中期对于火热郁结，湿热内盛者，加大凉血清热用量，同时增加茯苓、薏苡仁用量，以健脾淡渗利湿，吕教授强调淡渗之品当辅不宜主，暂用不宜久服，兼以轻灵补脾之药，注重主次；对于脾气虚弱，内生湿热，湿热蕴结者，着重顾护脾胃，标本兼顾。后期病久，热毒伤阴，气血瘀滞，治以清热活血，益气养阴；舌质暗红者以川芎、红花活血化瘀，注重辨证审因，熟谙医理，强调从动的观点认识疾病，从整体和局部的关系上去认识人体与疾病的关系。

2.2　健脾益气，防止过燥

吕教授认为本病遵循朝伤暮损，日积月累的演变过程，脾胃虚弱是病之根本。脾胃虚损，气虚温运失调，阴虚滋荣不济；脾虚肝气横逆，日久肾失滋养，气化失司。疾病向愈转归都与脾胃之气强弱有关。辨证治疗顾护脾胃之气，才能逐渐恢复其运化、统摄的功能。然肿瘤患者正气已伤，放疗耗气伤津，损伤脾胃，吕教授以四君子汤或六君子汤随证加减健脾益气以补虚。但因本病局部肠道湿热始终存在，故切不可过用温补，燥热太过，否则会加重病情。大便稀溏者加苍术、防风、山药，以导其湿，风药升阳，使气机流畅，恢复转枢，益胃温阳除湿；湿热太胜以苍术燥湿健脾，肉桂、干姜温阳健脾燥湿，切不可燥性太过。

2.3 热毒为患，宜凉血祛瘀，慎用收涩

通过临床实践明辨放射性直肠炎病机，热毒是本病核心。吕教授临证以清热解毒，凉血止血立法，然热盛肉腐，瘀血阻络，宜清热凉血祛瘀，不宜止血以留邪，临证灵活审视病情轻重，凉血止血同时兼以活血祛瘀，莫一味止血，收涩太过，留邪肠腑，需斟酌加减用药。取地榆、槐花，苦寒凉血止血，《和剂局方》就有槐角丸以地榆与槐角、防风、黄芩等组方治疗痔疮出血；便下脓血者加白头翁、败酱草、仙鹤草以清热解毒，凉血止痢。兼以川芎、红花活血化瘀，三七、酒大黄止血不留瘀。同时临证之时辅以日本原南阳氏乙字汤加减治疗（柴胡、升麻、甘草、黄芩、大黄、当归），具有清热解毒、活血止痛之功效。

3 吕冠华教授治疗放射性直肠炎用药经验

3.1 清热凉血

“暴注下迫属于热，热利下重，乃湿热之秽气郁遏大肠，故魄门重滞难出”，当以苦寒胜热之品，施以地榆、槐花，清热凉血，主治肠风下血。《本草求真》中指出：“地榆，诸书皆言因其苦寒，则能入于下焦血分除热，俾热悉从下解……且其性主收敛，既能清降，又能收涩，则清不虑其过泄，涩亦不虑其或滞，实为解热止血药也”，《药品化义》亦云：“槐花味苦，苦能直下，且味厚而沉，主清肠红下血，脏毒淋沥。”白头翁、败酱草，清热解毒，凉血止痢，与地榆、槐花，四药相须为用。

3.2 健脾益气

健脾益气用四君子汤或六君子汤。《黄帝内经》：“形不足者，补之以气；精不足者，补之以味。”脾胃为气血生化之源，治从中央土，土生万物。脾欲缓，急食甘以缓之，缓中益脾，必以甘为主，白术味甘温，温中胜湿。茯苓，味甘平，味淡而渗，其性上行，生津液，开腠理，滋水源而下降。《本草衍义》中指出：“茯苓、茯神，行水之功多，益心脾不可阙也。”炙甘草，益气和中，调和诸药。四药相伍，共奏健脾益气之功。

3.3 理气止痛

腹痛常用痛泻要方，疏肝理气止痛。《医方集解·和解之剂》言：“此足太阴、厥阴药也。白术苦燥湿，甘补脾，性温和；芍药寒泻肝火，酸敛逆气，缓中止痛；防风辛能散肝，香能舒脾，风能胜湿，为理脾引经要药。陈皮辛能利气，炒香尤能燥湿醒脾，使气

行则痛止。数者皆以泻木而益土也。”白术苦温，补脾燥湿，白芍酸寒，柔肝缓急止痛，二者相配，土中泻木，共奏补脾柔肝止痛之功。

3.4 活血止血不留瘀

便血用三七与酒大黄，活血止血不留瘀。三七，散瘀止血；酒大黄，可以泻热毒，行瘀血，破积滞。现代药理表明，酒大黄有很强的降低毛细血管通透性并改善脆性，促进瘀血吸收等效果。故活血止血不留瘀，同时有收敛、消炎、活血祛瘀等作用。久病入络，久病即有气血运行不畅，不一定见舌暗、有瘀斑方用活血化瘀之药，也不一定有痛才采用活血方药，当从基本病机入手。

3.5 扶正喜用仙鹤草

扶正，吕教授喜用仙鹤草。仙鹤草又名脱力草，凉血止血，多用于血热出血。既能补气、止血，又能补虚，味苦则燥湿，入大肠经，除大肠湿热而止痢，故有补虚止痢之功效。《百草镜》言：“下气活血，理百病。”仙鹤草补虚，是人参所不及，又无助热化燥之弊，临证补虚 30g 小量起用，可用到 100g。

4 吕冠华教授临床病案分享

◆ 病案 1：

曹某，女，51 岁，2014 年 3 月 20 日初诊。2013 年 5 月因“宫颈癌”就诊于辽宁省肿瘤医院，放疗治疗 25 次。次年出现大便不成形，日 5～6 次，便中带血，夹有黏液，伴有腹痛。查肠镜示：直乙交界溃疡性病变。尔后就诊于辽宁省肛肠医院，予中药保留灌肠治疗 10 余次，症状略有减轻。2014 年 1 月 10 日于其他医院就诊，诊断为：放射性直肠炎，予修复肠黏膜，减轻肠道炎症等治疗，症状减轻不明显。来诊时症见：便中带血加重 1 周，夹有黏液，时有腹痛，大便不成形，日 5～6 次，小便正常，饮食少，乏力，睡眠可，舌淡红，苔薄黄，脉濡细数。辨证为肠道湿热，脾胃虚弱。治以清热利湿，健脾理气。处方：柴胡 10g、黄芩 10g、酒大黄 15g、当归 15g、地榆 15g、槐花 15g、败酱草 20g、莪术 10g、三七 6g、红花 10g、川芎 10g、太子参 30g、茯苓 30g、升麻 10g、炙甘草 10g。6 剂，加水浓煎 200mL，100mL 日 2 次口服。服药次日患者反馈排便次数较前减少，腹痛减轻。2014 年 3 月 25 日二诊：晨起大便成形，未见黏液及鲜血，无腹痛，排便后仍有未排尽感，舌淡红，苔薄白，脉弦细。处方：上方加厚朴 20g，继服 7 剂。2014 年 4 月 1 日三诊：后重感减轻。处方：上方去川芎，加杜仲 15g，续断 15g，白术 20g，小茴香 10g。患者服药 1 个月余，症状明显缓解，排便基本正常，无便血，效果显著。随访 1 年，病情稳定，未见病情反复。

按语：本例患者放疗后半年余出现便中带血、夹有黏液、腹痛，辨证为肠道湿热，气机不畅。考虑患者病久，热毒伤及肠络，脾胃受损，运化失司，湿热蕴结，治以健脾益气渗湿，清热凉血止血。本病初诊采用乙字汤加减治疗（柴胡、升麻、甘草、黄芩、大黄、当归)，清热解毒、活血止痛，地榆、槐花凉血止血。加大太子参、茯苓用量以健脾渗湿，服药后患者自述症状缓解明显，仍有排便不爽，遂厚朴 20g 增强理气功效，疗效确定。祛邪基础上不忘扶正，予四君子汤加温阳补肾杜仲、续断、小茴香脾肾同调，生养元气，结合清热凉血止血药物，标本兼顾。

◆ 病案 2:

朱某，女，61 岁，家住辽宁省法库县，2015 年 12 月 28 日初诊。患者 2013 年诊断为宫颈癌，放疗 11 次，1 年后出现便中带血，中国医科大学附属第一医院肠镜示（2014 年 7 月 22 日）：放射性直肠炎。现症见：2 周前出现便血，大便不成形，日 3～4 次，便血 2～3d 后间隔 2～3d 无便血，然后再次发作便血，微有腹痛腹胀，食少，乏力，舌淡红，苔薄白，脉弦细。查血常规：Hb：38g/L。贫血明显，每月输注红细胞悬液 2 次，每次 800mL。辨证为脾胃虚弱，肠道湿热。治以健脾益气，凉血止血。方药：黄芪 30g，党参 20g，茯苓 20g，白术 10g，炙甘草 10g，当归 15g，陈皮 10g，地榆 10g，槐花 10g，升麻 6g，柴胡 6g，仙鹤草 30g。15 剂口服。2016 年 1 月 14 日二诊：便血，日 5～6 次，血色鲜红，腹部不适，口苦，舌淡红，苔薄白，脉弦细。处方：仙鹤草 60g，地榆 15g，槐花 15g，黄芩 10g，酒大黄 10g，白芍 30g，茯苓 15g，麦芽 15g，炙甘草 10g，陈皮 10g。15 剂口服。2016 年 1 月 28 日三诊：便血明显减少，腹痛缓解，饮食增加，大便溏，舌淡红，苔薄白，脉弦细。处方：上方加紫苏梗 10g。15 剂。

诊治心得：本例考虑患者长期出血后体质较虚，脾虚气血失于统摄，热迫血溢，初诊治以益气健脾为主，酌配凉血止血，方以补中益气汤加地榆、槐花，患者用药后未见改善，症状加重。二诊细甄病机，病证结合，虽长期大量便血，但局部热毒仍盛，抓住病机根本，予以清热祛湿，凉血止血为主，兼以健脾和胃药物，加大清热凉血药物，仙鹤草加量 60g 以补虚而不滋腻留邪。取得良好效果。

5　对健脾凉血法治疗放射性直肠炎的体会

放射性直肠炎是以腹泻、便血或黏液脓血、腹痛、里急后重为临床特征。主要病因是外感射线之火热毒邪，其病位在肠，与脾密切相关，可涉及肝、肾。病机可概括为湿热毒邪蕴结，耗气伤阴，损伤脾胃，大肠传导失司，发为痢疾样泄泻。热毒湿热为其标，脾胃虚弱为其本，本虚标实，虚实夹杂。临证以“热毒”立论，脾虚、湿热、瘀血是病机关键；热盛成毒，热毒上扰气血，外燎肠络，内损脏腑，既相互关联，又互为因果。因病情缠绵，且致病因素特别，往往形成虚实夹杂之势，临证常表现为整体脾虚，局部热毒。虚宜补，热宜清，全身脏腑元气之虚皆归于脾胃虚损，运化升清无所调，后天之本无所充；热毒胶结局部，耗伤全身气阴，故宜温清同调，健脾清热凉血，扶正祛邪，标本兼顾。

（张　丹）